왜
불치병은
호전되는가

왜
불치병은
호전되는가

말기암 생환자를
통해서 본
몸의 치유력

켈리 터너 지음 · 박상곤 옮김

RADICAL REMISSION
SURVIVING CANCER AGAINST ALL ODDS

'당신은 암입니다'라는 말을 들은 경험이 있는 모든 분께,
그리고 이분들의 치유 여정에 도움을 주신,
이분들을 사랑하는 모든 분께 이 책을 바칩니다

예외: 표준, 정상 또는 예상된 것에서 벗어나는 것

당신은 다음과 같은 이야기를 들어본 적이 있을 것이다. 진행암進行癌이었던 어떤 사람이 항암화학요법과 수술을 비롯해 모든 현대의학 치료법을 다 동원했지만 아무런 효과를 보지 못한 채 집으로 돌아가 죽을 날만 기다렸는데, 그 후 5년이 지나고 다시 주치의를 찾았을 때 몸이 건강해져 있고 암도 사라졌다는 식의 이야기 말이다.

이런 이야기를 처음 들었을 때, 나는 샌프란시스코의 규모가 꽤 큰 암 연구센터에서 환자를 상담하는 업무를 맡고 있었다. 하루는 점심시간에 앤드루 웨일Andrew Weil 박사의 책, 『자연치유Spontaneous Healing』를 읽을 기회가 있었는데 내가 나중에 '완전치유Radical Remission'라고 부르게 된 사례를 이 책에서 우연히 접하게 되었다. 순간 온몸이 얼어붙는 듯했고 정신이 멍해지면서 매우 혼란스러웠다. 과연 이런 일이 실제로 일어났단 말인가? 그 책에 나오는 사람은 정말로 현대의학의 도움 없이 진행암을 극복한 것인가? 정말 그렇다면 왜 모든 신문의 1면에 실리지 않은 것일까? 단 한 번 일어난 일이라 하더라도 여전히 믿기 힘든 사건이었다. 어쨌든 이 사람은 자신의 암을 치료하는 법을 발견한 것이다. 남녀를 불문하고 내가 상담했던 암 환자들은 어떻게든 이 생환자의 암 치료 비결을 알아내기 위해 애썼을 것이다. 나 또한 마찬가지였다.

나는 호기심이 일어 즉시 완전치유의 다른 사례를 찾아보기 시작했고 이내 충격에 휩싸였다. 이러한 사례들은 발표된 것만 해도 1000건이 넘었고 의학 저널에서는 전부 가벼운 이야깃거리로 다루고 있었다. 당시 주요 암 연구센터에서 일하고 있으면서도 그런 사례를 들어본 것은 그때가 처음이었다.

이 주제에 대해 좀 더 깊이 알아볼수록 좌절감은 커졌다. 어느 누구도 이런 사례들을 진지하게 조사하거나 추적해볼 시도조차 하지 않은 것이다. 심각한 것은 나와 이야기를 나눈 완전치유가 된 사람들 말에 따르면, 완치가 매우 다행스러운 일임에도 암 치료를 맡았던 의사들은 이들이 시도한 행위에 대해 대부분 관심을 기울이지 않았다는 점이다. 더욱 참을 수 없었던 것은 심지어 어떤 의사들은 기적적으로 치유된 사실에 대해 대기실에 있는 다른 환자들에게 함구할 것을 당부했다는 사실이다. '헛된 희망'을 주지 말라는 이유에서였다. 자기 환자들에게 다른 사람의 치료법이 통할 것이라는 생각을 품지 못하게 하려는 의사의 의도는 충분히 이해가 가지만, 그렇다고 실제로 경험한 바에 대해 완전히 입을 다물라는 것은 전적으로 다른 이야기다.

몇 주 후, 내가 상담하는 환자 한 명이 항암화학요법을 받다가 울음을 터트렸다. 그녀는 서른한 살이었고 쌍둥이 자녀를 두었는데 당시 유방암 3기(4기일 수도 있다) 진단을 받았다. 그녀는 흐느끼면서 나에게 간청했다. "어떻게 해야 제가 나을 수 있을까요? 말씀해주세요. 무엇이든 하겠습니다. 제 아이들이 엄마 없이 자라는 걸 원치 않아요." 나는 머리카락이 다 빠지고 지칠 대로 지친 모습으로 앉아 있는 그녀를 보았다. 당시 그녀는 오로지 항암주사에 기대를 걸 수밖에 없었다. 그때 여태까지 아무도 조사해보려 하지 않았던 1000건이 넘는 믿을 수 없는 완전치유 사례들이 떠올랐다. 나는 심호흡을 한 뒤 그녀의 눈을 쳐다보며 말했다. "지금은 잘 모르겠지만 당신을 위해 찾아보겠습니다."

그 순간이 바로 내가 박사과정에 등록해 더 공부하고 완전치유의 사례들을 찾아서 분석하고 널리 알리는 데 삶을 바치기로 결심한 시점이다. 어쨌든 "암과 싸워 이기려면" 이미 그 길을 간 사람들에게 물어보는 것이 당연하지 않겠는가? 실제로 이 놀라운 암 생환자들에게 여러 정밀검사를 실시하고 이들의 비밀을 알아내기 위해 가능한 모든 질문을 해야 하지 않겠는가? 어떤 일이 왜 일어났는지 당장 설명할 수 없다고 해서 그 사실을 무시해서는 안 되며, 그것에 대해 침묵하라고 해서는 더더욱 안 되는 것이다.

내가 항상 예로 드는 알렉산더 플레밍의 이야기를 해보겠다. 그는 예외적인 현상도 그냥 지나치지 않았던 과학자로, 1928년 어느 날 휴가에서 돌아와 여러 개의 배양 접시에서 곰팡이가 자라고 있는 것을 발견했다. 오래 집을 비웠기 때문에 그리 놀랄 일은 아니었다. 그저 다시 실험을 해야겠다는 생각으로 접시들을 소독하기 시작했다. 그런데 정말 다행히도 손을 멈추고 자세히 들여다보니, 유독 한 접시에만 박테리아가 모두 죽어 있는 게 아닌가. 플레밍은 곰팡이가 피어 있는 예외적인 현상을 대수롭지 않게 여기지 않고 깊이 파고들었다. 그렇게 한 덕분에 페니실린을 발견할 수 있었던 것이다.

이 책은 아직도 진행 중에 있는 완전치유에 대한 연구 결과를 담고 있다. 플레밍처럼 예외를 지나치지 않고 좀 더 자세히 살펴보기로 한 데서 얻은 결과물이기도 하다. 이제 내가 어디 출신이고 무엇으로부터 영감을 받아 이 주제에 평생을 바치게 되었는지 더 잘 이해할 수 있도록 내 소개를 하겠다.

나의 이야기

내가 암이라는 것을 처음 접하게 된 시기는 세 살 무렵, 삼촌이 백혈병 진단을 받았을 때였다. 삼촌은 5년간의 길고 지난한 투병생활을 했는데, 그로 인해 가족 모임 때마다 어두운 그림자가 드리워졌으며, 어린 사촌들은 '암'이라고 하는 불가사의한 질병에 엄청난 두려움을 갖게 되었다. 삼촌은 결국 내가 여덟 살 때 아홉 살 난 사촌을 남겨두고 돌아가셨다. 그때 비로소 나는 아버지들이 암으로 죽을 수 있다는 사실을 알게 되었다.

몇 년이 지나 내가 열네 살이 되었을 때, 가까운 친구가 중학교 졸업 직후 위암 진단을 받았다. 이 사실에 위스콘신 주 어느 작은 도시의 주민들은 충격에 빠졌고 우리는 즉시 친구를 돕기 위해 힘을 모았다. 병문안을 가고 팬케이크 조식 모금 행사를 개최하기도 했다. 몇몇 친구는 희망을 가졌지만 나는 마음속 깊이 불안감을 지울 수 없었다. 어쨌든 나는 전에 이런 광경을 목격한 적이 있었기 때문이다. 그 친구는 2년 동안이나 치료 부작용으로 고생하다가 열여섯이라는 어린 나이에 죽고 말았다. 지역 주민 모두가 장례식에 참석했고 그 뒤로도 친구들과 나는 이따금 꽃을 들고 죽은 친구의 무덤을 찾곤 했다. 삼촌의 죽음에 이은 친구의 죽음은 누구나 언제든지 암으로 죽을 수 있다는 사실을 가르쳐주었다.

하버드대 학사학위를 받을 무렵 나는 처음으로 대체의학, 요가, 명상을 접하게 되었다. 이 기이한 개념을 배우고 익히면서 그동안 정신과 육체가 분리되어 있다고 믿었던 내 생각에 의문을 품기 시작했다. 그러고는 서서히 요가에 빠져들었다. 하버드에서 4년간 멋진 시간을 보내고 졸업한 직후 나는 지구온난화에 대한 책을 공동 집필하는 일을 맡게 되었다. 그러던 어느 날 문득, 내가 대학 시절 그렇게 즐겼던 사회적 교류와는 담을 쌓은 채 온종일 컴퓨터 앞에 앉아 있다는 것을 알게 되었다. 한 친구가 자원봉사를 하면서 고립감을 떨쳐보라고 제안했을 때 처음 머리에 떠오른 생각은 암 환자들을 돕자는 것이었다. 말할 것도 없이 어린 시절의 경험 때문이었다.

나는 뉴욕 시 메모리얼 슬론 케터링 암센터 소아 병동에서 자원봉사를 했던 첫날을 지금도 기억한다. 내가 한 일이라고는 정맥주사 항암화학요법을 받고 있는 아이들과 모노폴리 게임을 한 것이 다였는데, 잠깐이나마 아이들이 자기 병을 잊게끔 도와주었던 그 경험은 내 인생을 바꿀 만큼 큰 의미로 다가왔다. 이로 인해 내 소명을 발견했다는 것을 깨달았고, 몇 주 더 자원봉사를 하면서 이미 대학원 프로그램을 찾아보고 있었다. 나는 종양학 사회사업 석사과정을 밟기 위해 버클리에 있는 캘리포니아대에 진학했고 암 환자 상담을 전공했다.

대학원에 다니는 동안 대체의학에 관심을 가지면서 관련 주제를 다룬 책을 많이 읽었고 요가 강사 집중 양성과정도 수료했다. 낮에는 암 환자와 상담하고 저녁에는 공부와 요가를 했다. 당시 남편은 '전통 중국 한의학'(침술, 한약재 등) 학위를 받고 비전秘傳 형태의 에너지 치유법도 공부하고 있었기 때문에 나는 여러 대체의학 사례를 접할 수 있었다. 그 무렵 앤드루 웨일의 책을 읽은 뒤 그가 말하는 '자연치유' 개념을 알게 되면서 내 삶의 방향을 바꾸기에 이르렀고, 박사과정에 진학하면서 이 매혹적인 주제에 대해 깊이 연구할 수 있었다. 이때부터 나는 사람들이 역경을 딛고 암을 극복하기 위해 무엇을 했는지 알아내는 데 삶을 바쳤다.

완전치유란 무엇인가?

완전치유가 무엇인지 이해하려면 먼저 어떤 것이 '표준' 또는 '일반적인' 치유인지 알아보는 게 도움이 될 것이다. 의사들은 아주 초기에 암을 발견하거나 좀 더 "치료 가능성이 높은" 암일 경우 회복될 수 있을 거라 기대한다. 예를 들어 한 여성이 유방암 1기 진단을 받았다면, 그녀는 외과 수술, 항암화학요법, 필요에 따라 방사선치료 등의 의학 치료를 받는 한 통계상 적어도 5년 동안은 재발하지 않을 거라고 예상할 수 있다. 그렇지만 같은 여성이 췌장암 1기 진단을 받았다면, 모든 의학 치료를 받았다고 하더라도 5년간 생존할 가능성은 겨우 14퍼센트밖에 되지 않는다.[1] 현대의학에서 췌장암 치료법은 아직 유방암 치료법만큼 효과가 없기 때문이다.

나는 완전치유를 통계적으로 예상할 수 없는 암 치유 사례로 규정하고 있는데, 왜냐하면 통계는 암의 종류와 단계, 이전에 받은 의학 치료에 따라 달라지기 때문이다. 좀 더 분명히 말하면 완전치유는 통계와는 상관없이 언제든지 일어날 수 있다.

- 어떤 사람은 현대의학의 도움 없이도 암이 사라진다.
- 어떤 사람은 현대의학의 방법을 시도하지만, 암이 치유되지 않아서 대체치료법으로 전환하여 회복된다.
- 어떤 사람은 통계적으로 예후가 나쁜 암에서 더 오래 생존하기 위해 현대의학과 대체치료법을 동시에 적용한다.(예를 들어 어떤 암은 5년간 생존할 확률이 25퍼센트에도 못 미친다.)

예기치 못한 치유 사례는 드물긴 하지만, 이미 수천 명이 그런 경험을 한 바 있다. 내가 만난 모든 암 연구자에게 완전치유 사례를 실제로 본 적이 있는지 물어보았다. 지금까지는 모두가 그렇다고 대답했다. 이어서 그 사례를 학회 저널에 발표한 적이 있는지 물어보자 모두가 아니라고 대답했다. 그래서 이런 사례를 찾아내는 체계적인 방법을 고안하기 전까지는 완전치유가 실제로 얼마나 자주 일어나는지 알 수 없을 것이다. 이와 같은 이유로 이 책의 웹사이트(RadicalRemission.com)에 암 생환자, 의사, 치료사, 독자들이 완전치유 사례를 빠르고 쉽게 올릴 수 있도록 해두었다. 이를 근거로 연구자들은 사례 건수를 산출하고 내용을 분석하며 추적 조사를 실시할 수 있다. 이 데이터베이스는 누구나 자유롭게 검색이 가능해서, 암 환자들과 이들을 아끼는 주변 사람들은 동일한 진단을 받은 다른 이들이 어떻게 역경을 이겨내고 암을 치유하게 되었는지 알아볼 수 있다.

이 책에 대하여

완전치유에 대해 연구하기 시작했을 때, 나는 의학 저널에 실린 1000여 건의 사례에서 다음의 두 집단이 거의 배제되어 있다는 사실에 깜짝 놀랐다. 그 첫 번째 집단은 완전치유 생환자들이었다. 나는 대다수 학회 논문에서 환자들의 의식이 암을 낫게 한 주원인일 수도 있다는 것을 언급하지 않은 점에 큰 충격을 받았다. 나는 완전치유 생환자들이 경험한 모든 생화학적 변화를 주의 깊게 기록한 박사들의 여러 논문을 읽어보았다. 그러나 저자가 생환자들에게 어떻게 치유되었다고 생각하는지 직접 물어본 경우는 하나도 없었다. 나로서는 이 점이 매우 이상했는데, 생환자들은 비록 의식하지 못한다 해도 암을 치유하기 위해 무언가를 했음에 틀림없기 때문이다. 그래서 나는 박사학위 논문을 준비하는 동안 완전치유를 경험한 20명의 사람을 찾아 인터뷰하게 되면 '당신은 어떻게 치유됐다고 생각합니까?'라는 질문을 꼭 해야겠다고 마음먹었다.

연구 보고서에서 배제된 두 번째 집단은 대체요법 치료사들이다. 대부분의 완전치유는 당연히 현대 서양의학의 도움 없이 일어났기 때문에 비非서양의학과 대체요법 치료사들의 치료법이 연구에서 제외된 것도 이상할 게 없다. 나는 그때 이미 극적으로 치료에 성공한 수많은 생환자가 세계 각지에서 치료사들을 찾아냈다는 것을 전해 들었다. 그래서 전 세계를 돌아다니며 50명의 비서양의학 치료사와 대체요법 치료사를 만났고, 그들이 암에 접근하는 방식에 대해 인터뷰했다. 나는 열 달 동안 미국(하와이), 중국, 일본, 뉴질랜드, 타이, 인도, 영국, 잠비아, 짐바브웨, 브라질 등 10여 개 나라의 도시와 산속 및 정글에서 대체요법 치료사들을 인터뷰했다. 그 기간에 대단히 훌륭한 대체요법 치료사들을 만나며 내 삶이 변화되는 것을 경험했고, 이 책에서는 그들이 공유해준 모든 것을 요약해놓았다.

첫 논문 발표 이후 나는 계속해서 더 많은 사례를 찾았고 지금까지 100회 이상 직접 인터뷰를 했으며, 문서로 작성된 1000건 이상의 완전치유 사례를 분석했다. 이 모든 사례를 질적 연구 방법으로 주의 깊고도 반복적으로 분석하여, 육체적·감정적·정신적 요인들을 포함해 가설상으로 완전치유에 영향을 줄 수 있는 75개 이상의 요인을 발견했다. 그렇지만 각 요소의 빈도를 표로 만들자 75개 요소 중 9개가 인터뷰 때마다 몇 번이고 계속해서 언급되었다는 것을 발견했다.

다시 말하면, 인터뷰에 응한 사람들 중 극소수만이 73번째 요소인 상어 연골 보조제를 복용하라고 했고, 대부분의 사람은 동일한 9개 요소를 언급했다. 완전치유를 위한 아홉 가지 핵심 요소는 다음과 같다.

- 근본적인 식단의 변화

- 건강 관리의 주도권 잡기
- 직관을 따르기
- 허브와 보조제 활용
- 억눌린 감정 해소
- 긍정적인 감정 늘려가기
- 사회적 지지를 받아들이기
- 영적 교감의 심화
- 살아야 하는 강력한 이유 찾기

이 요소들의 배열 순서는 중요도와는 무관함을 밝혀둔다. 이중 어떤 요소가 '암을 이겼다'고 말하기는 어렵다. 책에서 확인할 수 있듯이 개인별로 특별히 한 요소에 좀 더 집중하는 경향은 있지만, 그보다는 9개 요소 모두가 인터뷰에서 자주 언급되었다. 내가 연구한 대부분의 완전치유 생환자들은 정도의 차이는 있더라도 암을 치유하기 위해 위의 9개 요소 모두를 실천에 옮겼다는 점을 명심하기 바란다.

체계적인 논의를 위해 본문을 9개 장으로 구성하고 각 장에서 하나의 요소를 깊이 있게 다루었다. 장마다 각 요소의 요점을 먼저 살펴보고, 관련해서 가장 최근에 이루어진 과학적인 연구를 자세히 검토했다. 그런 다음 해당 요소가 확연히 드러난 완전치유 사례를 살펴보았고, 마지막으로 원한다면 당장이라도 완전치유의 핵심 요소들을 당신의 삶에 적용해볼 수 있도록 간단히 실행 가능한 목록을 제시했다.

들어가기에 앞서

주요 치유 요소들을 공유하기 전에 몇 가지 분명히 짚고 넘어가고자 한다. 첫째, 나는 외과 수술, 항암화학요법, 방사선치료를 포함한 현대 암 치료법을 모두 반대하지는 않는다는 점이다. 대부분의 사람이 마라톤을 하려면 운동화가 필요하다고 생각하지만 몇몇 사람은 맨발로 건강하게 42킬로미터를 달리기 위해 다른 방법을 찾아낸 것과 마찬가지다. 몇몇 사람은 암을 극복하는 다른 방법을 찾아냈지만 여전히 대부분의 사람은 현대의학을 필요로 할 것이다. 암 연구자로서 나는 그 소수의 사람들이 어떻게 확률에 도전하는 위업을 달성할 수 있었는지 알아내기 위해 그들의 '훈련법'을 더 많이 배우는 데 전념하고 있다.

둘째, 나는 이 책을 통해 헛된 희망을 불러일으킬 생각이 전혀 없다는 것이다. 다른 환자들에게 완전치유 사례를 공유하는 것을 원하지 않은 의사들을 기억하는가? 나도 그들의 생각에 공감한다. 왜냐하면 통계상으로 살아남을 가능성이 거의 없는 사람들로 가득한 대기실을 직접 대면하는 것은 확실히 버거운 일이기 때문이다. 하지만 완전치유 사례에 대해 침묵한 것은 헛된 희망을 주는 것보다 훨씬 더 나쁜 결과를 초래했다고 본다. 주목할 만한 사례에서 아무도 진지하게 배우거나 연구하지 않았기 때문이다. 캘리포니아대 버클리 캠퍼스에서 공부하던 시절, 첫 연구 수업에서 나는 자신의 가설에 적합하지 않은 어떤 예외적인 사례들을 조사하는 것은 연구자의 과학적 의무라고 배웠다. 예외를 조사하고 나면 연구자에게는 단 두 가지 선택만이 남게 된다. 즉 예외적인 사례들이 가설에 부합하지 않는 이유를 대중에게 설명하거나 아니면 이 사례들을 포괄하는 새로운 가설을 내놓는 것이다. 따라서 가설에 맞지 않는 사례들을 무시해도 괜찮다는 제3의 대안은 없는 것이다.

특히 우리의 공통 목표는 암을 치료하는 방법을 찾는 것인데 비주류의 방법으로 암을 치료한 사람들을 무시하는 것은 과학적으로 무책임하다는 말을 덧붙이면서, 나는 '헛된 희망'이라고 하는 용어에 대해 논하고자 한다. 헛된 희망을 준다는 것은 사람들이 진실이 아니거나 거짓된 것에 희망을 품도록 만드는 것을 의미한다. 그러나 완전치유 사례들은 지금 당장은 설명하기 어려울 수도 있겠지만 진실임에는 틀림없다. 이 사람들은 통계적 예측이 불가능한 방식으로 자신의 암을 치료했다. 이 점이 바로 우리가 알아야 할 핵심적인 차이다. 그렇기 때문에 우리는 헛된 희망을 심어줄지도 모른다는 두려움을 뛰어넘어 암을 치료할 가능성이 있는 실마리들을 찾기 위해 이 사례들을 과학적으로 연구하는 과정을 시작할 수 있는 것이다. 이 책에 기술된 9개 핵심 요소는 어떻게 완전치유가 일어날 수 있는가에 대한 가설이지 아직 증명된 사실은 아니다. 안타깝게도 이 9개 요소가 암을 이겨내는 데 도움이 될지 여부를 확신하기 위해서는, 향후 수십 년간 양적 연구와 무작위 연구가 이뤄져야 할 것이다.

나는 이 중요한 가설들을 공유하기까지 수십 년을 기다리고 싶지 않았다. 대신에 이 사례들이 등한시되는 이유와 이 사례들을 통해 우리가 배울 수 있는 것들에 대해 꼭 필요한 논의가 시작되도록 질적 연구의 결과물을 나누고 싶었다. 이 9개 요소를 실천함으로써 암이 완전히 나을 것이라고 말한다면 헛된 희망을 부르는 일이 되겠지만, 나는 그런 얘기를 하는 것이 아니다. 단지 연구에 기초하여 완전치유가 가능했던 요인을 설명하는 가장 공통된 9개의 가설을 제시한 것이다.

헛된 희망을 심어주는 것이 내 의도가 아님을 명확히 했으니, 이제 내 바람을 전하도록 하겠다. 첫째, 다른 연구자들이 가능하면 빨리 완전치유의 가설 검증에 착수하는 것이 나의 가장 간절한 바람이다. 내가 완전치유의 첫 번째 사례를 발견했을 때처럼, 암 환자와 환자 주변의 사랑하는 사람들이 이 책에서 실제로 일어난 치유 이야기를 읽고 영감을 얻기를 바란다. 누군가 역경을 딛고 실제로 암에서 회복되었다는 사실은 그들에게 위안을 줄 것이다. 더불어 나는 이 책이 독자들로 하여금 최대한 건강한 삶을 유지하기 위해 더 많은 방법을 계속해서 찾는 데 자극제가 되었으면 한다. 암을 예방하려는 사람이든, 기존의 방법으로 암 치료를 받고 있는 사람이든, 현대의학에서 할 수 있는 것은 다 해보았기 때문에 다른 방법을 찾고 있는 사람이든 모두가 해당된다. 하지만 무엇보다도 나는 이 책이 완전치유에 대해 반드시 필요한 논의를 이끄는 시발점이 되기를 바란다. 그래서 우리가 완전치유 생환자들의 얘기에 귀를 기울여 그들에게서 배울 수 있기를 희망한다.

완전치유 사례에서 우리는 어떤 사람들이 왜 암에서 치유되었는지, 그리고 왜 이들에게는 통하는 방법이 다른 이들에게 항상 효과가 있는 것은 아닌지 아직 이해할 수는 없다. 그렇지만 설명할 수 없다고 무작정 지나칠 게 아니라 더 집중해서 이 사례들을 연구한다면, 두 가지 결과를 얻을 수 있으리라 확신한다. 즉, 우리는 적어도 스스로 치유하는 몸의 능력에 대해 무언가를 배울 수 있을 것이고, 잘하면 암 치료법을 찾아낼 수도 있을 것이다. 반면 우리가 계속해서 완전치유의 사례들을 등한시한다면 어떤 긍정적인 결과도 끌어낼 수 없을 것이다. 만약 플레밍이 배양 접시에 있던 곰팡이를 눈여겨보지 않았다면 어떻게 되었겠는가? 역사가 우리에게 보여주듯이 예외를 연구하는 것은 시간 낭비가 아니다. 오히려 예외를 연구함으로써 역사적으로 굉장한 발전을 이룰 수 있었다. 바로 여기에 진짜 희망이 있는 것이다.

서문 · 006

예외: 표준, 정상 또는 예상된 것에서 벗어나는 것 | 나의 이야기 | 완전치유란 무엇인가? | 이 책에 대하여 | 들어가기에 앞서

제1장 근본적으로 식습관을 바꾸다 · 023

당분, 육류, 유제품, 가공식품 섭취 금지 | 채소와 과일의 치유력 | 해독을 위해 유기농 음식 섭취하기 | 정수된 물 마시기 | 지니의 이야기 | 존의 이야기 | 실행 단계

제2장 건강 관리의 주도권 잡기 · 059

수동적인 태도 버리기 | 변화하고자 하는 의지 | 반대 의견 다루기 | 주도권 관련 연구 | 신 데라야마의 이야기 | 실행 단계

제3장 직관을 따르기 · 093

우리 몸은 치료를 위해 무엇이 필요한지 알고 있다 | 직관에 다가가는 다양한 방법 | 사람마다 각기 다른 변화가 필요하다 | 직관에 대한 연구 | 수잔의 이야기 | 실행 단계

제4장 허브와 보조제의 활용 · 127

면역체계 강화 | 몸의 해독 | 보조제만으로는 충분하지 않다 | 식단 변화만으로는 충분하지 않다 | 허브와 보조제에 대한 과학적 근거 | 제니의 이야기 | 실행 단계

제5장 억눌린 감정의 해소 · 159

병은 곧 막힘이다 | 억눌린 감정은 무엇인가? | 스트레스와 암 | 두려움과 암 | 폭포수 요법 | 조의 이야기 | 실행 단계

제6장 긍정적인 감정 늘려가기 · 195

긍정적인 감정은 무엇인가? | 우리가 긍정적인 감정을 느낄 때 몸에서는 어떤 일이 벌어지는가? | 행복은 습관이다 | 항상 행복할 필요는 없다 | 사란의 이야기 | 실행 단계 | 즐거움을 위한 처방

제7장 사회적 지지를 받아들이기 · 227

사랑받으면 몸이 치유된다 | 혼자라고 느끼지 않는 것을 목표로 삼아라 | 신체 접촉의 중요성 | 캐서린의 이야기 | 실행 단계 | 내가 암 환자라면 | 내가 암 환자의 가족이나 친구라면

제8장 영적 교감의 심화 · 257

하나의 경험으로서의 영성 | 사랑의 세 번째 유형 | 육체와 정신의 관계 | 주기적인 수행의 중요성 | 생각을 비우는 것의 중요성 | 영성 연구 | 매슈의 이야기 | 실행 단계

제9장 살아야 하는 강력한 이유 찾기 · 301

우리의 가장 깊숙한 곳에서 우러나는 확신 | 마음이 몸을 이끈다 | 내면의 부름을 발견하기 | 살아야 할 강력한 이유를 찾는 데 대한 연구 | 도나의 이야기 | 실행 단계

결론 · 329

다면적인 회복 | 역량 강화 | 영감 | 다음 단계

감사의 글 · 339
더 읽을거리 · 344
주 · 347
옮긴이의 말 · 369
찾아보기 · 373

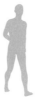

제1장

근본적으로
식습관을 바꾸다

> 음식이 약이 되게 하고, 약은 음식이 되게 하라.
>
> 히포크라테스 Hippocrates

    현대의학의 창시자로 알려진 그리스 의학자 히포크라테스는 음식이 몸을 조절해주고, 균형을 다시 잡아주며 치유하는 능력이 있다고 굳게 믿었다. 하지만 오늘날, 의학 박사들이 의과대학 4년 동안 영양학 교육을 단 일주일밖에 받지 않는다는 사실을 안다면 그들이 얼마나 실망할지 한번 상상해보라.[1] 심지어 최근에 건강검진을 받을 때 채식주의자인 나는, 의사에게 칼슘은 녹색 채소에서(의사는 우유에서만 섭취할 것을 제안했다), 철분은 콩과 해조류에서(의사는 적색 육류에서만 섭취할 것을 제안했다) 충분히 섭취하고 있다고 설명해야만 했다. 일반적으로 의사들은 음식의 치유 능력에 대해 한 번도 배운 적이 없는 게 아니라 그 사실 자체를 믿으려 하지 않는다.

    만약 의사들이 영양학에 대해 깊이 연구했다면, 사람이 섭취하는 것이 바로 그 사람을 구성한다는 사실을 알았을 것이다. 왜냐하면 우리가 먹는 음식의 성분이 분해되어 우리 몸의 세포로 변형되기 때문이다. 게다가 우리가 먹고 마시는 것은 혈관과 조직에 직접적인 영향을 미친다. 우리 몸은 무엇을 섭취하느냐에 따라 혈관과 조직의 염증을 키우기도 하고 줄이기도 한다. 이 개념을 이해하려면, 다섯 살짜리 어린이에게 커피 한 잔을 먹었다고 가정해보면 된다. 10여 분만 지나면 먹고 마신 것이 몸에 바로 영향을 준다는 것을 여지없이 알게 될 것이다.

우리의 건강, 사실 우리 삶 전체는 순간순간의 선택이 합쳐진 것이라고 할 수 있다. 우리가 먹고 마시고 생각하고 느끼고 행동하고 반응하고 활동하고 쉬는 것을 어떻게 택하느냐에 달렸다는 의미다. 음식으로 큰 효과를 얻으려면 대단히 신경 써서 골라야 한다. 설탕이 들어간 시리얼을 먹을까? 아니면 오트밀에 과일을 넣어 먹을까? 즉석 땅콩버터와 잼을 바른 샌드위치를 먹을까? 아니면 만드는 데 시간이 더 걸리는 퀴노아 샐러드를 먹을까? 사람들은 매일 먹는 음식을 선택할 때 기본적으로 다음과 같은 의구심을 품게 된다. '정말 효과가 있을까? 먹는 것이 정말로 건강에 그렇게 중대한 영향을 미칠까?' 내가 만났던 중병을 이겨내고 건강을 회복한 경험이 있는 생환자들이 다음 단계에서 이 질문에 답해주고 있다. 그들은 '음식이 암을 호전시키는 데 도움이 될까?'라는 질문을 스스로 던졌고, 많은 사람이 '그렇다'는 답을 얻었다.

완전치유의 수백 가지 사례를 분석한 결과, 도출된 9개의 핵심 요소 중 하나가 반복해서 나타나는데, 바로 암을 치료하기 위해 근본적으로 식단을 바꿨다는 것이다. 특히 프로젝트 참여자들은 대부분 다음 네 가지를 실천했다.

- 당분, 육류, 유제품, 가공식품을 상당량 줄이거나 없앰
- 채소와 과일 섭취를 대폭 늘림
- 유기농 음식 섭취
- 정수된 물을 마심

나는 이 책에서 이 네 가지 식단의 변화를 각각 자세히 살펴본 다음, 유방암과 전립선암을 치료하기 위해 식단을 완전히 바꿨던 두 명의 완전치유 생환자의 사례에 대해 이야기하고자 한다. 마지막으로는 항암 식단을 시작하는 몇 가지 간단한 단계를 논의하겠다.

당분, 육류, 유제품, 가공식품 섭취 금지

내가 계속 연구해온 완전치유 생환자 중 상당수가 암을 치료하기 위해 당분(설탕)과 육류, 유제품, 가공식품을 식단에서 어떻게 줄이거나 뺐는지 설명했다. 먼저 당분부터 살펴보자. 당분과 암의 관계에 대해서는 많은 논의가 있었는데, 그럴 만한 이유가 있다. 암세포가 정상세포보다 당(글루코스)을 훨씬 더 빨리 흡수한다(대사 작용을 한다는 뜻)는 것은 명백한 사실이다. 이것은 바로 PET(양전자 방사 단층 촬영법)가 작동하는 원리다. 먼저 글루코스 한 컵을 마신다. 그다음 정밀 검사로 글루코스가 우리 몸 어디에서 가장 빨리 대사 작용을 하는지 감지할 수 있다. 연구자들은 당도가 높은 식단이 실제로 암을 유발하는지 아직은 정확히 알 수 없다고 말하지만, 우리는 일단 암세포가 우리 몸 어디에서든 정상세포보다 열 배에서 오십 배가량 더 많이 글루코스를 흡수한다는 사실을 알아냈다.[2] 따라서 논리적으로 봤을 때 암 환자들은 암세포들에 "먹이를 주는 것"을 피하고, 대신 채소와 과일에서 글루코스를 흡수하기 위해 가능한 한 식단에서 정제된 설탕을 줄이는 것이 맞다. 설탕은 하루에 최대 6~7스푼 정도 먹는 게 적당한데 미국인들은 평균 22스푼 정도를 섭취한다[3]는 얘기는 암을 차치하고서라도 개선해야 할 점이 많다는 뜻이다.

암세포와 당의 관계는 1920년대 오토 바르부르크Otto Warburg가 처음으로 발견했다. 바르부르크는 암세포가 건강한 세포와는 다른 방식으로 에너지를 얻고 호흡한다는 사실을 발견하여 노벨상을 받았다. 특히 암세포가 글루코스를 비정상적으로 많이 분해해 에너지를 얻고 산소 없이 호흡한다는 것을 알아냈다(무산소 호흡). 반면에 건강한 세포들은 훨씬 적은 양의 글루코스를 분해하고 산소로 호흡한다(유산소 호흡). 더 흥미로운 것은 암세포들은 주변에 산소가 많이 있다 하더라도 무산소 호흡을 할 것이라는 점이다. 바르부르크 박사는 이 점에 착안하여 암세포의 미토콘드리아에 문제가 있다는 가설을 세웠다. 왜냐하면 유산소 호흡을 하는 세포는 건강한 세포의 일부분이기 때문이다. 갑자기 고등학교 생물 시간으로 돌아간 것 같아 골치가 아프더라도 걱정할 것 없다. 핵심은 의외로 간단하다. 암세포들은 건강한 세포와 다르게 활동한다. 그중 가장 주요한 차이는 암세포가 기능하려면 많은 양의 당이 필요하다는 점이다. 그렇기 때문에 식단에서 정제된 설탕을 빼는 것은 암세포를 "굶길 수 있는" 하나의 방편이 된다.

완전치유 생환자 중 '론'이라는 사람은 당분을 뺀 음식으로 식단을 새로 짰다. 그는 44세에 전립선암 진단을 받았다. 혈액검사에서 전립선암 양성반응(분화도 6, 전립선특이항원검사 수치 5.2)이 나왔고, 생검 샘플 12개 중 2개가 암 양성반응을 보였다. 주치의는 전립선 전체를 제거하는 수술을 빨리 받아야 한다고 했지만 론은 최근에 누가 음식물로 암을 치료했다는 얘기를 듣고, 우선 그 방법을 자세히 알아보고 싶어했다. 론이 사는 시골 마을에는 함께 상의할 만한 정통한 종양학자나 영양학자가 없어서, 그는 관련 도서와 기사를 통해 암세포가 당을 어떻게 흡수하며, 하얀 감자나 하얀 빵과 같은 전형적인 미국 음식에 당분이 얼마나 많이 함유되어 있는지 찾아보기 시작했다. 몇 주간 집중적으로 조사한 후, 론은 수술을 잠시 보류하고 식단을 완전히 바꿔보기로 마음먹었다.

> 암은 내 인생에서 가장 큰일이었어요. 왜냐하면 나는 항상 운동에 열을 올렸지만 그렇게 잘 먹는 편은 아니었지요. 그리고 심각한 설탕 중독자였습니다. (암을 없애기 위해) 나는 설탕을 비롯한 모든 백색 음식을 끊었어요. 감자, 하얀 밀가루 빵 같은 것들은 입에 대지 않았지요. 대신 녹색 음식과 양배추 주스를 많이 먹었어요. 여전히 그렇게 하고 있지만 자주 그러진 않아요. 암은 무산소 호흡을 하고 글루코스는 암을 증식시키는 질소의 배달원 역할을 해요. 따라서 우리가 '글루코스'의 공급을 끊을 수 있다면, 암은 살아남지 못할 거예요.

이런 방식으로 식단을 바꾼 뒤, 론의 전립선특이항원검사 수치는 1년도 채 안 되어 건강수치 1.3으로 떨어졌다. 다행히 그는 비뇨기 기능과 성기능에 영구적인 부작용을 가져올 뻔한 전립선 제거 수술을 피할 수 있었고, 현재 7년이 넘도록 암세포가 발견되지 않고 있다.

이제 유제품으로 넘어가보자. 내 연구에 참여한 이들이 식단에서 유제품을 줄이거나 빼야 한다고 제안하는 데는 두 가지 주된 이유가 있다. 첫째는 유제품은 사람이 아닌 다른 동물의 모유로, 송아지를 성장시키는 호르몬과 단백질로 가득 차 있다.(그런데 우리는 지구상에서 유일하게 다른 동물의 모유를 먹는 종인 것이다.) 게다가 실험 쥐와 세균 배양 실험을 통해 우유에 함유된 주요 단백질인 카세인이 암세포를 증식시킨다는 사실이 알려졌다. 실제로 연구자들은 실험용 쥐에게 단순히 카세인을 공급하거나 중단하는 것만으로도 쥐의 몸속에 암이 생겼다가 없어지는 것을 발견했다.[4]

완전치유 생환자들이 유제품 섭취를 줄여야 한다고 믿는 두 번째 이유는 대부분의 미국 유제품에서 소 성장호르몬, 항생물질, 농약 성분 등 건강에 해로운 화학물질이 검출되었기 때문이다. 실제로 미국의 우유와 유제품은 유럽으로의 수출이 금지되었는데, 이는 미국 소들에게 투여하는 재조합형 소 성장호르몬rBGH이 암과 연관이 있다는 다양한 연구 결과에서 비롯된 것이다.[5] 게다가 단지 옥수수가 더 싸다는 이유로 소에게 자연에서 나오는 여물[6]이 아닌 옥수수를 먹이기 때문에 미국의 유제품에는 건강에 좋은 오메가-3 지방이 아니라 건강에 좋지 않은 오메가-6 지방이 다량 함유되어 있다. 문제는 오메가-6 지방은 암과 지속적인 관계가 있다는 것이다.[7]

결론적으로 명심해야 할 것은 (비록 텔레비전 광고에서는 다른 쪽으로 부각시키려 하지만) 유제품에서 얻는 영양소는 다른 식품에서도 얻을 수 있다는 점이다. 이를테면 녹색 채소와 순무에서는 칼슘을, 콩과 견과류에서는 단백질을 우유에서 얻는 만큼 섭취할 수 있다. 종합해보면, 우유 안에 본래 함유된 카세인 단백질 때문이든 혹은 생산과정에서 더해지는 유해물질 때문이든 유제품이 암을 유발한다는 증거는 늘어나고 있는 상황이다. 많은 완전치유 생환자가 적어도 암이 완치될 때까지 유제품을 과감하게 줄이거나 끊은 이유가 바로 여기에 있다.

제인 플랜트는 식단에서 유제품을 빼는 것에 초점을 두어 암을 치료한 대표적인 경우다. 제인은 42세에 처음으로 유방암 1기 진단을 받았고 그때 의사들은 유방절제술로 암을 제거할 수 있다고 장담했다. 불행히도 그들의 생각은 잘못되었다. 제인은 총 다섯 차례나 암이 재발했고, 그 후 10년 동안 세 번에 걸친 추가 수술과 서른다섯 번의 방사선치료, 열두 번의 항암화학요법을 받아야 했다. 다섯 번째 재발했을 때 마지막으로 실시한 항암화학요법은 달걀만큼 커진 암세포에 아무런 영향도 미치지 못했다. 림프절로 전이된 암 때문에 목이 불룩해졌고 의사들은 그녀에게 이제 몇 개월 남지 않았다고 했다. 하지만 다정한 어머니이자 훌륭한 지질학자인 제인은 그들의 예측을 받아들이지 않았다. 대신 지질학자로서 자신의 재능을 살려 유방암의 근본 원인이 무엇인지 조사하기 시작했다. 이미 채소와 통밀을 충분히 섭취하는 방향으로 식단을 바꾸었지만 조사를 해보니 추가로 시도해볼 것이 하나 더 있었다.

제 경우는 유제품을 끊는 것이 정말 중요했어요. 저는 그때 기존 치료법(항암화학요법)으로 치료를 하고 있었는데 소용이 없었거든요. 그런데 유제품을 끊으니 치료 효과가 나타나기 시작했어요. 제 생각에는 암을 유발하는 많은 요인이 있지만 암을 촉발시키는 일을 하지 않아야 치료 효과를 볼 수 있다고 생각해요. 어쨌든 유제품을 포기하는 것이 그렇게 쉽지만은 않았어요. 식습관과 생활양식도 바꿔야 했거든요.

제인은 영국에서 베스트셀러가 된 자신의 책『당신의 삶은 당신 손에 달려 있다Your Life in Your Hands』에서 다른 변화에 대해 언급했다. 그 책에서 제인은 식단에서 모든 유제품을 빼고 유기농 채소와 과일의 섭취를 대폭 늘리며, 콩, 견과류, 씨앗과 같이 몸에 좋은 식물성 단백질을 먹고 건강에 좋은 기름과 약초, 향신료를 사용하며 가공식품은 피하고 정수하거나 끓인 물을 마시라고 권하고 있다. 현재 암은 19년째 재발하지 않고 있으며 그녀는 채소가 풍부하고 유제품을 뺀 식단을 고수하면서 관련 연구를 계속하고 있다.

일반적으로 육류 섭취에 반대하는 입장은 우리 몸이 육류가 식단의 약 10퍼센트를 차지하면 되게끔 만들어졌다는 주장에서 비롯되었다. 이때 육류는 야생에서 사냥한 살코기가 가장 이상적이다. 오늘날 미국인의 평균 식단에는 육류가 약 15퍼센트를 차지하고 있는데, 이는 매년 미국인들이 90킬로그램 정도의 육류를 섭취한다는 말이다.[8] 다른 스펙트럼의 끝에 있는 '팔레오Paleo' 식단 혹은 '석기시대caveman' 식단 지지자들은 인간이 20~40퍼센트의 육류를 먹도록 만들어졌다고 주장한다. 수천 년 전에 인류가 무엇을 먹었는지와 상관없이(누구도 입증할 수 없다) 현대인의 질병인 암에 대해 다루고 있는 지금, 광범위한 통계 자료와 잘 설계된 과학적 연구에서는 주기적인 육류 섭취, 특히 적색육의 섭취는 여러 종류의 암과 관련 있음을 밝히고 있다.[9] 실제로 한 연구 결과에서는 하루에 고기를 두 번 먹으면 유방암 재발의 위험이 4배나 높다는 것을 보여주었다.[10]

이러한 놀라운 결과에 더해 육류와 가금류, 어업 분야에서도 인공성장호르몬, 항생제, 농약, 오메가-6 지방 등 건강에 해로운 첨가물과 관련해서 낙농업과 유사한 문제를 지니고 있다. 그리고 유제품과 마찬가지로 다른 곳에서 취할 수 없는 영양소는 육류에서도 얻기 어렵다. 이를테면 채식주의자들은 통곡물과 더불어 콩에서 단백질을 충분히 섭취할 수 있을 뿐 아니라 콩과 해조류에서 필요한 모든 철분을 흡수할 수 있다. 그래서 육류 섭취와 관련해서 내가 내린 결론은 유제품과 동일하다. 만약 당신이 암 환자라면 적어도 암이 완치될 때까지 식단에서 철저히 육류를 줄이거나 뺄 것을 제안하겠다. 육류를 먹으려면 유기농에, 호르몬제와 항생제 없이 방목해서 키운 풀을 먹고 자란 가축의 고기를 선택해야 하고 양을 제한해야 한다.

완전치유 생환자가 완전히 줄이거나 없앤 마지막 식품군은 가공식품, 특히 정제된 곡물이다. 빵과 같은 가공식품은 원래 품종(밀알)을 개량한 밀로 만드는데 고운 밀가루로 빻아 이스트와 설탕을 섞어서 굽는다. 이렇게 해서 초고당분 빵이 되고 탄수화물은 앞서 살펴본 바와 같이 암세포가 사랑하는 글루코스로 매우 빠르게 변한다. 빵, 파스타, 밀가루 혹은 반조리 곡물식품 등 고당분 음식을 먹었을 때 더 안 좋은 점은 암세포에 충분히 먹고 살 수 있는 글루코스를 제공할 뿐 아니라 암과 밀접하게 관련 있는 환경인 인슐린 수치를 높인다는 것이다.[11]

이런 이유로 혈당과 인슐린 수치를 낮추어 안정적인 수준으로 유지하기 위해서 완전치유 생환자들은 가공식품의 섭취를 현저히 줄이고(혹은 완전히 빼고) 그 대신 정제하지 않은 형태로 탄수화물을 섭취하려 노력했다. 우리 몸은 정제된 곡물보다 통곡물을 훨씬 더 천천히 소화시키는데, 이것은 혈당과 인슐린 수치를 낮게 유지시킨다. 더욱이 통곡물은 정제된 곡물보다 섬유소와 비타민을 더 많이 함유하고 있다.[12] 어쩌면 가장 중요한 것은 통곡물의 섭취가 낮은 암 발병률과 관계가 있다는 사실이다.[13] 현미, 퀴노아, 통귀리, 통보리, 밀알 등이 통곡물에 해당된다. 빵도 곡물을 발아시켜 만들 수 있는데, 하얀 밀가루 빵과 통밀 빵보다 반죽이 차지고 단위당 당이 더 적게 함유되어 있다.

나는 타이의 어느 해독 프로그램 책임자로 있는 대체요법 치료사를 만났다. 이 프로그램은 보통 3~7일에 걸쳐 진행되는데, 프로그램에 참가하기 위해 세계 각지에서 사람들이 몰려든다. 이 타이 치료사는 정제된 음식이 건강에 매우 해롭기 때문에 일절 피하고 있다.

저는 패스트푸드나 기계에서 나온 음식과 유제품은 먹지 않아요. 반면 자연에서 나온 것은 뭐든 먹지요(즉, 땅에서 자란 것). 제 일상적인 식습관이에요. 캔에 들어 있는 음식은 생명이 없어요. 죽은 것이지요. 그것들이 공장에 있는 시간을 생각해보세요. 어떻게 4년 동안이나 상하지 않지요? 과일을 따서 썰면 그것은 생명력을 잃어요. 3~4일 정도는 버틸 거예요. 어쩌면 하루밖에 못 갈 수도 있어요. 그래서 저는 '살아 있는' 음식만 먹어요. 자연에서 나온 모든 것이요.

미국인들은 밀가루나 파스타와 같이 가공된 음식을 좋아한다. 이것들은 미국 표준 식단(육류와 당분이 풍부한 식단)의 기본 요소다. 하지만 중요하게 기억할 것은 우리의 입맛이 항상 우리 몸에 가장 좋은 것을 알고 있지는 않다는 점이다. 사실 수백억 달러에 달하는 식품 산업은 건강에 해로운 정제된 식품을 사지 않을 수 없게끔 우리 입맛을 유혹하는 인공향신료를 만드는 데 전념하고 있다. 소위 '천연' 향신료라는 것도 우리가 생각하는 것과 다르다는 것을 알아야 한다. 예를 들어 비버의 항문샘에서 나오는 카스토레움castoreum이라는 액체가 종종 '천연' 라즈베리 향을 내는 용도로 사용되는 것을 알고 있는가?[14] 비화학적 원료이기 때문에 미국식품의약국FDA에서는 '천연 라즈베리 향신료'라고 명시할 수 있다.[15] 하지만 라즈베리에서 추출된 것은 확실히 아니다.

이러한 인공향신료와 '천연' 향신료로 우리 입맛을 유혹함과 동시에, 가공식품 회사들은 어마어마한 양의 소금, 지방, 설탕을 대부분 제품에 첨가한다. 왜냐하면 수렵인의 후예인 우리의 입맛은 수천 년 전에 부족하게 공급된 이 음식들을 갈망하도록 만들어졌기 때문이다. 농업의 발달 덕에 오늘날 우리는 원하는 만큼 소금과 지방, 설탕을 많이 생산할 수 있게 되었다. 공교롭게도 인간의 진화는 이 점을 따라잡지 못하고 주춤하는 사이 패스트푸드 회사들이 기회를 잡았다. 우리는 기름(지방), 설탕, 소금 냄새에 미친 듯이 군침을 흘린다. 바로 이 때문에 감자튀김을 먹지 않고는 못 배기는 것이다.

이런 이유들로 암 환자나 암을 예방하고자 하는 이들은 음식을 고를 때 자기 입맛을 믿지 않는 편이 현명하다. 완전치유 생환자들은 뜰에서 키운 채소와 통곡물을 주식으로 삼고 설탕이나 육류 같은 값비싼 진미는 거의 먹지 않으며 오늘날보다 암 발병률이 현저히 낮은 생활을 영위했던 옛 선조들의 생활 습관으로 돌아가고 있다.[16]

채소와 과일의 치유력

채소와 과일에 대해서 내가 무슨 얘기를 할지 이미 알아차렸을 것이다. 이것들은 건강에 아주 좋다. 채소와 과일은 비타민, 미네랄, 탄수화물, 섬유소, 글루코스, 단백질, 몸에 좋은 지방까지 우리 몸에 필요한 모든 것을 제공해준다. 암과 관련한 수백 건이 넘는 연구를 보면 무엇보다도 채소와 과일의 섭취가 암 예방에 도움이 된다는 것을 알 수 있다.[17] 한편 계속되는 다른 연구에서도 채소와 과일을 더 많이 먹는 암 환자들이 더 오래 생존한다는 결과가 나타났다.[18] 예를 들어 1500명의 유방암 생환자를 추적 조사한 한 연구에서, 하루에 과일이며 채소를 다섯 접시 정도 섭취하고 일주일에 6일 동안 하루에 적어도 30분씩 신체 활동을 한 여성은 그렇지 않은 여성보다 사망률이 50퍼센트 감소한다는 사실을 발견했다.[19] 다시 말해 채소를 많이 먹고 규칙적으로 운동한 암 환자들은 생존율이 두 배나 늘어난 것이다.

또한 십자화과의 채소(양배추, 브로콜리, 콜리플라워 등)와 파속 채소(양파, 마늘, 파 등), 검은 딸기류 등과 같은 특정 과일과 채소는 암과 싸우는 강력한 전사가 된다는 것을 보여준 많은 연구가 있다. 십자화과의 채소에 함유된 영양소만으로도 암세포의 성장을 저지하고,[20] 전이를 막는다.[21] 그리고 암세포를 없애거나 죽이기도 한다.[22] 또한, 다른 채소와 과일에서도 또 다른 항암 성분을 발견했다. 그래서 암과 싸우는 모든 영양분을 얻기 위해 우리는 형형색색의 과일과 채소를 먹으려고 노력해야 한다. 왜냐하면 각 색깔은 암과 싸우는 서로 다른 영양소를 나타내기 때문이다.

내가 만나본 완전치유 생환자인 데일 피그트리는 채소와 과일의 치유력을 발견한 사람이다. 데일은 27세라는 젊은 나이에 림프계통의 암인 비호지킨 림프종 진단을 받았다. 예비 수술에서 자몽 크기의 림프 종양이 폐와 심장, 대동맥에서 발견되었고 이 때문에 수술은 불가능했다. 데일은 의사의 지시에 따라 즉시 항암화학요법과 방사선치료를 시작했지만 몇몇 부작용으로 두 달 뒤 항암치료를 그만두어야 했고, 방사선치료만 3개월 더 받다가 이마저도 그만두었다. 언어능력까지 손상되기 시작했기 때문이다. 데일에게는 더 이상 방법이 없어 다양한 몸—마음—영혼의 치료에 들어갔다. 그중 하나가 음식이었다.

저는 유명한 영양학자를 만나러 가서 음식 프로그램을 하나 소개 받았어요. 소화가 잘되고 양이 아주 많은 고영양식으로 구성된 프로그램이었죠! 내 위에 그렇게 많은 음식을 감당하기까지 몇 주가 걸렸지만 가능하더라고요. 마치 음식을 단숨에 흡수하는 스펀지 같았어요. 프로그램의 80퍼센트는 날것이었고, 20퍼센트는 조리한 음식이었어요. 나는 하루에 세 번 엄청난 양의 샐러드와 과일, 견과류와 함께 신선한 채소 주스를 마셨지요. 그리고 저녁에는 익힌 채소 450그램과 마, 현미 또는 콩을 450그램 먹었어요. 내 몸은 항암화학요법과 방사선치료로 남은 찌꺼기들, 발암물질과 같은 오래되고 불필요한 물질들을 재빨리 씻어냈어요. 몇 주마다 몸의 다른 부분에서도 정화와 해독 반응이 반복해서 일어났고 통증, 가래, 설사와 같은 새로운 증상들도 함께 나타났지요.

데일이 3년에 걸쳐 몸—마음—영혼을 다루는 치료 프로그램을 마친 뒤 컴퓨터단층촬영검사CT scan를 받았을 때 암은 완전히 사라지고 없었다. 그 검사는 30여 년 전인 1980년에 실시했고 그 후로는 한 번도 재발하지 않았다. 그날 이후로 그녀는 영양학자가 되는 교육을 받았으며 지금은 암 환자들이 집중적으로 몸-마음-영혼의 치유 계획을 발전시켜 나가도록 돕고 있다.

해독을 위해 유기농 음식 섭취하기

완전치유 생환자들은 대부분 현대사회에서 노출된 모든 화학물질과 독소를 몸에서 제거하는 것이 중요하다고 입을 모은다. 과학자들은 박테리아, 바이러스, 유전자 돌연변이, 독소를 포함한 다양한 요인이 건강한 세포를 암세포로 바꿔버린다는 것을 알고 있다. 또한 연구자들은 니코틴, 석면, 포름알데히드와 같은 특정 독소들이 결정적으로 암을 유발한다고 본다. 과학자들이 아직 확실히 밝혀내지는 못했지만 농약이나 유전자변형식품GMOs과 같이 우리가 매일 접하는 다른 많은 화학물질도 이에 해당된다. 학자들이 니코틴이 폐암을 유발한다는 것을 밝혀내려면 50년 이상 걸릴 것이고, 농약과 유전자변형식품이 질병을 일으키는지 여부를 밝히는 데는 더 긴 시간이 필요할 것이다.

최근의 한 연구에서는 놀랍게도 소아암이 임신 기간에 산모가 가정용 또는 정원용 살충제를 사용한 것과 관련 있다는 결과가 나왔다.[23] 이와 유사하게 양성 유방 종양이 있는 여성의 유방 조직과 비교했을 때 유방암 환자의 유방 조직에서 엄청나게 높은 수치의 농약 성분이 나왔다는 연구 결과도 있었다.[24] 공교롭게도 과학자들이 공식적으로 발표하기 전에 이와 유사한 15개 연구에서 암을 유발하는 특정 농약을 다룬 바 있었다. 완전치유 생환자들은 대부분 유기농 과일과 채소만 구입하는 식으로 지나치다 싶을 만큼 신중을 기했다. 최근 실시된 240개의 각기 다른 유기농 식품 연구에 따르면, 유기농 식품이 농약을 포함하고 있을 확률이 30퍼센트가량 낮다고 한다.[25] 따라서 유기농 식품을 구입한 것은 현명한 선택이다.

유기농 음식은 먹는 것뿐만 아니라 단기 금식이나 정화 작용을 통해 체내에 축적된 농약이나 중금속, 기타 남아 있는 독소들을 빠르게 해독할 수 있다. 금식은 기록에 남아 있는 가장 오래된 치료법 중 하나로, 지난 3000년 동안 종교적인 성격을 띤 거의 모든 전통 치료법에 기록되어 있다. 특히 안전하게만 수행한다면 금식은 몸에서 건강한 변화를 불러오는 강력한 도미노 현상을 일으키기 때문에, 많은 건강 전문가가 병균을 깨끗이 없애고 몸을 해독하는 자연적인 방법으로 고려해왔다.

예를 들면 단기 금식이 박테리아 감염을 막고 콜레스테롤 수치를 낮추며 노화도 늦춰준다는 연구 결과가 있다.[26] 이와 유사한 연구에서도 24시간 동안의 금식만으로도 모든 장기 기관이 정화되고 항 박테리아 면역세포가 증가하는 등 몸 속에서 주요 해독 과정이 시작된다고 밝힌 바 있다.[27] 암과 관련해서는 항암화학요법을 받는 동안 단기 금식을 하면 치료 효과를 높일 뿐 아니라 부작용도 줄어든다는 예비조사 결과가 있었다.[28] 그리고 몇몇 연구자는 금식이 모든 글루코스 식품 공급원을 제거하기 때문에 "암세포를 굶기는" 효과적인 방법이 될 것이라는 가설

을 세웠다.[29]

연구를 위해 세계 각지로 출장을 다니는 동안 나는 암 환자들에게 금식을 제안하는 대체치료 전문가를 많이 만났다. 어떤 금식 정화 프로그램의 지도자는 금식이 건강에 이로운 점을 다음과 같이 설명한다.

금식은 체내에 축적되어 있는 독소를 없애는 아주 좋은 방법이에요. 우리 몸의 노폐물 처리 기능을 향상시켜 더 이상 체내에 독소를 쌓아 두지 않게 됩니다. 만약 제가 암 판정을 받는다면 오랜 기간 금식을 할 거예요. 먼저 독소를 빼낸 다음 유기농과 같이 해로운 물질이 첨가되지 않은 음식을 섭취할 겁니다. 우선 장기들을 깨끗이 정화하고 빨리 증식하는 악성종양을 굶기기 위해 금식을 할 거예요. 항암화학요법이나 다른 현대의학의 치료와 같은 원리입니다. 금식은 자연적인 방식이지요. 대부분의 동물과 유기체들은 많이 아플 때 음식을 입에 대지 않아요. 그렇게 하는 것이 바로 자연적인 해독 방법입니다.

금식 프로그램 지도자가 정확히 짚어낸 바와 같이 동물은 몸이 아프면 본능적으로 굶는다. 사실 아플 때 음식 섭취를 강요하는 종은 우리 인간뿐이다. 동물은 아프기 시작할 때 보통 곡기를 끊고 회복될 때까지 몸을 피해서 조용히 쉴 만한 장소를 찾는다. 그러는 동안 해독하는 것을 돕기 위해 조금씩 물을 마시거나 쓴맛이 나는 풀을 먹는다. 하지만 회복될 때까지 음식물은 섭취하지 않는다. 우리는 아프면 즉각적으로 입맛을 잃는데, 동물과 마찬가지로 사람도 본능적인 자가 치유 메커니즘이 있다는 뜻이다. 체내의 해독 과정을 활성화시키기 위해 잠시 동안만 먹지 말라고 우리에게 신호를 보내는 것이다. 어떤 암은 박테리아 및 바이러스와 관련이 있기 때문에(이를테면 인유두종 바이러스HPV는 자궁암, 위염균H.pylori 박테리아는 위암과 관련이 있다) 암 환자들의 몸속에 끈질기게 남아 있는 바이러스와 박테리아의 근원을 제거하려면 의사와 상담 후 단기 금식을 하는 게 맞다.

연구 차 타이에 갔을 때, 나는 일주일짜리 금식 프로그램에 매료되어 그 자리에서 바로 프로그램에 참여했다. 낮에는 약간의 수박과 당근 주스를, 밤에는 채소 죽을 먹고 매일 관장을 하며 섬유소 셰이크와 약초, 비타민을 섭취하는 방식이었다. 나는 배가 고플 때 엄청나게 짜증이 나기 때문에 기껏해야 여섯 시간 정도 버틸 수 있을 거라 생각했다. 하지만 매우 놀랍게도 섬유소 셰이크는 일주일 내내 때를 잘 맞춰 나와서 심하게 허기졌던 배를 채워주었고 주스와 죽, 비타민은 내 몸에 필요한 미량의 영양소를 제공해주었다. 다행히 '점액 플라크'(구글에서 검색해보라)와 같은 불쾌한 이물질의 배출 없이, 금식을 통해 스스로 해독해내는 내 몸의 능력에 감탄하며 일주일을 마감할 수 있었다. 그 후 나는 채식주의자로 새롭게 태어났다. 지금은 몸속 장기를 위한 '봄맞이 대청소'의 한 방편으로 매년 한 번씩 금식을 하려고 한다.

해독을 위해 금식하는 것은 힘들 것 같지만, 네 시간에서 여섯 시간마다 허기를 달래주는 신선한 채소 주스와 함께 차전자피[질경이 씨앗 껍질] 섬유질(예를 들어 메타뮤슬)을 섭취해가면서 1일 금식을 시작해볼 수도 있을 것이다. 매달 한 번씩 이런 식으로 금식하면 몸을 쉽게 해독할 수 있다. 하지만 의사와 먼저 상담한 후 진행해야 한다는 사실을 명심하라.

정수된 물 마시기

내 연구에 참여한 완전치유 생환자 대부분이 시도한 네 번째이자 마지막 식단 변화는 소다와 주스, 우유를 마시지 않고 하루에 8잔가량의 물을 마시는 것이다. 물은 가능한 한 깨끗한 것이어야 한다. 건강에 있어서 물은 가장 기본적인 요소다. 인체의 70퍼센트를 차지하며, 물을 먹지 못하면 약 4일 안에 사망에 이르게 된다. 내가 만난 많은 대체요법 치료사는 물을 '최고의 치료제'로 여긴다. 물은 독소와 바이러스, 박테리아를 없애는 능력이 있으며, 세포에 필요한 수화작용도 일으킨다.

이를테면 대체요법 치료사들은 미네랄이 많이 함유되어 있는 천연 샘물을 마시되 몇몇 연구에서 암과 관련 있다고 밝혀진 염소, 불소, 중금속이 들어 있는 수돗물은 피하라고 권한다.[30] 이러한 오염 물질들이 암과 관계있는지 정확히 알아내려면 더 많은 연구를 해야겠지만, 완전치유 생환자들은 비스페놀 ABPA가 함유되지 않은 샘물을 마시거나 가정용 워터쿨러 혹은 여과 장치(이를테면 역삼투압 방식 탄소 필터)를 설치해서 가장 좋은 물을 마시려고 굉장히 조심하는 편이다. 그렇지만 어떤 여과 장치는 몸에 좋은 미네랄까지 모두 걸러내버리기 때문에 물을 여과한다면 미량 무기물 첨가제를 함께 복용하는 것이 바람직하다. 나는 부엌 싱크대에 여과 장치를 설치해서 염소, 불소, 중금속 및 여타 다른 오염 성분을 걸러내 식수와 조리수로 사용하고 있다.

지금까지 우리는 완전치유 생환자들이 암을 치료하기 위해 시도한 네 가지 주요 식단의 변화를 살펴보았다.

- 당분, 육류, 유제품, 가공식품 줄이거나 없애기
- 채소와 과일 섭취 늘리기
- 유기농 음식물 섭취하기
- 정수된 물 마시기

여기서는 지니와 존의 치료 사례를 공유하고자 한다. 지니와 존은 각각 유방암과 전립선암에 맞서 어떻게 이 네 가지 전략을 활용하여 암을 극복할 수 있었는지 생생하게 보여준다. 두 사람은 미국의 각기 다른 지역의 시골에 살고 있었다. 당연한 일이지만 그곳에는 믿고 의지할 만한 정통한 종양학자나 영양학자가 없었다. 그래서 직접 조사에 나서야 했다. 두 사람 다 끊임없이 책을 읽었고 거주하는 지역의 도서관에 가서 열심히 자료를 찾았으며 어떤 것들은 인터넷에서 검색하기도 했다. 편견 없이 이들의 이야기를 읽어주길 바란다. 비록 이들이 내린 선택이 당신의 생각과 다를 수도 있지만, 두 사람은 자신의 몸에 딱 맞는 하나뿐인 해결책을 발견한 것이다.

지니의 이야기

지니가 유방의 종양을 발견한 것은 60세 때였다. 2007년 당시 지니는 오랫동안 근무해온 직장에서 열심히 일하고 있었고 사랑하는 남편과 평온한 삶을 누리고 있었다. 유방암에 걸렸다는 것을 알기 전까진 말이다. 유방조영상과 MRI검사로도 혹을 제대로 진단하지 못했지만 결국 조직 생검으로 유방암을 정확히 확인했다. 주치의는 즉시 전체 가슴이 아니라 종양만 제거하는 최소한의 수술인 종양 절제술 일정을 잡았지만, 불행히도 그 수술은 '분명한 효과'를 거두지 못했다. 종양 전부를 제거할 수 없었다는 말이다. 게다가 지니의 림프절 일부에서도 양성반응이 나와 유방암 3기 판정을 받았다. 주치의는 확실한 효과를 얻기 위해서 2차 수술로 림프절의 상당 부분을 제거하기를 원했다. 의사는 지니에게 2차 수술 후 방사선치료에 이어 집중적인 항암화학요법에 들어가야 한다고 알려주었다. 그리고 무엇보다 나쁜 소식인 치료의 예후에 대해 설명해주었다. 지니는 조용하고 진지한 어조로, 그 운명의 순간을 회상했다.

의사는 저에게 "이번 수술 후에 항암화학요법과 방사선치료를 시작할 거예요. 그러면 5년 정도는 사실 수 있어요"라고 말하더군요. 저는 **5년보다 더 오래 살고 싶었어요!** 그래서 의사 말을 듣고 몹시 화가 났어요. 의사에게는 아무 말 하지 않았지만 너무 속이 상했고 그 순간 수술을 받지 말아야겠다는 생각이 들었어요. 친구 론과 이미 얘기를 나누었고, 대체치료에 대해 들은 정보가 있었기 때문에 수술을 받지 않았지요. **"암은 나를 어떻게 하지 못할 거야"**라는 생각으로 밀고 나갔어요. 내 손으로 해보겠다는 마음으로.

그렇게 해서 지니는 여전히 유방과 림프절에 암세포가 있음에도 힘껏 용기를 내어 의연하게 2차 수술과 항암화학요법, 방사선치료를 거부했다. 대부분의 암 환자는 몹시 두려운 나머지 지니처럼 의사가 제안한 치료를 거부하지 못한다. 사실 그녀는 2차 수술이 더 두려웠다. 왜냐하면 림프절을 제거하고 나면 팔과 다리에 통증을 동반한 림프부종으로 오래 고생할 수 있다는 글을 읽었기 때문이다. 더 중요한 것은 그녀의 친구 론이 식단을 완전히 바꿔 전립선암을 치료했다는 사실이었다(모든 현대의학 치료법을 뒤로한 채 말이다). 이렇게 해서 지니에게는 본보기로 삼을 수 있는 적어도 한 가지 사례가 생긴 것이다. 그녀는 이 주제에 관한 것이라면 뭐든 찾아 읽었고, 아주 방대한 양에 짓눌리기도 했다. 사실 먹어야 하는 음식과 피해야 하는 음식을 가려내는 것도 무척 혼란스러워서 한동안 아예 아무것도 먹지 않았다.

두 달 동안 살이 50파운드나 빠졌어요. 그동안 저는 도무지 먹을 용기가 나지 않았어요. 책에는 특정한 것을 먹는 식습관이 암을 악화시킨다고 쓰여 있었어요. 암에게 먹이를 주는 것은 아닌지 두렵더라고요. 그래서 한동안 아예 음식을 입에 대지도 않았어요. 그러고 나서 서서히 다시 몸에 좋은 음식들을 먹기 시작했어요. 하지만 우리 몸은 그런 것에 익숙하지 않아서 좀 아플 수도 있어요. 몸에 큰 변화가 생기는 거죠. 하지만 일단 그렇게 먹는 것에 익숙해지면 입맛에 맞을 거예요. 가공식품은 더 이상 맛있게 느껴지지 않을 겁니다.

지니가 생각하는 '좋은' 음식에 대해 알아보기 전에 나는 그녀가 왜, 어떻게 먹는 것을 그만두었는지 좀 더 자세히 듣고 싶었다. 그 무렵 나는 이미 암 치료를 위해 금식을 하고 있는 상당수의 완전치유 생환자와 대체요법 치료사를 만난 적이 있었다. 하지만 지니는 의도치 않게 금식을 한 경우다. "금식과 비슷한 것이었나요?" 내가 물어보았다.

지니는 대답했다.

글쎄요. 거의 그렇다고 볼 수 있겠지요. 나쁜 것을 먹게 될까봐 너무 두려웠거든요. 서서히 상추를 먹기 시작했고 점차 먹는 종류를 늘려 나갔죠. 처음에는 뭘 먹어야 좋을지 모르겠더라고요. 그런데 론과 좀 더 이야기를 나누면서 어떻게 해야 할지 여러 생각이 떠올랐어요. 당신에게는 전혀 낯선 이야기일지도 모르지만, 먹는 것을 멈추었다가 다시 먹는 것만으로도 도움이 되었어요. 하지만 살이 많이 빠졌어요. 그래도 3년 만에 다시 원래 체중으로 돌아왔어요.

금식 기간에 흔히 체중이 많이 감소하는데 처음부터 심하게 표준 체중에 미달되지 않았다면, 이는 보통 안전하고 몸에 좋은 반응이다. 지니도 표준 체중에 미달되지는 않았다. 금식이 끝나면 대체로 그렇듯이, 지니도 처음에는 상추와 같이 소화가 잘되는 음식부터 먹기 시작했다. 그런 다음 음식과 음료를 점차 늘려나갔다. 지니는 페트릭 퀼린의 『암을 이기는 영양요법』과 크리스티나 피렐로의 『자연식품 조리법』 등 자신이 읽었던 많은 책에서 기본적으로 먹어도 되는 음식들을 골랐다. 지니가 사는 곳은 시골이었고, 부근에 정통한 영양학자나 의사가 없었다는 점을 기억하라. 그렇기 때문에 모든 조사를 혼자서 해야만 했다.

저는 설탕과 밀가루, 유제품을 끊었어요. 채소와 과일을 주로 먹고 적색육은 일체 먹지 않았어요. 이따금 닭고기나 생선을 조금 먹었지만 계속 먹지는 않았어요. 대부분 녹색 음식이었어요. 양배추 주스는 아주 중요해서 그것도 먹었지요.

또한 지니는 가정용 워터쿨러를 구입해 수돗물 대신 정수된 물을 마시기 시작했다. 염소 처리된 수돗물에 대해 지니가 책에서 얻은 정보에 의하면, 지니가 사는 지역의 수돗물은 '경수硬水'로 미네랄을 다량 함유하고 있기 때문에 그 물을 정수한 것은 몸에 더 좋을 뿐 아니라 맛도 좋았다. 그녀는 탄산음료와 우유, 알코올은 절대 섭취하지 않았고 오로지 직접 만든 주스만 마셨다.

이러한 식단 변화와 함께, 지니는 되도록 유기농 식품만 구매하고 신선한 것을 구할 수 없을 때에만 냉동식품을 구입했다. 유기농 음식을 먹기로 한 것은 매우 의미 있는 결정이었다. 왜냐하면 지니는 무엇보다도 화학물질과 농약 성분이 암의 원인이 될 수 있다는 글을 읽었기 때문이다. 더욱이 그녀는 하얀 밀가루 빵 대신 발아 곡물 빵으로 바꿨고 지역 식료품점에서 유방암에 도움이 되는 비타민 보조제도 구입했다.

다른 완전치유 생환자와 같이 지니는 한 가지만 시도하지 않았고 치료과정에서 아홉 가지 주요 변수를 활용했다. 그래서 식단을 철저히 바꾸고 매일 30~40분씩 걸으며 스트레스를 풀었다. 이것은 지니의 새로운 습관이 되었다. 스트레스가 면역체계에 해로운 영향을 주기 때문에 스트레스가 쌓이지 않도록 했다. 그녀는 투병 기간에 언니와 믿을 수 없을 정도로 가까워졌고 언니에게 여러 가지로 지원을 받아 굉장한 도움이 되었다. 치료 기간에 영적인 수행과 믿음을 위해 어떠한 활동을 했는지 물어보았을 때 그녀는 이렇게 대답했다.

음…… 당신은 신을 믿는군요. 신이 질병을 없애기 위해 우리의 면역체계를 어떻게 작동시키는지도 이해하고요. 만약 우리의 면역체계가 최적 상태가 된다면, 면역체계는 모든 질병을 물리칠 수 있겠지요. 하지만 면역력이 약하다면 질병이 기승을 부릴 거예요. 나는 정말 그렇다고 믿어요. 그래서 매주 교회에 가요. 암에 걸린 이후에 믿음이 더 강해졌다고 생각해요. 신앙에 대해서도 더 많이 생각하게 되었죠.

1년 동안, 지니는 유기농 식품(대부분 채소)을 먹고 생수를 마시고 비타민 보조제를 섭취하는 방식으로 새로운 식이요법을 고수해왔다. 그리고 매일 걸었다. 그러던 어느 날 더 이상 덩어리가 만져지지 않았다. 지니는 즉시 병원으로 갔지만 의사는 이를 감지하지 못했다. 처음에는 덩어리를 발견할 수 없었기 때문에 유방조영상을 하지 않았고(오직 조직 생검으로만 가능하다), 지니에게 매달 자가 검사로 계속해서 관찰하라고 지시했다. 암 진단을 받은 지 5년이 지났다. 건강 상태는 매우 좋았고 덩어리도 사라졌으며 그때 이후로 새로운 덩어리는 발견되지 않았다.

마음 한구석에 암이 재발할지도 모른다는 두려움이 자리하고 있었기 때문에 지니는 새로운 식단을 아주 열심히 지켰다. 그 일은 별로 어렵지 않았다. 왜냐하면 흰색 파스타나 튀긴 음식과 같은 '예전'의 음식들을 먹으면 바로 배탈이 났기 때문이다. 입맛도 완전히 바뀌었다. 이제 지니는 정말로 과일과 채소를 좋아하고 정제된 음식은 더 이상 찾지 않는다. 결론적으로 그녀의 삶에서 채소가 우두머리로 군림하고 있고 정제된 음식은 과거의 유물이 된 셈이다. 놀라운 이야기를 공유해준 것에 대해 감사하자 지니는 다음과 같이 대답했다.

함께 나눌 수 있어 기뻐요. 정말 굉장한 일이라 생각해요. 그래서 좀 더 많은 사람이 한번 시도해봤으면 해요. 하지만 사람들은 두려워해요. 왜냐하면 그들이 아는 유일한 치료법은 항암화학요법과 방사선치료뿐이기 때문이죠. 식단 바꾸기와 같은 시도가 얼마나 효과 있는지 이해하지 못해요.

지니의 말에 따르면 그녀가 시도한 변화가 매우 효과적이었던 이유는, 건강에 좋은 무농약 식품과 물을 섭취했기 때문이다. 이것은 면역체계가 올바로 작동하고 암세포를 제거하는 데 필요한 것들이다.

한편 다른 주에서는 존이라는 남자가 지니와 비슷한 상황에 처해 있었다. 다른 점이라면 존은 처음에 이미 어느 정도 진행된 전립선암을 치료하기 위해 의사들이 제안한 의학 치료를 모두 시도했다는 것이다. 안타깝게도 그 모든 노력에도 불구하고 암은 재발되었고 결국 존은 다른 방법을 찾기에 이르렀다.

존의 이야기

1999년, 나이 50세가 될 무렵 존은 그동안의 길고 힘든 이혼생활로 재정난을 겪었고 극심한 스트레스에 빠져 있었다. 설상가상으로 전립선특이항원검사 결과 수치가 매우 높게 나타나서 주치의는 크게 우려했다. 침생검 결과 존은 전립선암 진단을 받았다(글리슨 등급 5점[3+2]). 존은 검사 결과에 당연히 매우 두려웠을 것이다. 그래서 주치의가 전립선을 모두 들어내는 수술인 근치적 전립선절제술을 받을 것을 제안하자 존은 당장에 수락했다. "좋다고 했죠. '당장 없애주세요. 당장 내일이라도 수술하자고요!' 저는 죽음이 두려웠어요." 그는 당시를 회상하며 말했다.

수술은 성공적이었고 다행히도 전립선특이항원검사 수치는 측정할 수 없는 수준으로 떨어졌기에 더 이상 호르몬 치료나 방사선치료는 필요 없게 되었다. 존은 마음이 놓였고 6년 가까이 재발 없이 지낼 수 있었다. 하지만 그는 수술 부작용으로 비뇨기 기능과 성기능이 심하게 손상되어 매일 고통을 겪었다. 이 기간에 실시한 정기 검사에서 전립선특이항원검사 수치가 매년 낮게 나온 것을 보면 존의 암은 전립선에 국한돼 있었던 것이 틀림없었다. 적어도 의사들이 그에게 말한 것에 따르면 말이다. 그리고 그는 지금 전립선이 없다.(참조: 전립선을 모두 제거하더라도 남아 있는 양성 전립선 세포로 인해 혈액검사에서 매우 낮은 전립선특이항원검사 수치가 나온다.) 적어도 2005년까지는 부작용만 빼면 모든 것이 괜찮아 보였다. 그러나 전립선특이항원검사 수치가 다시 재빠르게 올라가기 시작했는데, 그것은 전립선 암세포들이 수술 전 어느 시점에 다른 장기로 퍼져서 몸속에서 활동하고 있다는 것을 의미했다.

전립선암이 재발하자 주치의는 그동안 존에게 불쾌한 증상을 일으켜온 호르몬 치료와 방사선치료를 다시 시작하자고 했다. 치료 기간에는 전립선특이항원검사 수치가 안전한 수준으로 떨어졌지만, 몇 달 후 치료가 끝나자 다시 올라가기 시작했다. 의사들은 다시 호르몬 치료를 해야 한다고 말했다. 그리고 만약 그의 몸 어딘가에 전이성 종양이 생겼다면 항암화학요법도 시작해야 한다고 했다. 존에게 그 소식은 뒤늦게 내려진 사형선고나 마찬가지였다. 존은 호르몬 치료를 시작하면 지독한 부작용을 또다시 겪게 될까봐 두려웠고 치료를 끝내자마자 전립선특이 항원검사 수치가 올라갔다는 사실로 보아 결코 암에서 해방될 수 없을 것만 같았다.

전립선암 환자의 죽음에 대해 다룬 책을 본 기억이 나서 서점에 들렀어요. 전립선암이 어떻게 진행되고 결국 어떻게 죽게 되는지 알고 싶었지요. 이때 페트릭 퀼린의 책『암을 이기는 영양요법』을 발견했어요. 그래서 생각했죠. **좋아! 이거 한번 해봐야겠군.** 책을 읽으면서 암세포가 글루코스 대사물질과 밀접한 관계에 있다는 것을 알았어요. 저자의 표현에 따르면 암은 당분의 포식자라는 거지요. 그래서 저는 그 즉시 식단에서 당분을 모조리 빼버렸어요. 그때 딱 끊었죠. 당분을 빼고 두 주 정도 지나고 나니, 단것을 먹고 싶은 생각이 싹 사라지더라고요. 그러고 나서 전립선특이항원검사를 받으러 갔는데 수치가 떨어지기 시작했어요.

그래서 존은 살기 위해 스스로 과학 실험을 시작했다. 호르몬 치료를 미루고 6개월 동안 섭취한 모든 음식을 꼼꼼히 메모했다. 최선을 다해 책에 나온 다양한 권고 사항을 따랐다. 공신력 있는 기사들을 될 수 있는 한 많이 찾아서 읽었다. 지니와 마찬가지로 존도 주변에 도움을 받을 만한 저명한 의사나 종양학 관련 영양학자가 없었다. 그래서 그는 철저한 조사를 통해 혼자서 나름대로 계획을 세워나갔다. 그는 3개월에 한 번씩 정기적인 전립선특이항원검사를 받았다. 놀라운 점은 3개월 동안 무엇을 먹고 마셨느냐에 따라 검사 결과가 들쑥날쑥했다는 것이었다. 그는 그 이유를 다음과 같이 설명했다.

테스토스테론(남성 호르몬의 일종)은 암을 진행시키고 당분은 암세포에게 먹이를 줘요. 그래서 고안해낸 것이 암세포를 굶겨서 면역체계가 그것을 죽이도록 하는 거예요. 여러 실험을 통해 어떤 음식은 전립선특이항원검사 수치를 높이고 어떤 것은 그렇지 않다는 것을 어렵게 알아냈어요. 저는 암에 좋다는 대두의 일종인 에다마메(콩깍지째 삶아 먹는 풋콩)를 먹기 시작했어요(참고하고 있는 책에 나온 대로요). 하지만 그렇게 하자 검사 수치가 곧바로 올라갔어요. 그래서 대두를 끊었더니 다시 수치가 짠하고 떨어졌어요.

다시 말해 존은 연구자들이 최근에야 발견한 사실을 일찌감치 알았다는 것이다. 바로 전립선암이나 유방암은 한 가지 유형이 아니라 치료에 따라 다르게 반응하는 다양한 유형이 있다는 점이다.[31] 어떤 종류의 유방암, 전립선암에는 유기농, 비유전자조작Non-GMO 에다마메가 항암 효과를 보일 수도 있지만 다른 유형에는 암을 촉발할 수도 있다는 것이다.[32] 이와 비슷하게 존은 아마유에서 리그난을 걸러서 깨끗한 기름만을 섭취했을 때 전립선특이항원검사 수치가 떨어진다는 것을 알아냈다. 그는 전립선특이항원검사 수치를 잡기 위해서 정기 검사를 통해 나타난 시행착오 과정을 면밀히 관찰하여 스스로 맞춤식 식단을 개발했다는 것이다. 그가 추천하는 가장 좋은 실천 방법은 자신이 만들고 조리하고 찐 음식이 아니라면 먹지 말라는 것이다. 존은 블루베리 가루와 스테비아만을 감미료로 사용하고 있었다(천연감미료는 스테비아 묘목의 잎으로 만든다). 책에서는 용설란 즙이 암 환자들에게 안전한 감미료가 된다고 했지만 정작 존은 그것을 썼을 때 전립선특이항원검사 수치가 올라갔기 때문에 바로 식단에서 뺐다.

존은 몇 달 동안 실험해본 것을 가지고 식단 일기와 전립선특이항원검사 결과를 그래프로 만들었다.

그래프를 보면 놀랄 거예요. 오르락내리락하죠. 수년간 3개월에 한 번씩 검사를 했어요. 암에 가장 해롭다는 적색육을 줄였어요. 그래서 적은 양이지만 붉은 연어와 유기농 닭 가슴살로 한정하려고 노력했어요. 하지만 이따금씩 스테이크를 먹기는 해요. 매일은 아니지만요. 제가 읽은 내용에 따르면 적색육과 유제품이 면역체계를 약화시킨다는 게 문제였어요. 먹고 싶은 욕구를 참지 못하거나 매년 모임에 나가서 적포도주에 적색육을 먹은 날에는 여지없었지요. 다음 검사에서는 다시 전립선특이항원검사 수치가 올라가 있었어요.

또한 존은 유제품과 파스타와 빵 같은 단일 탄수화물 식품을 식단에서 뺐다. 또한 사과, 사탕무, 체리, 포도 등은 지나친 당분을 함유하고 있어서 자신에게 부적절하다는 것을 알게 되었다(그렇지만 흥미롭게도 바나나와 갓 짜낸 오렌지 주스는 잘 맞았다). 음료는 당분이 함유된 것을 모두 끊었고 오로지 정수된 물이나 광천수만 마셨으며 알코올 섭취는 적포도주로 제한했다. 이러한 엄격한 식단을 고수하는 것은 존에게 쉬운 일이 아니었다. 그래서 적어도 1년에 한 번은 스테이크와 적포도주를 먹어 미각을 달랬다.

다른 모든 완전치유 생환자와 마찬가지로 당신은 이 책에서 존이 암을 치료하기 위한 노력을 한 분야에만(예를 들면 식단 변화) 국한하지 않았다는 것을 알게 될 것이다. 게다가 그는 삶의 다른 부분도 바꿨다. 이를테면 그동안 일주일에 2~3회 해오던 운동을 매일 하는 것으로 늘렸다. 그렇게 하자 몸무게는 약 5킬로그램 줄었고 계속 그 상태를 유지하고 있다. 요가와 하이킹, 산책을 병행한 덕에 몸 상태가 최상이라고 했다. 존은 또한 이뮤노파워Immunopower라는 면역력을 높여주는 보조제를 섭취하기 시작했고 친구가 암 치료에 효과가 있다고 추천해준 에시악 허브차도 함께 마셨다. 침술 치료도 받았는데, 지금도 가끔 맞고 있다. 마지막으로 스트레스를 관리하고 긍정적인 마음가짐을 지니려고 최선을 다했다. 그는 이렇게 말한다.

긍정적인 마음가짐이 정말 중요하다고 생각해요. 어떤 자세로 임하느냐가 중요하다는 거죠. 암이라는 녀석에게 휘둘리지 않기로 단단히 결심했어요. 거꾸로 제가 그것을 손안에 넣고 주무를 거예요. 암은 떨어지지 않는 감기와 같아요. 암이 있지만 더 이상 두렵지 않아요. 그냥 성가신 것뿐이에요. 때로는 짜증나게도 해요(웃음). 스트레스 받을 때면 심호흡을 하거나 명상을 해요. 호흡을 통해 밖으로 다 내보낼 수 있어요.

내 연구의 초점은 그들이 어떻게 해서 나았는지에 쏠려 있었지만 무엇이 암을 유발했고 특히 자신의 암을 일으킨 원인은 뭐라고 생각하는 지도 물어보았다. 존은 질문에 바로 대답했다.

저는 모든 사람이 암에 걸려 있다고 생각해요. 동시에 각자의 면역체계는 암과 싸우고 있어요. 만약 당신의 영양 상태가 면역체계를 약화시킨다면 당신은 암에 걸릴 거예요. 당신의 몸이 암세포와 계속해서 싸우고 있지만, 특정한 순간에 암이 면역체계를 압도할 수도 있어요. 면역체계가 얼마나 강한가에 달려 있지요. 만약 면역체계가 약하다면 그때는 어쩔 수가 없어요. 우리 입속에 들어가는 모든 것이 면역체계에 영향을 미칠 수 있어요. 또한 운동과 같은 다른 요인들도 있겠죠. 게다가 우리 미국인들이 먹는 모든 음식에 설탕이 들어가 있다는 게 문제에요. 너나없이 모두 암세포에게 계속 먹이를 주고 있는 거죠. 우리의 면역체계가 적응하지 못한다면 조만간 암이 우리를 삼켜버릴지도 모를 일이에요.

이어서 존은 자신이 특이한 암에 걸린 것 같다고 말했다. 왜냐하면 그때 그는 어마어마한 양의 당분을 섭취하고 있었고 10년 동안이나 극심한 스트레스에 시달리고 있었기 때문이다. 이 모든 것으로 인해 면역체계가 약해졌다고 느꼈다. 결국 그의 면역체계는 '버틸 수 없었던 것'이다.

돌이켜 생각해보면, 지금 알고 있는 것을 그때도 알았더라면 존은 달랐을 거라고 말했다. 첫째로, 암 진단을 위해 침생검 대신 초음파 검사, 전립선특이항원검사와 기타 혈액검사를 병행했을 것이다. 게다가 비뇨기 기능과 성기능에 심각하고 영구적인 부작용을 가져올 전립선 제거 수술에 동의하지도 않았을 것이다(전립선 제거는 요실금 증상과 함께 약물과 주사 없이는 발기가 되지 않는 증상을 가져왔다). 또한 방사선치료와 호르몬 치료에도 동의하지 않았을 것이다. 그가 보기에는 이 두 가지 다 면역체계를 무너뜨릴 수도 있는 것이었다. 이러한 치료 대신 처음부터 식단 변화, 면역력을 높이는 보조제 섭취, 주기적인 운동, 의식적인 스트레스 해소 등으로 전립선특이항원검사 수치를 잡으려고 노력했을 것이다. 존의 생각은 이렇다.

그건 정말로 간단해요. 당분은 암의 먹잇감이에요. 그리고 테스토스테론은 암을 진행시키지만 우리의 면역체계는 암을 통제하거나 죽여요. 따라서 우리는 면역체계를 향상시키고 당분 섭취를 줄이면 돼요. 간단하지요.

내게는 그의 말투가 왠지 체념조로 들렸다. 그래서 새로운 식단을 즐기고 있는지 물어보자 곧바로 다음과 같이 대답했다.

정말 싫어요! 원할 때 아무거나 먹을 수 없다는 건 끔찍한 일이에요. 좋아하는 친구들과 파티를 열 수 없다는 것도요. 더 참을 수 없는 건 매일 반복되는 식이요법이에요. 사실 저는 해골반지 한 쌍을 끼고 다녀요. 식이요법을 어기면 암이 날 집어삼킬 거라는 사실을 상기하기 위해서죠. 제게는 여행을 좋아하는 멋진 여자 친구가 있어요. 그녀와 함께 여행하는 게 큰 기쁨이에요. 그래서 저는 좀 더 살고 싶었어요.

당신도 삶의 낙이라는 게 있잖아요.

존이 처음으로 전립선암 진단을 받은 이후 13년이 지났으며, 재발되어 새로운 식단을 시작한 지는 7년이 넘었다. 존은 이따금씩 최근의 검사 결과를 알려주기 위해 나에게 이메일을 보내온다. 자신의 엄격한 식단에 질색하면서도 삶을 더 사랑하는 존을 떠올리면 미소가 절로 나온다.

실행 단계

존과 지니의 치료 사례를 통해 우리 몸을 치료하기 위해 무엇을 공급할지 주의를 기울여야 한다는 사실을 명심했으면 좋겠다. 음식을 통해 만족감을 얻고 싶든 체중 감량과 몸매 유지를 위해서든 식단에 변화를 주는 것은 심리적인 스트레스를 동반할 수 있다. 어떤 이들은 이 장을 읽고 즉시 일주일 동안 정화작용과 금식을 시도해볼 것이다. 식품 저장고에서 정제된 음식과 당분이 함유된 음식을 없애버리고 유기농 과일과 채소로 냉장고를 채울 것이다. 만약 그게 당신이라면 칭찬받을 일이다.

하지만 당신이 나와 비슷하다면, 이 장에서 설명한 항암 식단을 처음 시도하는 입문자라 할지라도 조금 덜 먹을 필요가 있다. 지난 10년 이상 나는 꾸준히 식단에서 다음의 네 가지 변화를 가져오려고 노력하고 있다. 그렇다고 좋아하는 음식을 빼앗겼다고 여긴 적은 없었으며 오히려 몸에 좋은 조리법을 배울 수 있어서 만족했다. 처음 시작하는 것이라면 다음의 몇 가지부터 시도해보라.

- **천천히 줄여나갈 것** 매일 조금씩 당분과 고기, 유제품, 정제된 식품을 줄여나가라. 코코넛 아이스크림과 강낭콩, 대마 우유, 퀴노아 등 대체할 수 있는 건강식품을 찾아라.
- **매끼 과일이나 야채를 적어도 한 가지 이상 먹을 것** 식단의 절반을 차지할 때까지 양을 늘려나가라.
- **되도록 유기농 식품을 살 것** 육류와 유제품은 반드시 유기농 제품을 사고, 농약을 흡수하는 사과, 셀러리, 토마토, 버섯 등과 같은 채소 및 과일도 유기농 식품으로 구입하라. 점차 식료품 청구서에서 비싼 고기가 유기농 과일 및 채소로 대체되어가야 한다.
- **해독하기 위해 매일 아침 레몬즙을 넣은 정수된 물 한 컵을 마실 것** 우선 임시방편으로 피처식 정수기를 구매해서 쓰고 추후에 돈을 모아 가정용 정수기를 구비하라.

위의 내용을 실천해본 다음 과즙기를 사서 처음에는 일주일에 한 번, 나중에는 하루에 한 번씩 유기농 채소 주스를 만들어 먹는 등 더 큰 변화로 이어갈 수 있다. 그리고 나서 2주간 식단에서 당분과 육류, 달걀, 유제품, 글루텐, 콩, 알코올, 카페인을 일시적으로 제거해보라. 2주 후에 끊었던 음식을 차례로 먹기 시작하되 사흘 간격을 두고 먹어라. 다시 먹었을 때 어떤 음식은 불쾌감을 주는 반면 어떤 음식은 아무 문제도 일으키지 않는다는 것을 알게 될 것이다. 마침내 당신이 준비되었을 때 하루나 3일 혹은 일주일짜리 해독 혹은 금식을 시도해볼 수 있을 것이다. 당신의 건강 상태에 따라 사전에 의사의 지도를 받도록 하라.

지니와 존처럼 식단을 바꾸었다고 해서 반드시 암이 완치된다고 장담할 수는 없지만, 지난 10년 동안 수천 명이 넘는 완전치유 생환자의 사례를 통해 음식은 약이라는 히포크라테스의 말이 전적으로 옳았음을 확인할 수 있었다. 당분과 육류, 유제품, 정제식품을 줄이고 유기농 채소와 과일을 더 섭취하는 것은 우리 몸을 치유할 수 있는 유일한 방법이다. 실제로 그것이 우리에게 필요한 유일한 약일 수도 있다. 히포크라테스는 먼저 건강에 좋은 음식과 물로 다스려야 하고, 최후의 수단으로 수술과 약을 써야 한다고 믿었다. 하지만 그로부터 2000년 후, 우리는 그 순서를 완전히 뒤집었다. 몸이 아프면 약물과 수술을 가장 먼저 고려한다. 우리가 이미 하루에 세 끼씩 섭취하고 있는 강력한 치료제인 음식을 제쳐두고서 말이다.

제2장

건강 관리의
주도권 잡기

> 행동은 모든 성공의 기본 요소다.
>
> 파블로 피카소Pablo Picasso

'페이션트patient(환자)'라는 단어는 '고통받는' '받아들이는' '굴복하는' 이라는 뜻의 라틴어 '파티pati'에서 파생되었다. 오늘날 환자들은 반드시 고통받는 것은 아니지만, 어김없이 질병을 받아들이거나 굴복하기 마련 이다. 여러 병원과 종양 전문 클리닉에서 상담을 해오면서 나는 의사의 지시를 잘 따르는 환자는 '착한' 환자로 여겨지는 반면, 자신이 조사한 것을 가져와 질문을 많이 하고, 최악의 경우 의사의 지시에 도전하는 환 자는 '성가신' 환자로 분류되는 것을 보았다. 세상은 아직 뉴턴의 기계 론적 세계관으로 돌아가고 있어서, 의사를 단순히 몸이라는 '기계'가 고장 났을 때 고칠 줄 아는 '정비공' 정도로 여기기 때문에 어떤 환자들 에게는 성가시다는 꼬리표가 붙는 것이다.

완전치유 생환자들은 이와는 다른 관점으로 치료에 접근한다. 주도 적으로 치료과정을 관리하는 것은 치료에 매우 도움이 될 뿐 아니라 실 제로도 핵심적인 요소가 된다. 내가 연구한 바에 따르면, 주도적으로 건 강을 관리하는 방법에는 세 가지가 포함된다. 수동적이 아닌 능동적인 자세를 취하고, 삶에서 기꺼이 변화를 추구하며, 반대 의견을 내세울 줄 알아야 한다. 이 세 가지를 상세히 알아본 후 위험한 고비에서 이를 깨닫고 실천한 완전치유 생환자의 사례를 살펴보겠다. 이어서 당장 시작해볼 수 있는 몇 가지 간단한 단계를 소개하겠다.

수동적인 태도 버리기

현대의학에서는 인간의 몸을 가끔씩 부품이 고장 나는 기계 정도로 취급하는 반면 대체요법 치료사들의 관점은 조금 다르다. 이들은 우리의 몸을 신체-마음-영혼이 복잡하게 얽혀 있는 유기체라 여긴다. 또한 마음과 영혼을 잘 다스린다면 신체도 기능을 아주 잘할 것이라고 본다. 자동차를 관리하는 것과 같은 원리다. 운전을 거칠게 해서 차에 흠집이 나거나 찌그러지고 엔진 오일을 한 번도 교체하지 않을 수도 있다. 아니면 조심스럽게 운전하고 질 좋은 연료와 엔진 오일을 쓰며 주기적으로 세차를 할 수도 있다. 이런 관점에서 볼 때 여기서 가장 영향력 있는 존재는 자동차도 수리공도 아닌 바로 운전자다.

서양의학계에서 사람들은 '차'(몸)를 운전하는 주체가 자신이라는 사실은 잊은 채 '좋은' 환자가 되도록 교육받는다. 우리는 몸을 관리하는데 아주 기초적인 지식만을 가지고 있기에, 몸이 망가졌을 때 어떻게 관리 방법을 바꿀 수 있을지 생각도 하지 않은 채 문제 해결의 모든 책임을 의사에게 떠넘겨버린다(종종 관리 부족이 아닌 다른 이유로 병이 나기도 하지만). 보통 의사들은 근본적인 해결보다는 겉으로 드러나는 증상만 감추는 약을 처방하거나 그렇지 않으면 부작용이 발생할 것을 알면서도 문제를 해결하려고 든다.

완전치유 생환자들은 의사가 시키는 대로 기계적으로 따라하지 않는 '성가신' 환자들이다. 비유를 확장해보면, 그들은 최상의 연료와 엔진 오일을 찾고 정기적으로 세차를 하고 광택을 내며 절대 엔진 오일 교환 시기를 놓치지 않는 자동차광인 셈이다. 그들은 자신의 건강에 관한 한 매우 적극적인 자세를 취한다.

완전치유 생환자 가운데 치료의 주도권을 재빨리 알아차려 능동적으로 대처한 사례가 있다. 두 아이의 어머니인 이선희라는 한국계 여성이다. 그녀가 난소암 4기 진단을 받았을 때 커다란 난소 종양 외에도 '악성 흉막삼출증'이 발견되었다. 즉 흉수에 암세포가 차 있었다. 흉수의 압력으로 우측 폐 중엽 일부분과 하엽 대부분이 주저앉았다. 이 같은 진단과 증상을 보인 환자들은 대부분 6개월 정도밖에 살지 못했다. 영어가 가능한 그녀의 남편 사르토 시켈은 어떻게 그들이 능동적으로 즉각 대처할 수 있었는지 설명해주었다.

제 아내는 처음 암 진단을 받고도 5년이나 아무 이상 없이 정상적인 삶을 살고 있어요. 이것은 4기 암 환자에게서는 아주 보기 드문 예상 밖의 일이죠. 아내는 수술과 제한적인 항암화학요법 등 기존의 치료법과 함께 거슨 요법 및 매크로바이오틱 식사법(제철 음식을 뿌리부터 껍질까지 통째로 먹는 조리법으로 일본의 장수건강법에 뿌리를 두고 있다)을 포함한 대체치료를 병행했어요. 만약 우리가 기존의 치료와 대체치료를 함께 시도하겠다고 마음먹지 않았다면 아내는 오늘 이 자리에 없었을 거에요. 새로운 통합 치료 패러다임으로 볼 때, 의사와 환자가 기존 치료법에 추가로 식단 변화와 해독 요법을 시행한다면 회복 가능성은 충분히 있다고 봅니다.

이선희 씨의 주치의는 환자의 적극적인 모습에 놀랐다. 하지만 내가 만나본 많은 대체요법 치료사는 환자들에게 이런 반응을 기대하고 심지어 요구하기도 한다. 그들은 사람들이 자기 내면에 존재하는 힘과 만나지 않으면 온전한 치료가 불가능하다는 견해를 갖고 있다. 하와이의 서지 카힐리 킹이라는 카후나 치료사Kahuna Healer는 치료사가 조력자는 될 수 있을지 몰라도 궁극적으로 치료는 환자의 내면에서 시작되어야 한다고 믿는다.

모든 힘은 내면에서 나와요. 우리 몸은 자가치유 능력이 있어요. 아무도, 심지어 치료사도 다른 이의 자율 신경계를 조절할 수는 없어요. 그건 있을 수도 없는 일이에요. 그렇지만 치료사는 사람들이 무의식적으로 자기 힘의 원천과 강점을 찾도록 도울 수는 있어요. 조력자에 가깝다고 할 수 있죠. 몸은 치유능력이 있지만 방해가 되는 긴장 요소가 지나치게 많아서 자신의 능력을 발휘할 수가 없어요. 그래서 잠재의식을 건드리는 거예요. 치료사는 육체와 정신, 무의식을 이완시키고 치유능력을 활성화하도록 돕는 거죠. 그리고 몸의 정상적인 치유능력을 확대하도록 에너지를 사용하는 것을 도와줄 수 있어요. 하지만 치유는 우리 내면에서 시작되는 거예요. 반드시 비전祕傳을 알려주는 스승이 필요한 일은 아니에요.

다시 말해 암 환자들이 비주류 의사와 치료사들을 조력자로 택할 수는 있지만 진정한 치료는 치료과정에서 환자가 능동적으로 대처할 때 비로소 시작된다는 뜻이다.

변화하고자 하는 의지

치료과정에서 주도권을 쥘 수 있는 두 번째 방법은 스스로 자신의 삶을 분석하고 기꺼이 변화를 시도하는 것이다. 비록 이런 변화가 시간을 잡아먹거나 감정적으로 힘들더라도 말이다. 이런 점은 현대의학의 인식 체계와는 판이하다. 현대의학에서는 환자 개개인의 독특한 생활방식 따위엔 거의 관심을 갖지 않는다. 대신 임시변통으로 약을 처방하거나 때로는 문제를 처리하기 위해서 수술을 하는 경향이 있다.

유방암 진단을 받고도 오래 살고 있는 엘린 제이컵스는 일찌감치 자신의 건강을 회복하기 위해 생활 습관을 바꿔야겠다고 결심했다. 그녀가 45세에 유방암 1기 진단을 받았을 때, 아이들은 겨우 서너 살이었다. 엘린은 수술을 마치고 나오자마자 자신이 할 수 있는 다른 방법을 이미 찾아보고 있었다. 엘린의 어머니도 유방암 치료를 위해 수도 없이 항암 화학요법을 거듭하다가 결국 몇 해 전에 돌아가셨다. 그 일이 있고 나서 엘린은 어머니의 전철을 밟지 않겠다고 다짐했다.

저는 면역체계가 한 번도 정상이었던 적이 없어요. 감기에 자주 걸렸고 오래 앓았어요. 물론 다른 적신호도 있었지요. 일단 암 진단을 받고 나서는 뭔가 달라져야 한다는 걸 알았어요. 관련 서적을 손에 잡히는 대로 읽었죠. 식단을 바꾸고 스트레스를 풀고, 면역력을 끌어올리는 보조제를 복용했어요. 7년 후, 암세포는 발견되지 않았고 완벽하지는 않지만 면역체계도 상당 부분 개선되었으며 이제는 제법 괜찮아졌어요.

엘린이 시도한 가장 어려운 변화 중 하나는 건강을 위해서 채권중개인이라는 스트레스가 많은 직업을 그만둔 것이었다. 그런 결정이 쉽지는 않았지만 지금은 남편과 두 자녀와 함께 귀중한 시간을 보내고 있다. 또한 암 환자들에게 기존 치료법에 대체치료와 상호 보완적 접근을 어떻게 통합할 수 있는지 가르치고 있다.

내가 인터뷰했던 치료사들도 환자가 기꺼이 자기 내면으로 들어가 건강을 회복하기 위해 변화를 시도할 수 있는 방법을 신중히 검토해야 한다고 말했다. 브라이언 맥마흔은 이러한 치료사 중 한 명으로 미국에서 태어났지만 중국에서 한의학을 공부했고 지금도 중국에서 한의사로 활동하고 있다. 브라이언은 암 환자들이 기와 생명력의 균형을 완전히 되찾으려면 궁극적으로는 내면이 변화되어야 한다고 믿는다.

저는 질병에서 완전히 회복되거나 예상치 않게 호전을 보이는 것이 반드시 의사가 이뤄낸 성과라고 생각하지는 않아요. 오히려 환자가 스스로 그렇게 한 것일 수 있어요. 자기 상태를 살필 수 있는 통찰력은 질병을 앓는 사람들에게는 정말로 필수적이지요. 왜냐하면 자신이 실제로 신체적이고 활동적인 측면에서 어떤 상태인지 이해하고 느낄 수 있을 때에만 "아, 내가 정말 오랫동안 삶을 등한시해왔구나. 너무 많은 것을 하려고 애썼고 지나치게 억누르고 있었어"라는 말을 할 수 있게 되죠. 이것은 내적인 안정을 유지하도록 도와주는 훈련을 통해 가능해요. 기 메커니즘의 역학에서 볼 때 내면이 안정되어야 지속적인 변화를 불러올 수 있거든요. 기가 완전히 소진되는 게 아니라, 에너지가 다시 살아나고 그것이 있어야 할 자리로 돌아가기 시작하는 거예요.

브라이언을 비롯한 다른 대체요법 치료사들은 환자의 습관과 생활방식을 살펴본 다음, 적절한 변화를 주어 몸 안에 프라나prana[힌두 철학에서 모든 생명체를 존재하게 하는 힘], 즉 기를 좀 더 모을 수 있게 한다. 지속적이고 막힘없는 기의 흐름은 우리의 건강뿐 아니라 생명도 유지시켜주기 때문에 몸 안에 기를 모으는 것은 아주 좋은 것으로 간주된다(전통 중국 한의학에서는 몸에서 기가 다 빠지면 죽는다고 본다). 그래서 기를 더 많이 유입하도록 변화를 주는 것이 치료의 열쇠가 된다.

반대 의견 다루기

건강 관리에서 주도권을 갖는 세 번째 방법은 반대 의견을 잘 다루는 것이다. 주도권을 갖는다는 것은 종종 다른 이의 비판을 처리한다는 의미이기도 하다. 그래서 우리에게는 반대 의견을 다룰 수 있을 정도로 강한 정신력이 필요하다. 앞서 언급했듯이 자신의 치료과정을 통제하려는 환자들은 현대 의료 체계에서 보면 '성가신' 환자이기 때문에 결과적으로 의료팀에게 종종 좋은 대우를 받지 못한다.

완전치유 생환자인 제니스는 이 같은 반대 의견에 직면해야만 했다.

제니스는 1985년 자궁경부암 4기 진단을 받고 바로 방사선치료에 이어 전체 자궁절제술을 받았다. 1년도 채 지나지 않아 방사선치료의 효과가 없다는 것을 알았지만 그녀는 자신이 죽어가고 있다는 사실을 받아들일 수가 없었다. 대신에 시도해볼 수 있는 대체의학을 조사하기 시작했다.

병원에 있을 때 의사와 간호사들은 제가 죽어가고 있다며 더 이상 희망이 없기 때문에 그 사실을 받아들여야 한다고 두 달 동안 매일 두 시간씩 할애해서 나를 설득했어요. 저는 그들에게 받아들일 수 없다고 말했지요. 저도 그들이 무슨 말을 하는지, 검사 결과가 무엇을 뜻하는지 예후가 어떠할지 알고 있었어요. 하지만 저는 상태가 호전되고 치료될 수 있다는 쪽으로 생각하기로 했어요. 그리고 제가 주도권을 가졌기 때문에 분명 치료도 잘될 거라 생각했어요. 의사와 간호사들은 '대체치료'가 효과가 없을 거라고 하더군요. 그들은 부질없이 애쓰지 말고 운명을 받아들이고 죽음을 준비해야 한다고 생각했겠지요. 만약에 살 수 있다는 강한 확신이 없었다면, 그리고 반항아 기질이 없었다면 저는 그들의 말을 들었을 것이고 지금 이 자리에서 이렇게 이야기를 들려줄 수도 없었을 거예요.

방사선치료가 효과를 보이지 않자 의사들은 호스피스 케어Hospice Care를 하라고 제니스를 집으로 돌려보냈다. 이로써 제니스는 매일같이 병원에서 부딪히던 저항에서 해방되었고, 식단을 바꾸고 장세척을 하는 한편 식물에서 추출한 에센셜 오일 등을 보조제로 복용하는 등 대체치료에 온 힘을 쏟을 수 있게 되었다. 그녀는 몇 년 후 암에서 완전히 해방되었고 이후 30년 가까이 건강을 유지하고 있다.

치료과정에서 주도권을 잡기 시작할 때 부딪히는 저항에는 때때로 외적인 것 외에 내적인 것도 있다. 내적인 저항은 보통 자기 의심이나 두려움의 형태로 나타난다. 대부분의 완전치유 생환자가 이따금씩 직면해야만 했던 장애물이다. 뉴질랜드 출신의 바네사 룩스는 기공 치료사가 되기 전에 암 환자였다. 기공은 여러 가지로 건강에 이로우며, 어려움 없이 실천해볼 수 있는 명상과 운동의 한 종류다. 이 중 태극권이 가장 유명하다. 바네사는 서른 살의 젊은 나이에 대장진행암이라는 진단을 받았을 때를 떠올리며 당시 상황을 이렇게 묘사했다.

처음에는 물리적인 것, 그러니까 신체와 영양에 관한 자료를 읽어나가기 시작했어요. 그러다가 이 자료들을 건너뛰었어요. 줄곧 체중 관리나 활력, 몸에 좋은 음식 등 신체 건강에 관련한 것들에 신경을 써왔거든요. 그래서 이게 다가 아닐 거라는 생각이 들었죠. 험난한 길이 될 수도 있지만 우리는 내면으로 들어가야만 해요. 그곳에는 나 외에는 치료할 수 있는 이가 아무도 없기 때문에 밖으로 나올 수가 없어요. 정말로 겁이 나더군요. 왜냐하면 치료할 수 있는 사람은 오직 나 자신뿐이니까요. 계속해서 우리 내면으로 들어가야 해요. 무엇을 해야 할지 아는 것은 어려운 일이에요. 하지만 모두 자기만의 방법을 찾다 보면 좀 더 명확히 알게 될 거예요. 하다가 안 되면 다른 것을 시도하면 돼요.

바네사는 자기만의 방법을 찾을 수 있을까 하는 의심과 두려움을 극복해야 했지만 끈기 있게 매달린 덕분에 기공의 마음 수련을 하기에 이르렀다. 그녀는 수년간 스승 위안 체 밑에서 훈련받았고, 현재는 다행히 암이 완치되어 뉴질랜드 전역에서 암 환자들에게 기공을 가르치고 있다.

주도권 관련 연구

지금까지 이 장에서 우리는 완전치유 생환자와 대체요법 치료사들이 치료과정에서 주도권을 갖는 것에 어떤 가치를 부여하는지 살펴보았다. 문득 다음과 같은 질문을 던지고 싶다. '이것을 과학적으로도 증명할 수 있을까?'

이를 뒷받침하는 연구를 소개하면서, 그 유명한 C형 성격에 관한 연구를 언급하지 않을 수 없다. 몹시 예민하고 경쟁심이 강하며 화를 잘 내는 A형 성격에 대해서는 들어보았을 것이다. 느긋하고 태평스러운 B형 성격과는 대조된다. 이런 용어들은 1950년대에 진행된 연구에서 나오기 시작했고, 1980년대에 세 번째 유형인 C형 성격에 대한 연구도 여기에서 착안한 것이다. 연구자들은 C형 성격이 지나치게 소극적이고 자신을 방어하지 못하며 항상 다른 이의 비위를 맞추려 한다고 주장했다(기본적으로 A형 성격과는 정반대). 또한 같은 연구에서 C형 성격이 암 발병과 깊은 관계가 있다는 것을 발견했는데, 이는 C형 성격의 사람들은 면역체계가 약할 수도 있다는 의미였다.[1] 짐작할 수 있듯이, 이 연구는 논란을 불러왔고 이후에 나온 여러 연구에서 C형 성격과 암의 관계를 재확인하거나 혹은 그 결과에 반박하고 나섰기 때문에 아직 평가하기는 이르다. 하지만 최근에 진행된 대부분 연구에서는 소극적이거나 기분을 맞추려는 성향보다 무력감이 우리 면역체계를 더 약화시키고 나아가 암 환자들의 생존 기간도 단축시킨다고 지적한다.[2]

무력감이 암에서 살아남을 확률을 떨어뜨린다면, 거꾸로 암 치료과정에서 주도권을 잡는 것은 어떤 작용을 할까? 모든 역경을 딛고 암을 극복한 사람을 조사한 관찰 연구에서 "건강 관리에서 주도권을 잡는 것"은 거의 항상 등장하는 공통된 특징이다. 내 연구에서도 이것이 사실이라는 것을 확실히 알아냈기 때문에 2장 전체에서 이 주제를 다루게 된 것이다. 어느 비슷한 연구에서는 완전치유 생환자들이 "회복을 포함하여 자기 삶의 모든 면을 책임지고 있기 때문에 종종 의료진을 상담가로 활용한다"라는 결론에 도달했다.[3] 또 다른 연구에서는 그들은 모두 주도적으로 건강관리를 하고 있기에 "기존 체계에 맞서는 것"이며,[4] 치료가 끝나기도 전에 "개개인의 자율성이 향상되는 동시에 무력감은 감소하는" 경험을 한다는 것을 알아냈다.[5] 다시 말해 연구자들이 완전치유 생환자들을 좀 더 가까이에서 연구한 결과 그들이 치료에 있어서 주도적이며 의사결정 과정에서도 매우 적극적이라는 사실이 밝혀진 것이다.

이러한 관찰 연구 외에 전향적 연구에서도 주도성은 암 환자들의 생존 기간을 늘리는 결과를 가져온다는 것을 보여주었다. '전향적' 연구는 수개월 내지 수년에 걸쳐 환자들을 추적 조사하는 것인 반면 '관찰' 연구는 특정한 시점에 대상을 관찰하는 것이다. 한 전향적 연구에서 연구자들은 암 생존자들의 집단 심리치료의 효과를 알아보기 위해 4기 암 환자들을 1년간 조사했다. 흥미롭게도 의지가 있으며 정신적으로 행복을 증진시키려고 노력하는(정기적으로 심리치료에 참여하고 주어진 숙제를

하고, 제안받은 변화를 시도해보는) 환자들은 생존 기간이 길었다.[6]

또 다른 전향적 연구에서는 완전치유를 경험한 4기 암 환자와 생환하지 못한 환자들을 비교 연구했다. 무엇보다도 이 연구에서 생환 집단은 자신의 삶에서 일어나는 일들을 통제하는 능력인 자율성이 매우 높은 반면 살아남지 못한 집단은 자율성이 낮다고 밝혔다.[7] 마지막으로, 또 다른 연구에서는 완전치유 생환자들과 아직 생존해 있지만 통계상으로 가망이 없는 집단을 비교 연구했다. 흥미롭게도 연구자들은 완전치유 생환자들이 진단 당시에는 더 소극적이었지만 차도를 보이면서는 훨씬 덜 소극적으로 바뀌었다고 주장했다.[8] 다시 말해 자신의 건강에 대해서 소극적인 태도를 취했다가 가장 적극적으로 변한 사람들은 완전치유 생환자일 가능성이 크다는 말이다.

무력감이 면역력을 약화시킨다는 결과를 도출한 연구를 비롯하여 주도성이 완전치유 생환자들에게서 나타나는 공통점이라는 사실을 발견한 관찰 연구와 전향적 연구에 이르기까지, 우리는 건강에 대해 소극적이 아닌 적극적인 태도를 취하는 것이 몸의 자가치유 과정에 굉장히 중요하다는 결론에 이르게 되었다.

완전치유 생환자인 신 데라야마는 비록 호스피스 케어를 위해 집으로 돌아간 뒤에야 자신의 치료과정에 주도권을 갖기 시작했지만 치료에 있어서 주도성이 얼마나 중요한지 목소리를 높이고 있다. 이미 진행된 신장암에서 기적적으로 생환한 그의 이야기는 우리가 치료에서 주도권을 갖는 데 너무 늦은 때는 없다는 것을 새삼 일깨워주는 참으로 귀중한 사례다.

신 데라야마의 이야기

전후 1950년대 일본에서 이제 막 10대가 된 신 데라야마는 자신의 미래를 꿈꾸며 별 탈 없이 학교에서 열심히 공부만 하면 되었다. 이때 첫사랑 첼로도 만났다. 신은 음악에 타고난 재능이 있었고 대학을 졸업할 때까지 매일 즐겁게 첼로를 연주했다. 그 후로는 직장생활을 시작하면서 바쁜 업무로 첼로를 연주할 시간이 없었다. 하루에 12시간에서 15시간씩 일했고 자연히 생활 방식도 근무 시간에 따라 변해갔다.

그 후로 십수 년 동안 신은 잇달아 승진하며 승승장구했다. 그는 또한 사랑스러운 여성과 결혼했고 세 명의 자녀를 두었다. 하지만 갈수록 맡은 일은 늘어났고 40대가 될 때까지 자신이 운영하는 컨설턴트 회사에서 쉴 새 없이 일했다.

마흔여섯 살 때 제 하루 일과를 보면, 매일 아침 5시에서 8시 사이에는 회사 대표로서 여러 자료를 검토해요. 오전 9시에서 12시까지는 협력사들을 방문하고, 오후에는 임원들과 회의가 있고, 저녁 6시부터 9시 사이에는 주로 직원들과 회의를 합니다. 그러고 나서 사무실로 돌아오면 저녁 9시가 되죠. 그때부터 새벽 2시까지 다음 날 할 일을 준비해요. 매일 이랬죠!

극단적인 얘기로 들리겠지만 신의 하루 일정은 당시 일본 남자들로선 드물지 않은 경우였다. 이는 일본의 성공한 사업가들이 살아가는 방식이었다. 그래도 신은 그 시절을 행복했다고 회상했다. 어쨌든 하는 일과 가정에 자부심을 느끼고 있었으니까. 그는 이런 빡빡한 일정이 견딜 만하다고 생각했지만 그의 몸은 아니었다. 마흔여섯 살이 되던 해에 극심한 피로를 느끼기 시작했다. 하지만 주치의는 건강검진에서 어떤 이상도 발견하지 못했다.

그 후 1년 반 동안 신은 최고로 권위 있는 병원들에서 여러 의사를 만나보았지만, 혈액검사 결과는 모두 정상이었다. 그럼에도 건강은 점점 나빠져 피로감이 더 심해지고 한 달에 한 번 정도 혈뇨를 보기 시작했다. 하루는 새로운 내과 전문의를 만났다. 신이 그날의 마지막 진료 환자였기 때문에 의사는 여유롭게 진찰할 수 있었다. 신은 그때 처음으로 검사 결과지 대신 의사의 손으로 진찰을 받았다. 의사는 여러 가능성을 열어두고 신의 배, 가슴, 등을 촉진했다. 의사는 신의 오른쪽 신장이 부어 있고 만졌을 때 통증을 느낀다는 것을 알게 되었다. 당장 비뇨기과 전문의에게 의뢰해 초음파 검사를 실시했고 신의 신장에 매우 큰 종양이 자리 잡고 있다는 사실이 밝혀졌다.

신의 주치의는 악성종양일 가능성이 있기 때문에 당장 수술로 제거해야 한다고 설득했다. 하지만 신은 회사 일이 무척 많아서 한 달을 온전히 빼기는 어려웠고 수술을 몇 달 미룬 채 자신을 녹초로 만드는 업무 일정으로 복귀했다. 이런 식으로 다섯 달이 지나고, 그의 상태는 극도로 나빠져 열이 잡히지 않고 걸을 수도 없는 상태가 되었다. 그의 아내와 의사가 수술을 받아야 한다고 강하게 밀어붙이자 신은 그제야 수락했다.

막상 개복해보니 종양이 지나치게 커져 있어 의사들은 오른쪽 신장을 모두 제거해야만 했다. 그들은 병상 보고서를 통해서도 그것이 진행

암세포(신장암)인 것을 알았다. 하지만 당시 일본에서는 환자에게 암을 알리지 않는 게 통상적인 관례였다. 특히 신과 같이 심각한 예후를 보이는 환자들에게는 더욱 그러했다. 신이 마취에서 깨어나 의사에게 종양이 암세포인지 묻자 의사는 "중간 단계예요"라는 말로 얼버무렸다. 주치의와 신의 아내는 항암화학요법과 방사선치료마저 효과가 없다면 살날이 1년도 채 남지 않았다는 사실을 알고 있었다.

신이 수술에서 회복되자 의사는 그에게 종양 세포가 다른 곳으로 전이되지 못하도록 특별한 '주사'를 맞아야 한다고 했다. 여전히 신은 자신이 암이라는 사실을 알지 못한 채 아무런 의심 없이 주사를 맞았다. 그것은 매우 강력한 항암화학요법의 일종인 시스플라틴이었다.

항암화학요법은 수술 후 2주 정도 있다가 시작됐어요. 음…… 주사를 맞기 시작한 거예요. 저는 월요일부터 금요일까지 일주일 내내 2주 동안 쉬지 않고 주사를 맞았어요. 으레 그렇듯 머리카락이 다 빠졌는데도, 저는 그것이 항암화학요법이라는 사실을 몰랐던 거예요. 의사에게 여러 번 물어봤지요. "너무 강한 것 같아요. 주사 이름이 뭔가요?" 그때마다 의사는 "환자 분이 좀 예민하시군요. 걱정하지 않으셔도 됩니다. 해롭지 않은 거예요"라고 대답했어요.

그 강력한 '주사'가 끝났을 때, 의사는 아직 치료가 더 남았다고 했고 이번에는 특별한 '베타선 고에너지' 치료라고 했다. 실제로 이것은 암 환자에게 실시하는 일반적인 방사선치료였다. 그래서 신은 병원에 입원한 상태에서 부작용이 매우 심해질 때마다 쉬어가면서 총 30회의 방사선치료를 받았다. 항암화학요법과 방사선치료 후에 실시한 전신 스캔에서는 암세포가 오른쪽 폐와 직장에까지 퍼져 있었다. 의사는 신의 아내에게 몇 달밖에 남지 않았다고 알렸다.

항암화학요법과 방사선치료를 받느라 신은 다섯 달 동안이나 병원에 입원해 있었다. 그동안 500명이 넘는 친구와 동료들이 병문안을 왔고, 표면상으로는 그에게 안부를 묻고 힘을 내라고 격려했지만 실제로는 작별 인사를 하러 온 것이었다. 그때 신을 제외한 모든 사람이 그의 병환에 대해 알고 있었다. 그러던 어느 날 신은 꿈을 꿨다.

3월 초에 정말 이상한 꿈을 꿨어요. 제가 관 속에 누워 있더군요. 위에서 내려다보니 제 장례식이었어요! 관 뚜껑이 닫히자 저는 몸으로 돌아가 소리를 질렀어요. "나는 아직 살아 있어요!" 꿈일 뿐이었지만 그후로 몇 가지가 달라졌어요. 후각이 굉장히 예민해졌어요.

신은 몹시 선명한 꿈에서 깨어나 죽음과 싸울 뿐 아니라 병원에 있는 것을 참기 힘들게 만드는 후각과도 초인적으로 싸워야 했다. 병원에서는 지독한 소독약 냄새가 났다. 그리고 그는 커튼 한 장을 사이에 두고 여섯 명과 한 병실을 썼는데, 병실에서 나는 각종 냄새는 그의 후각을 몹시 괴롭혔다. 관에 들어가는 꿈을 꾸고 얼마 지나지 않은 어느 날 밤, 병실에서 냄새가 진동을 해 참을 수가 없었다. 신은 신선한 공기를 쐬러 옥상으로 올라갔다. 담요를 가져가서 옥상에 드러누운 채 코와 폐에 충분히 가득 차도록 몇 시간 동안 신선한 공기를 들이마셨다. 그때 간호사들이 옥상으로 올라와 난감해하며 소리를 질렀다. 그들은 신에게 뛰어내리지 말라고 소리치기 시작했다. 자살하려는 게 아니라고 설명하려 해도 간호사들은 믿지 않았다. 이튿날 아침, 주치의는 신에게 매우 화를 냈다.

간호사들은 주치의에게 제가 옥상에서 뛰어내려 자살 기도를 했다고 보고했어요. 단지 냄새를 피해서 간 것뿐인데, 의사는 아침 일찍부터 저를 찾아와 심하게 화를 내더군요. 집에 돌아가고 싶다면 그렇게 하라고 했어요. 그는 책임을 회피하고 싶었던 거예요. 왜냐하면 당시에 저는 다소 명성이 있었거든요. 제가 자살 기도를 했다면 뉴스에 나왔을 거예요.

그때는 미처 깨닫지 못했지만, 신이 옥상으로 몰래 빠져나갔던 것이 자신을 구한 순간이 된 셈이다. 왜냐하면 그 사건으로 인해 병원을 벗어나 비로소 자신만의 치료과정을 시작할 수 있었기 때문이다. 그때 신의 아내는 신장암이 상당히 진행되었다는 사실을 알려주기로 마음먹었다. 최근 몇 달간 자신이 암일지도 모른다고 짐작해왔기 때문에 신은 그렇게 놀라지 않았다. 이제 가혹한 진실과 대면하게 된 그는 냄새가 진동하는 병실보다는 집에서 아내와 아이들과 함께 마지막을 보내는 게 낫겠다고 생각했다. 그래서 주치의는 모든 치료를 중단하고 호스피스 케어를 위해서 신을 퇴원시켰다. 의사는 직장과 오른쪽 폐까지 암이 전이된 것으로 보아 한 달 내지 석 달 안에 그가 사망할 것이라 내다봤다.

마침내 집에 도착했을 때, 신의 상태는 아주 나빴다. 휠체어 없이는 움직일 수도 없었고 정맥주사로 영양을 공급받아야만 했다. 그렇지만 다행스럽게도 그는 아직 마실 수 있었다.

집으로 돌아왔을 때 저는 냄새가 나서 수돗물을 마실 수 없었어요. 그래서 수돗물을 여과시켜 먹었지요. 양동이에 물을 받아서 숯을 하룻밤 두었어요. 꽤 괜찮았어요. 물이 바뀌었지요! 그러면서 저는 물이 굉장히 중요하다는 사실을 알게 됐습니다. 그래서 아들에게 광천수를 사오라고 했지요. 금식의 뛰어난 효과에 대해서도 알고 있었기 때문에 굶는 것도 별로 두렵지 않았어요. 그렇게 저는 물만 마시며 사실상 금식을 한 셈이었어요. 왜냐하면 그때 물 이외에는 아무것도 먹을 수 없었거든요. 의료적으로 어떤 치료도 받지 않았는데 제 몸은 점차 호전되어갔어요. 그게 첫 단계였지요. 물만 마시는 것이었지만요.

신이 금식을 하고 있었다는 말은, 곧 정맥주사IV를 통해 모든 영양이 혈류로 바로 전달되고 있었기 때문에 그는 어떤 음식도 소화시키지 않았다는 의미였다. 간, 췌장, 위, 쓸개, 소장, 대장 등 모든 소화기관이 그동안 효과적으로 휴식을 취한 것이다. 1장에서 언급했듯이 대부분의 포유류는 아플 때 물만 먹으며 금식한다. 며칠간의 금식을 통해 소화기관이 바이러스와 박테리아 혹은 죽은 세포들까지도 깨끗이 걸러낼 수 있다는 연구도 있었다.9 장기들이 하루에 세끼를 소화시키느라 분주하게 움직이지 않아도 되기 때문에 가능한 일이다. 신의 경우 정맥주사를 맞는 것은 오히려 축복이었다. 왜냐하면 물만 마시는 금식을 할 수 있었기 때문이다.

집으로 돌아온 후 신은 동이 트기 전에 일어나 자신이 살아서 또 하루를 맞이했다는 고마움으로 가슴이 벅차올랐다. 그는 그때 자신의 병이 심각하다는 것을 깨달았고 언제든 죽을 수도 있다는 사실을 받아들였다.

아침에 일어나서 날이 밝아오는 것을 보면서 내 자신에게 말했죠. '나는 아직 살아 있구나! 오늘은 새로운 날이야!' 우리는 아파트 2층에 살고 있었는데 동트는 광경을 보고 싶었어요. 8층에 옥상이 있어서 엘리베이터를 타고 올라갔지요. 태양이 떠오르는 모습은 정말 장관이었어요. 저는 다음 날에도 그다음 날에도 해돋이를 보러 올라갔어요. 그리고 매일 태양을 향해 외쳤어요. "나는 아직 살아 있다!" 그리고 깨달았어요. 우리가 우주로부터 받는 유일한 에너지는 태양이라는 것을요. 그런 생각이 든 건 그때가 처음이었어요.

인터뷰를 하는 동안, 매일 아침 해돋이를 보는 장면을 묘사하면서 신의 목소리는 경탄으로 가득 찼다. 자신이 머지않아 죽을지도 모른다는 사실을 받아들임으로써 매일 새로운 아침이 그에게 진정한 선물로 주어졌다. 그의 정신과 육체에 남아 있던 죽음에 대한 공포는 덤으로 주어진 날들에 대한 크나큰 감사로 바뀌었다. 매일 아파트 옥상에 앉아 새로운 아침을 맞이하고 태양의 따뜻한 기운을 온몸으로 받아들이면서 호흡에서 뭔가 미묘한 것이 느껴지기 시작했다.

저는 숨을 내쉬면서 몸이 점차 좋아지고 있는 것을 알게 됐어요. 숨을 내쉬고 자동적으로 들이쉬고…… 그러던 어느 날 숨을 내쉴 때 소리를 내봤어요. 내쉴 때마다 음 하나를 부르는 식으로요. 암에 걸리기 전에 요가 강사가 한 말이 떠올랐지요. "당신의 차크라chakra는 막혀 있네요. 아우라aura도 아주 탁하군요." 소리를 계속 내봤어요. 몸의 어떤 지점에 닿을 때 그 소리는 더 커졌어요. 거기가 바로 차크라였어요! 매일 아침 40분 동안 이런 식으로 숨을 내쉬면서 일곱 개의 차크라를 발견했어요. 직접 해보면서 알게 된 거죠. 일곱 개의 차크라는 일곱 개의 장음계를 연주하는 음악가인 나를 위한 것이었어요. 그래서 각각의 차크라를 아래에서 위로 연결해보았지요.

다시 말해 신은 자신의 음악적 재능을 새로운 두 가지 치료 방식인 숨을 내쉬는 것과 해돋이를 보는 것에 결합시킨 것이다. 신은 숨을 내쉬면서 한 가지 음을 내다보면 좀 더 강하게 울리는 부분이 있다는 것을 발견했다. 예를 들면 낮은 음은 가슴 한복판에서 좀 더 세게 울려 퍼졌고 약간 높은 음은 목구멍 한가운데에서 더 강하게 울려 퍼졌다. 그때는 알아차리지 못했지만 그는 요가에서 말하는 일곱 개의 에너지 중추, 즉 차크라를 발견한 것이다(그 후 신은 차크라의 체계를 깊이 있게 공부해오고 있다). 이 에너지 중추는 척추 아래에서 시작해서 정수리까지 올라가며, 온몸의 에너지 순환에서 매우 중요하게 작용하는 것으로 알려져 있다. 또한 이론상으로 차크라가 하나 이상 닫혀 있거나 부분적으로 막혀 있을 때 질병과 기능장애가 생긴다. 신은 당시에는 깨닫지 못했지만 해돋이를 보는 동안 숨을 내쉬고 음을 냄으로써 일곱 개의 차크라를 정화하고 활성화한 것이다.

어느 날 해가 뜨기 전에 일어났을 때, 신은 새들이 벌써 일어나 지저귀는 것을 보고 호기심이 생겼다.

"새들은 왜 지저귀는 것일까? 언제부터 지저귀기 시작했을까?" 거기에 의문이 생겼죠. 그래서 10분, 20분 더 일찍 일어났는데도 여전히 지저귀고 있더라고요. 30분 더 일찍 일어나도 여전히 노래하고 있었어요. 그런데 동트기 한 시간 전에 일어나니 아주 고요했어요. 새들이 언제부터 지저귀는지 알아보려고 기다렸지요. 정확히 동트기 42분 전부터였어요. 매일! 새들이 지저귀기 시작하는 걸 확인하고 나서 해가 뜰 때까지 기다리는데 할 일이 없더라고요. 그래서 나머지 40분 동안 심호흡을 했던 거예요.

신은 한 달 동안 새들이 지저귀기 시작하는 시간을 쟀다. 매일 조금씩 해 뜨는 시간이 바뀌어도 반드시 동트기 42분 전에 지저귀기 시작한다는 것을 알았다. 교육받은 과학자인 신은 이 현상을 단순히 받아들이는 것에 그치지 않고 좀 더 알아보고 싶어서 아들에게 약국에서 산소 실린더를 사오라고 했다. 그렇게 해서 그의 가족은 세 마리의 애완용 새를 키우게 되었다. 밤에는 새들이 잠들 수 있도록 새장을 덮어주었다. 어느 날 신은 실험을 해보려고 늦게까지 깨어 있었다. 자정쯤 되었을 때 가만히 새장 속으로 산소를 주입했다. 몇 분 후 새들은 지저귀기 시작했다. 몇 분이 더 지나 산소가 줄어들자 새들은 다시 잠잠해지더니 잠들었다. 이 발견에 흥분한 그는 새벽 2시 30분까지 기다렸다가 좀 더 많은 산소를 유입해보았다. 예상했던 대로 새들은 지저귀다 몇 분 후 다시 멈췄다. 그날 아침, 새들이 다시 지저귀기 시작한 시간은 정확히 동트기

42분 전이었다. 그리고 새들은 해가 뜰 때까지 계속해서 짹짹거렸다.

신의 논리는 새들이 나무가 산소를 방출하는 시간에 반응하여 해가 뜨기 42분 전에 지저귀기 시작한다는 것이었다. 나무는 빛이 있을 때에만 이산화탄소를 흡수하고 산소를 배출하는 광합성 작용을 일으킨다. 따라서 밤중에는 광합성을 하지 않지만 아침에 빛을 받기 시작하면 산소를 배출하는 것이다. 그때가 바로 동트기 약 42분 전이라는 것이다.

과학자들은 새들이 왜 하루 중 아침에 가장 많이 지저귀는지 확실히 밝혀내지 못했다.[10] 하지만 신이 짐작하기에 나무들이 광합성을 시작하는 시점에 새들은 지저귀면서 신선한 산소를 많이 들이마실 수 있다는 것이다. 간단한 실험을 통해 그는 서서히 동이 터오는 42분 동안 들이마시는 공기가 건강에 특히 좋다는 것을 확신했다. 이것은 오른쪽 폐로 암이 전이된 상태인 신에게는 더욱 중요했다.

신은 매일 아침 자신의 폐에 자리 잡은 암세포에게 신선한 공기를 제공하는 동시에 또 다른 무언가를 주기 시작했다. 바로 사랑이다. 직장생활을 하는 동안 자신의 몸을 심하게 혹사시켰다는 것을 깨닫게 된 후로 결심한 것이다.

퇴원 후 집으로 왔을 때 제가 왜 암으로 고통받게 되었는지 그 이유에 대해 곰곰이 생각해봤어요. 곧 제 자신이 암을 만들었다는 것을 깨달았죠. 잠도 자지 않고 지나치게 열심히 일했기 때문에 암이 생긴 거예요. 제가 자초한 것이지요! 그래서 암을 제 자식이라고 생각하기로 마음먹었어요. 암세포에게 사랑을 보내자 통증이 줄어들고 편히 잠들 수 있었어요. 이튿날 아침 마음과 머리와 뇌가 아주 맑아져서 진통제를 먹지 않아도 되었지요. 그래서 진통제 복용을 멈췄고, 대신 통증이 올 때면 이렇게 말했어요. "네가 아프구나. 말해줘서 고마워. 아가야. 나를 너를 사랑한단다." 나는 신장이 있는 위치에 손을 대고 암세포에게 말했어요. "사랑한다. 사랑한다. 사랑한다." 그러면 통증은 사라졌어요! 이런 이유로 저는 아침부터 밤까지 항상 암세포에게 사랑을 보냈어요. 조건 없는 사랑을요. 그리고 말하지요. "네가 있어줘서 고맙구나."

신이 암세포를 마치 '아픈 자식'처럼 여기며 조건 없이 사랑하기로 마음먹은 것은 매우 이례적인 일이다. 대부분의 암 환자는 암세포를 '죽이려고' 생각하고 반드시 없애야 하는 적대적인 침략자로 여긴다. 이와는 정반대로, 신은 자신의 암세포를 스스로 만든 것이라 생각했다. 왜냐하면 수년 동안 직장에서 스트레스를 받으며 일하느라 자신의 몸(마음과 영혼까지도)을 전혀 돌보지 않은 결과이기 때문이다. 그래서 방치되고 아픈 아이를 돌보듯 정성 어린 마음으로 암세포를 대했고 미안해하는 마음으로 하루에도 몇 번씩 사랑을 표현했다. 내가 만나본 많은 암 환자는 암이 더 빨리 커질까봐 자신의 암을 사랑하는 것을 두려워하는 듯하다고 신에게 말하자 그는 오히려 정반대의 일이 일어난다고 설명했다. 사랑해주면 암세포는 '치료되고' 원래 모습이었던 건강한 세포로 돌아간다고 그는 믿었다.

서양의학은 앵글로색슨 족과 같은 수렵민족에서 시작되었어요. 의학의 역사를 보면 의사는 박테리아와 바이러스를 발견하고 그것들을 죽이려고 노력해왔지요. 마치 무기를 만들듯이 원인을 없애는 다양한 의학적인 방법을 발견했지요. 양의들은 암세포를 없애려고만 해요. 저는 자연살해세포를 발견한 사람을 만난 적이 있는데 그에게 말했어요. "당신은 '자연살해세포'라고 했지만 제가 보기에는 '자연치유세포'인 것 같습니다." 저는 제 암세포를 죽이지 않았어요. 사랑했어요. 제가 깨달은 가장 중요한 사실은 바로 암이 제 몸의 일부라는 거예요. 쳐부수어야 할 적이 아니라 제 자신이라는 겁니다.

이것이 바로 신이 몇 달 동안 살아온 방식이다. 매일 새로운 아침을 맞게 된 것에 감사하고 깨끗한 광천수를 마시고 동이 트기 전에 일어나 새들과 함께 노래하고 심호흡을 하며 하루도 빠짐없이 암세포에게 사랑을 보내는 것 말이다. 이러한 의식을 매일 행하며 두 달여를 보낸 후 해돋이를 보는데 뭔가 심상치 않은 일이 벌어졌다. 척추 아랫부분에서 엄청난 에너지가 뿜어져 나와 척추를 타고 머리 위로 천천히 올라가는 것이었다. 요가에서는 이러한 현상을 '쿤달리니 각성'이라고 하는데 척추 아랫부분에 잠들어 있다는 공 모양의 에너지 덩어리가 깨어나 발현되는 것을 의미한다. 신은 이런 요가 용어에 대해 한 번도 들어본 적이 없었고 강렬한 체험을 한 뒤 자료를 찾아보았다.

아침에 심호흡을 시작한 지 두 달이 지나고 저는 쿤달리니를 경험했어요. 누구에게서도 들어보지 못한 것이었죠. 저는 멈출 수가 없었어요. 척추에서부터 쿤달리니가 각성되는 것을 경험한 뒤로는 아주 쉽게 아우라를 볼 수 있게 되었죠. 몸속이 아무것도 없이 텅 비어 있다는 느낌이 들었어요. 특히 머릿속이요. 쿤달리니를 경험한 뒤에 제가 볼 수 있는 파장의 범위가 넓어졌어요. 지금은 어둠 속에서도 아주 잘 보여요. 빛이 없어도!

요가에서 말하는 아우라는 우리 몸의 전자기적 특성으로 생겨나는데, 인체에서 발산하는 색을 띤 빛을 가리킨다(예를 들어 인간의 심장은 전기가 흐르고 있어 박동할 때마다 전기 자극을 내보낸다). 아우라 혹은 에너지 장은 육안이나 극초단파로도 그 흐름을 볼 수 없지만 어떤 사람들은 집중적인 명상과 요가 수행으로 아우라를 보는 능력을 계발했다. 신은 명상 훈련으로 해돋이 의식을 생각한 것은 아니었지만 꼭 들어맞은 셈이다. 그의 마음은 고요했고 호흡에 집중하면서 소리를 낸 것이 차크라를 정화하도록 도운 것이다. 따지고 보면 두 달 후 척추에서 쿤달리니 에너지가 발현되어 아우라를 감지하는 고도의 시각적 능력이 생긴 것은 놀라운 일이 아니다.

아침마다 해돋이를 보기 시작한 후부터 신은 아내와 열 살, 열네 살, 열일곱 살 먹은 세 자녀와 참으로 귀중한 시간을 보냈다. 신의 건강 상태는 조금씩 좋아지고 있었고 다시 일반 음식들을 섭취하고 걷기 시작했다. 그는 하루에 열여덟 시간을 일하지 않아도 되어서 정말 행복했고 여태껏 한 번도 경험해보지 못한 생활을 누리게 되었다. 오히려 병이 호전되어 다시 예전의 살인적인 업무 일정으로 돌아가게 될까봐 걱정될 정도였다. 아내와 오랜 시간 대화를 나눈 끝에 아내는 일을 계속하고(왜냐하면 아내는 교수인 자신의 일을 진정으로 즐기고 있었기 때문이다), 지출을 크게 줄여나가기로 했다. 그래서 신은 자신의 치료에 전적으로 집중할 수 있게 되었다. 그는 이런 생활로 대단히 안정감을 되찾았고 치료활동을 더 확대해나갈 수 있었다. 그중 하나가 바로 사랑하는 첼로를 다시 연주하는 것이었다.

저는 스물다섯 살에 첼로를 그만두었어요. 그 후…… 병원에서 만난 환자 한 명이 자기 집에 와서 첼로를 연주하지 않겠냐고 하더군요. 퇴원하고 4개월 후에 그의 집으로 갔어요. 첼로 소리를 들었을 때, 와우! 아주 멋지게 들렸고 제 마음이 움직였어요. 특히 제 차크라는 첼로 소리에 아주 쉽게 열렸어요. 저는 다시 매일 첼로를 연습하기로 했지요. 그렇게 첼로는 부작용 없는 치료제가 된 거예요!(웃음)

그것 외에도 신은 건강을 위해 일본의 어느 산에 위치한 대체치료센터에 다니기도 했다. 한 달에 한 번 일주일씩 머물며 신선한 공기를 마시고 유기농 음식을 섭취했을 뿐 아니라 천연 광천수에서 온천욕도 했다. 일본에는 화산이 많아 전국에 이와 같은 온천이 즐비하며 온천욕이 건강에 매우 좋다는 것은 익히 알려진 사실이다. 전반적인 연구 결과에 따르면 뜨거운 광천수에 몸을 담그는 것은 중화 작용을 하거나 건강에 좋은 효과를 가져오는데, 특히 관절염과 만성 통증 혹은 피부 질환에 효과가 있다.[11] 온천이 이렇게 몸에 좋은 이유는 두 가지로 설명할 수 있다. 첫째, 온천에는 철분과 칼슘 등 중요한 무기물이 풍부하다. 둘째, 온천은 몸의 중심 체온을 서서히 올려 마치 몸에서 열이 나는 상태로 만들어 박테리아와 바이러스를 태워 없앤다. 신은 대체치료센터에서 보낸 시간을 다음과 같이 묘사했다.

몸이 아플 때 제일 효과를 본 건 온천욕이었어요. 몸을 데워주고 해독시켜줍니다. 정말 놀랍지요. 우리 몸은 항상 움직이고 있기 때문에 독소를 만들어내요. 움직임으로써 독소가 생기는 것이죠. 해독에서 가장 중요한 것은 피부 표면, 즉 모공을 여는 것이에요. 땀을 흘리는 것 외에 긴장을 풀고 편안히 쉬는 것으로도 모공을 열 수가 있어요. 이 점이 아주 중요해요. 그리고 심호흡으로 이완할 수 있어요.

신은 산 중턱에 있는 치료센터를 찾아가 편히 쉰 다음, 집으로 돌아와 다시 자신의 치료활동을 이어나갔다. 그중 하나로 일주일에 한 번 관장을 하는 것이다. 또한 건강에 좋은 음식들을 먹으려고 애썼다. 대부분 통곡물과 신선한 생선이었고, 많은 양의 과일과 채소를 먹으려고 했다. 하지만 음식에 "지나치게 집착하지는" 않으려고 의식적으로 노력 했다. 일본에서 시작된 매크로바이오틱 식사법은 매우 엄격한 식이요법으로 많은 암 환자가 시행하고 있다. 여기서는 커피를 금하고 있어서 신은 그 식이요법을 그만두었다.

매크로바이오틱 식사법에 대해 아시죠? 저도 시도했죠. 그 식사법은 음식에 대한 진실을 알고 있어요. 하지만 대다수 일본 사람과 서양 사람은 매크로바이오틱이 아니라 마이크로바이오틱 식사법을 시도하려 하죠.(웃음) 그들은 소금을 먹지 말고 커피를 마시지 말라는 등 사소한 것에 집착해요. 저는 커피를 좋아하거든요. 커피는 뇌활동에 아주 도움이 된다는 사실을 알고 있기 때문이죠. 사람들이 음식에 대한 진실을 안다면 그것이야말로 가장 중요한 요소가 되는 거예요.

다시 말해 신은 몸이 편안하게 느낄 수 있는 전반적인 건강 식단을 고수하고 있다. 먹거나 먹지 않아야 할 특정 음식에 지나치게 얽매이지 않는다는 말이다. 그리고 그 어떤 비타민 보조제나 허브도 섭취하지 않았으며 모든 영양분을 음식에서 얻어야 한다는 것을 직관적으로 알았다. 더욱이 음식을 먹을 때는 주어진 음식에 감사하며 천천히 집중해서 씹었다.

시간이 지나 의사들은 신이 아직 살아 있다는 사실에 매우 놀랐고 그의 상태를 유심히 관찰했다. 무엇보다도 매달 있는 컴퓨터단층촬영검사에 우선순위를 두었다. 신은 검사 시 방사선에 노출되기 때문에 건강에 좋지 않다는 것을 직감적으로 알았다. 그래서 그는 혈액검사를 분기별로 하되 컴퓨터단층촬영검사는 반년에 한 번 받는 것으로 줄였다. 수개월이 지나고 혈액검사와 컴퓨터단층촬영을 실시한 결과 그의 상태는 서서히 좋아지고 있었다. 의사들을 놀라게 하기에 충분했다. 하지만 3년 정도 지난 후 컴퓨터단층촬영에서는 아직도 몸 안에 암세포가 남아 있는 것으로 나왔다.

그 무렵 기적적으로 생환한 신의 이야기가 퍼져나갔고, 신은 그 치료법을 책으로 내고 강연해달라는 요청을 받았다. 아직도 몸에 암세포는 남아 있지만 사람들은 그가 3개월 시한부 선고를 받았음에도 3년이 지난 지금 여전히 생존해 있다는 사실에 놀랐다. 그에게 강연을 요청한 한 기관은 스코틀랜드의 핀드혼 재단Findhorn Foundation 영적 공동체였다. 그곳은 영적인 의식 교육에 전념하고 있는 교육 센터로, 재단 책임자는 신에게 자신들의 요양 센터에 직접 와서 가르치고 경험을 공유하면서 한 달을 보내달라고 제안했다. 신의 아내는 그렇게 오랫동안은 안 된다고 했지만 그는 그곳에 가야만 한다는 것을 본능적으로 깨달았다. 그래서 짐을 꾸리고 첼로를 챙겼다. 이제껏 한 번도 가본 적이 없고 일면식도 없는 사람들이 사는 나라로 한 달간의 여행길에 올랐다. 신은 도착하자마자 작은 공동체 속에 동화되었고 그곳 사람들은 그를 오래전에 헤어졌다 만난 삼촌처럼 여기는 듯했다. 전혀 모르는 낯선 사람들에게서 대단한 환대를 받고 신은 감동했다. 특히 일본에서는 흔히 볼 수 없는 사람들의 포옹 인사법이 인상적이었다.

제가 핀드혼에 갔을 때 사람들은 나를 많이 안아줬어요! 그들은 저를 볼 때마다 매번 인사했죠. "안녕하세요, 신!" 아침 포옹, 점심 포옹, 저녁 포옹, 잠들기 전 포옹! 믿을 수 없었어요. 강력하고 조건 없는 사랑을 아침부터 저녁까지 받은 거예요. 우리 일본 문화에서는 말로 인사할 뿐이거든요. 포옹은 하지 않아요. 하지만 포옹은 정말 중요해요. 우리는 포옹할 때 아우라 파장을 이용합니다. 이 아우라 파장을 이용함으로써 에너지를 교환할 수 있어요.

신은 포옹이 다른 사람에게 에너지를 보낼 수 있는 매우 강력한 방법이라는 자신의 이론을 자세히 설명했다. 왜냐하면 짧은 포옹의 순간에 두 사람의 아우라가 생성되기 때문이다. 내가 만나본 많은 대체요법 치료사도 이 생각에 동의할 것이다. 지난 3년간, 신은 할 수 있는 한 암세포에게 많은 사랑을 주었지만 신체적 접촉에 보수적인 일본의 문화 때문에 외부에서 충분한 사랑의 에너지를 받지는 못했다. 그래서 그가 스코틀랜드에서 낯선 이들로부터 받은 포옹과 조건 없는 사랑은 새로웠고 엄청난 에너지원이 되어주었다.

핀드혼에서 한 달을 보내고 도쿄로 돌아온 시점은 컴퓨터단층촬영 검사 시기와 맞물렸었다. 검사 결과 정말 놀랍게도 암세포는 더 이상 보이지 않았다. 마지막 검사를 한 이후 6개월 동안 암세포가 아주 천천히 사라져갔다면 핀드혼에서 보낸 한 달이 암을 완전히 없애는 데 필요한 마지막 단계가 되었을 거라고 그는 확신했다. 무엇이 그 한 달 동안 마지막 치료를 가능하게 했다고 생각하는지 묻자 그는 지체 없이 대답했다. '사랑'이라고.

신은 1988년 이후로 암에서 완치되었고 25년 전 호스피스를 위해 집으로 돌아간 후 지금까지 사랑이 넘치는 생활을 하고 있다. 그는 주도권을 가지고 한 걸음씩 천천히 치료에 임했으며, 지금은 다른 암 환자들에게 몸-마음-영혼을 치유하는 법을 가르치는 일에 전념하고 있다. 또한 여가 시간에는 첼로를 연주하고 손주들과 함께 즐거운 시간을 보낸다.

실행 단계

의사가 더 이상 손을 쓸 수 없어 집으로 돌려보냈기 때문에 신에게는 좀 더 수월했겠지만, 그의 경우는 주도권을 가지고 치료에 임했던 아주 좋은 사례다. 물론 많은 암 환자가 신과 같은 처지에 있지는 않다. 오히려 보는 사람마다 제각기 이런저런 충고를 해대는 바람에 혼란스러워 치료에 주도권을 갖기가 쉽지 않다. 종양학자들은 항암화학요법에 들어가기 전에 몸무게를 늘리기 위해 아이스크림과 스테이크를 먹으라고 말한다. 반면 영양학자들은 몸속을 비염증 상태로 만들기 위해 유제품과 육류 섭취를 금하게 한다. 침술사들은 식물성 약초를 추천하는 반면 의사들은 보조제 섭취는 안 된다고 한다. 또한 심리치료사들은 자신의 과거를 깊이 파고들어 가라고 하지만 에너지치료사들은 그것을 놓아주라고 한다.

당신이나 당신이 사랑하는 누군가가 이런 상황에 처해 있다면 해답은 하나다. 스스로 최고의 의사결정자가 되는 것이다. 의사, 치료사, 영양학자 등 다양한 '조력자들'의 제안에 타당한 근거를 설명해달라고 요구하라. 염려하지 말고 원하는 만큼 마음껏 질문하라. 더 나은 정보를 제공해줄 수 있는 책과 기사를 요청하고 어떤 것도 흑백논리로 판단해서는 안 된다. 비록 전문 영역을 가진 의사와 영양학자 혹은 침술사의 지식과 경험을 따라잡지는 못하더라도 적어도 사람들이 당신의 몸에 무엇을 하는지 이해할 수 있게 된다. 그렇게 되면 그들이 아니라 당신이 선택한 치료를 완전히 이해할 수 있는 것이다.

덧붙여서 암을 예방하거나 치료하기 위해 확실히 주도권을 갖는 간단한 방법을 몇 가지 소개하겠다.

- 당신이 조사한 것을 들고 가거나 질문을 했을 때 귀찮게 여기지 않는 일반의를 찾아라. 이상적으로는 치료 단계에서 당신에게 능동적인 역할을 기대하는 의사가 좋다. 일단 그런 의사를 찾았으면 이번에는 침술사, 자연 요법 의사, 심리치료사, 영약학자, 에너지치료사, 마사지치료사 등 필요한 건강 전문가를 더 탐색하라.
- 조사하는 법을 배워라. 정보를 꾸준히 수집하는 것은 건강을 위해

당신이 할 수 있는 가장 효과적인 일이다. 당신이 믿고 볼 수 있는 매체의 건강 관련 기사를 일주일에 적어도 하나 이상 읽는 것을 목표로 하라. 그리고 인터넷 사이트 Pubmed.gov.를 운영하고 있는 퍼브메드, 즉 미국 국립도서관 검색엔진에 익숙해져라. 대부분 상호 검토된 의학 논문들이 구축된 온라인 데이터베이스다. 필요할 경우 주치의와 논의할 수 있으려면 적어도 이 논문들의 초록을 읽고 이해하는 법을 배워야 한다.

• 종이 한 장을 준비해 다음의 세 가지 주제를 받아 적어라. 몸, 마음, 영혼. 그런 다음 10분 정도 시간을 들여 이 세 가지 영역에서 개선할 수 있는 점들을 주의 깊게 분석해서 적어보라. 자신을 돌아보고 솔직하게 적어라. 그리고 건강과 행복에 가장 긍정적인 영향을 주는 항목들에 동그라미를 친 다음 이것들부터 먼저 다루어라.

• 책임감 있는 동반자를 찾아라. 당신이 주도권을 가지고 변화를 시도하려고 하면 여지없이 외적인 혹은 내적인 비판에 부딪히게 된다. 이것을 잘 이겨내려면 비판적이지 않은 누군가에게 다음과 같이 요청하라. 원하는 변화에 스스로 책임질 수 있게 도와달라고. 그리고 그에 대한 보답으로 상대에게도 똑같이 해주어라.

이상의 제안들이 당신이 주도적으로 건강을 관리하는 방법이 되었으면 한다. 신의 이야기는 치료과정에 개입하는 데 결코 늦은 시기는 없다는 것을 보여준다. 나는 당신이 호스피스 케어까지 가기 전에 자신의 건강 관리에 적극적으로 나서기를 진심으로 바란다. 무엇보다도 중요한 것은 나는 당신이 두번 다시 고통받거나 맥없이 굴복하는 '환자'가 되지 않고, 항상 자신의 삶과 건강, 행복을 위해서 능동적이고 열성적인 역할을 하겠다고 결심하기를 바란다는 점이다.

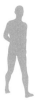

제3장

직관을 따르기

> 중요한 문제들은 우리 안의 무의식이 결정한다.
>
> 지그문트 프로이트SIGMUND FREUD

여러 면에서 인간은 본능을 잃어가고 있다. 한때 우리는 회색 곰이 다가오거나 폭풍우가 몰아칠 때를 본능적으로 알아차리는 사냥꾼이자 수렵인이었다. 또한 후각이 굉장히 발달해서 독성물질을 피하고 안전한 음식을 찾을 수 있었다. 병이 나면 며칠씩 굶고, 몸에서 열이 나게 하여 병을 물리칠 수도 있었다. 하지만 지금은 일기예보에 전적으로 의존하고 슈퍼마켓에서 파는 가공식품을 아무거나 먹고, 의사가 처방하는 약을 모조리 복용하게 되었다.

이렇게 외부 정보원에만 의존하면 두 가지 문제가 발생할 가능성이 있다. 첫째, 정보원이 잘못된 정보를 줄 수도 있다. 예를 들면 1950년대 상업광고에서는 흰 가운을 입은 의사들이 담배의 이로운 점을 홍보했고, 트랜스 지방이 함유돼 있음에도 불구하고 마가린을 버터를 대체하는 "몸에 좋은" 식품으로 과대 선전하기도 했다. 이런 사실만 봐도 외부 정보원들이 우리에게 제일 좋은 게 뭔지 항상 아는 것은 아님을 알 수 있다. 둘째, 직관은 구구단과 아주 비슷하다. 쓰지 않으면 잊어버리게 된다. 같은 맥락에서 연구자들은 인간이 지난 몇 세기 동안 생존을 위해 후각을 사용하지 않았기 때문에 그 기능이 약화되었다고 믿는다. 이제는 안전한 음식이 식료품 가게와 식당에 즐비하기 때문이다.[1] 하지만 후각을 잘 연마하지 않은 탓에 우리는 주변 환경, 즉 음식과 공기, 물에서 암을 유발하는 화학물질과 같은 새롭게 등장한 독소를 알아차릴 수 없게 되었다.

그리고 더 깊숙한 곳에서 나오는 것으로 보이는 육감이자 본능인 직관 역시 잃었다고들 한다. 이를테면 꿈에서 받은 직관적인 가르침을 따르라는 옛 선조들의 기록이 있고, 직관력을 높이는 명상 훈련을 묘사한 1000년 전의 요가 문헌도 있다. 예상하지 못했지만 내가 연구한 사람들 사이에서는 "직관을 따르는 것"이 아홉 가지 '완전치유'의 공통 요소 중 하나였다. 50번째로 인터뷰했던 내용이 기억난다. 거기서도 직관을 얘기했다! 나는 직관에 대해 더 깊이 연구하고 있었기 때문에 그것이 놀랍다기보다는 위험에서 벗어나고 회복의 길로 들어서게 만드는 우리의 '잃어버린' 감각을 다시 만나게 되어 몹시 흥분되었다.

이 장에서는 먼저 완전치유 생환자들이 얘기한 직관의 세 가지 측면을 살펴보고, 다음으로 직관이 췌장암 치료에 중요한 열쇠가 된 한 여성의 사례를 소개하겠다. 마지막으로는 우리 안에 잠재해 있는 육감을 당장 발견할 수 있게 해줄 몇 가지 간단한 방법을 소개하겠다.

우리 몸은 치료를 위해 무엇이 필요한지 알고 있다

내가 연구한 완전치유 생환자들은 우리 몸이 치료를 위해 무엇이 필요한지 선험적이고 본능적으로 이미 알고 있으며, 때로는 애초에 아프

게 된 이유도 알려줄 수 있다고 믿는다. 그렇기 때문에 대다수 완전치유
생환자들은 어느 정도 치료 계획을 세우기 전에 반드시 직관을 점검해
봐야 한다고 생각한다. 흥미롭게도 이 믿음은 몸에 어떤 이상이 있으며
어떻게 고칠 수 있는지 전문의들이 결정하는 동안, 그러한 계획과정에
서 환자를 배제하는 서양의학의 전형적인 사고방식에 반하여 생겨난 것
이다.

내가 만나본 대체요법 치료사이자 하와이의 보디토크BodyTalk 훈련인
인 마야인 카렌 소렌슨은 우리 몸은 병이 낫기 위해서 무엇이 필요한지
직감적으로 알고 있다고 확신했다. 보디토크는 에너지 의학의 일종으로
에너지 운동요법의 원리와 근력검사를 이용하여 문제의 뿌리가 우리 몸
어디에 있고 어떻게 생겨났으며 어떻게 하면 빨리 해소될 수 있는지를
밝혀낸다. 이런 방식으로 이 마야인은 환자의 몸에서 얻는 직관을 직접
활용한다. 그녀는 자신의 치료를 다음과 같이 묘사한다.

우리 몸은 온전해지기를 원하고, 또 그렇게 되는 법을 알고 있기 때문에
보디토크에서는 치료가 빨리 일어나요. 때로는 몸의 선험적 지식과 연
결되어야 할 필요도 있어요. 기존의 우리 신념 체계가 시간이 오래 걸린
다고 생각하게끔 만드는 것일 뿐이지 실제로 몸은 즉각적으로 치료가
돼요. 에너지 의학을 활용하려면 기존의 신념 체계를 무시해야 돼요. 그
래야 환자 몸의 선험적인 지혜에 더 깊이 다가갈 수 있기 때문이죠.

마찬가지로 내가 만난 다른 치료사도 우리 몸은 건강한 상태로 돌아
가는 법을 자연적으로 알고 있다고 믿었다. 데릭 오닐은 완전치유를 경

험한 후 치료사가 되었고 지금은 암 환자들이 그들의 직관에 접근하도록 돕고 있다.

마음이 차분해지면 회복하기 위해서 무엇을 해야 할지 알게 되지요. 이것은 모든 생물체가 태생적으로 지닌 체계입니다. 그런 면에서 암은 실제로 전달자일 뿐이에요. 제가 보기에 암은 전부도 마지막도 아니에요. 무언가 어긋나 있고 잘못되어간다는 신호를 알려주는 전달자인 셈이지요. 잘못된 게 무엇인지 찾아내면, 우리 몸의 에너지가 그 체계를 바로잡기 시작하는 것을 알아차릴 수 있어요.

일단 암 환자들이 어떤 부분에서 삶의 균형을 잃었는지 알아내면, 데릭은 이 불균형을 해결하는 것을 치료 계획의 필수적인 부분으로 삼으라고 환자들을 독려한다.

직관에 다가가는 다양한 방법

직관의 두 번째 측면은 직관에 다가가는 '정도正道'는 없다는 것이다. 어떤 이들은 직관이 좀 더 깊은 내면의 목소리를 통해 이야기한다고 생각하며, 또 어떤 이들은 배가 아픈 조짐처럼 신체적 느낌으로 몸에 알린다고 생각한다. 다른 이들은 직관이 꿈이나 명상, 일기라든가 혹은 적시에 필요한 정보를 말해주는 친구를 만난다든가 하는 뜻밖의 재미있는 '우연의 일치'와 같은 방법으로 우리에게 알려준다고 여긴다. 이 모든 것은 당신의 직관에 다가갈 수 있는 유용한 방법이다. 그리고 당신이 자주 직관에 접근할수록 메시지는 더 명확해질 것이다.

완다 이스터 버치는 치료를 할 때 꿈을 활용해서 직관에 접근한 완전 치유 생환자다. 완다는 당시 마흔두 살로 유방조영상 결과도 깨끗하고 초음파 검사 결과도 모호한 상태에서 유방암을 경고하는 생생한 꿈을 꿨다. 그래서 그녀는 침생검을 하겠다고 고집했고 꿈은 곧 현실로 나타났다. 실제로 공격성 유방암이었던 것이다.

암 진단을 받은 후 완다는 좀 더 깊이 있게 꿈을 해석하는 방법에 대해 공부하기 시작했다. 수술과 항암화학요법 등 기존 치료와 더불어 명상을 하고 그림을 그리며 시를 쓰는 활동도 병행했다. 완다는 꿈을 활용한 자신의 경험을 다음과 같이 묘사했다.

근본적인 수술 및 공격적인 항암화학요법을 받기 이전과 이후에 저는 꿈에서 지극히 주관적이고 창의적인 장면을 보았어요. 꿈과 꿈에서 걸러낸 선택적 이미지는 마음과 영혼과 몸에 힘을 주지요. 꿈은 내 안의 의사와 대화가 이뤄지도록 북돋워줘요. 계속해서 양방향으로 메시지가 전달되게 하고, 최선의 것을 알려주고 병원이나 진료실을 벗어나 치료할 수 있는 길을 제공해요. 꿈에는 인위적인 경계도 없을 뿐 아니라 새로운 치료법과 창의적인 것에 대한 한계도 없지요.[2]

완다는 항암화학요법을 받는 동안 어떤 음식을 먹어야 할지, 어떤 감정들에서 벗어나야 하는지, 어떤 현대의학 치료를 고려해야 할지 결정하는 데 도움이 되는 꿈을 종종 꿨다. 그녀에게서는 현재 23년이 넘도록 암의 징후가 발견되지 않고 있다.

다음으로 꿈을 통해 완전치유에 성공한 경우인 낸시를 소개하겠다. 2006년 5월 1일, 막 65세가 된 낸시는 생검 결과 유방암 판정을 받았다. 종괴절제술[유방암의 암성조직을 선택적으로 제거하는 것]을 하기에는 종양이 무척 커서 주치의는 유방완전절제술을 실시한 후 방사선치료와 에스트로겐을 줄이는 타목시펜 복용을 제안했다. 하지만 낸시의 직관은 그전에 대체요법을 시도해보라고 했기 때문에 그녀는 정중하게 수술과 기존의 다른 치료들을 모두 거절했다. 직관, 특히 꿈의 메시지에 귀를 기울이는 것이 그녀의 치료에 중심축이 되었다.

> 5월 5일(진단을 받고 5일 후) 두 가지 꿈을 꿨어요. 두 번째 꿈에서 사위가 낡은 식탁보에 묻은 검붉은 얼룩을 없애려고 청소용 세제를 찾고 있었어요. 제가 어디 있는지 얘기해줬지만 사위는 찾지 못하더라고요. 계속 찾다가 결국 테이블 위에 있는 것을 발견하고 얼룩에 뿌리자 지워지기 시작했어요. 실제로 사위는 실력 있는 정형외과 의사였어요. 제 직관이 수술 없이 암을 고칠 수 있다는 걸 알려주었다고 생각해요. 비록 시간과 노력이 들었지만 오래 써서 낡긴 했어도 많이 아끼던 제 몸에서 해결책을 발견한 것이죠.[3]

식단을 바꾸고 운동과 약초 복용 및 감정적, 영적, 에너지치료를 망라한 노력을 기울인 지 16개월 만에 낸시는 의사에게 완치 판정을 받았다. 지금까지 재발하지 않고 있으며 자신의 직관을 따르기를 정말로 잘했다고 생각했다.

사람마다 각기 다른 변화가 필요하다

직관에 대한 세 번째 측면은 암을 치료하기 위해서 사람마다 각기 다른 변화가 필요하다는 것이다. 그렇기 때문에 직관을 살펴보는 것이 회복에 결정적인 영향을 줄 수 있다. 예를 들어 병이 나으려면 자신이 질색하던 일을 그만두어야만 한다는 걸 직관적으로 알았던 한 생환자를 만난 적이 있다. 치료를 위해 이사를 해서 환경을 바꾸어야 한다는 것을 직관적으로 깨닫는 이들도 있다. 그리고 어떤 이들은 직관에 따라 운동을 다시 시작하기도 한다. 내가 만나본 대체요법 치료사들은 자신의 특별한 직관을 믿어야 한다고 말했다. 그들은 균형을 회복하기 위해서 필요한 변화는 사람마다 각각 다르다고 주장한다. 어떤 이들은 식단을 바꿔야 하고, 어떤 이들은 결혼생활에 변화를 줘야 한다.

이런 생각은 한 가지 질병에는 원인에 맞는 한 가지 치료법만이 존재한다는 오늘날 서양의학의 사고방식과는 상반되는 것이다. 박테리아 감염의 경우 몸을 감염시킨 박테리아를 발견해서 그것을 파괴할 수 있는 단일 항생물질을 개발하는 것이 현실적인 치료법이다. 하지만 발병 원인(독소, 바이러스, 박테리아, 유전적 돌연변이, 미토콘드리아 손상 등)이 다양한 암과 같은 복잡한 질병은 하나의 치료법을 찾는 것이 현실적으로 불가능하다. 그래서 다른 암 환자들이 하지 않는 특별한 변화(식단의 근본적인 변화 등)를 꾀함으로써 효과를 얻는 암 환자들도 있다.

치료를 위해 당신의 몸-마음-영혼이 필요로 하는 특별한 변화를 알아내려고 노력할 때 직관은 굉장히 도움이 된다. 제마 본드는 2011년에 난소암 진단을 받았지만 완전치유된 생환자다. 자궁절제술에 동의하여 자궁과 난소 제거 수술을 받은 뒤 그녀의 마음속에는 의사가 제안한 항암화학요법을 거부하라는 직관이 강하게 작용했다. 대신 비타민 C 정맥주사와 오존 요법 등과 같은 대체치료를 찾아보기 시작했다. 제마는 대체치료와 관련해서 가능한 한 많은 책을 읽었다.

제가 읽었던 어떤 책에서는 암 생환자인 저자가 암에 걸린 사람들은 모두 자신의 암과 조용히 대면하여 왜 암이 생겼는지, 암이 사라지려면 무엇을 해야 하는지 물어보라고 했어요. 그래서 그렇게 했지요. 조용히 앉아 암과 마주한 채 생각했어요. "너는 왜 왔니?" 저는 그때 신체적으로 아주 건강한 삶을 누리고 있었거든요. 유기농 음식을 먹고 운동도 하고 제가 생각했을 때 4명의 자녀도 몸에 좋은 음식들로 잘 키우고 있었죠. 하지만 그 대답은 제 등 뒤에서 소리치고 있었어요. "당신 삶에는 재미가 없어! 늘 이것저것 할 일은 많지만 진정한 즐거움은 어디에 있는 거지?" 저는 신체 건강만 생각했지 정신 건강은 소홀히 했던 거예요. 저는 그 이후로 신체 건강보다 정신 건강에 더 집중하는 방향으로 삶의 시스템을 조정했지요.

직관적인 통찰 덕에 제마는 자신의 삶에 좀 더 재미를 주고, 영혼과 더 깊이 교감함으로써 정신 건강에 집중하기 시작했다. 진단을 받고 6개월밖에 지나지 않았는데도 종양표지자가 정상 범위로 떨어졌다. 그리고 지금까지 재발하지 않은 채 지내고 있다.

런던의 헤일 클리닉에서 일하는 에너지치료사 대니라 칼레타는 암 환자를 위한 첫 번째 치료 설명회에서 목표의식을 지니고 직관에 다가가는 법을 가르치기 시작했다. 이를 통해 환자들은 건강의 균형이 무너지는 구체적인 방식을 이해할 수 있게 되었다.

저는 환자들에게 무의식의 전원을 켜라고 가르쳐요. 믿음을 갖는 거죠. 양자치료법에서는 그것을 '내면의 의사'라 불러요. 마치 전등의 전원과 같아요. 어떻게 켤 수 있는지 가르치는 거지요. 우리 몸은 우리 편이에요. 우리 몸은 실제로 경고를 보내고 있어요. 우리를 향해 외쳐요. "이봐. 여기 뭔가 잘못돼가고 있어." 하지만 사람들은 대부분 귀를 기울이지 않고 전원을 꺼버려요. 그리고 생각하지요. "아! 이러다 말겠지." 그래서 우리는 몸의 소리를 들어야 해요. 암은 우리에게 많은 것을 알려주는 과정이라 할 수 있어요. 정말로 어떻게 살아야 하는지 다시 생각해보도록 강하게 이끌어가지요.

대니라는 우리에게 필요한 특별한 변화를 찾기 위해서는 직관을 사용하여 몸의 소리에 귀 기울여야 하며, 그렇게 하면 치유는 자연적으로 따라온다고 보았다.

직관에 대한 연구

유감스럽게도 직관을 자세히 다룬 연구는 많지 않지만 간혹 연구자들은 직관과 직접적인 관련이 있는 중요한 결과를 도출하기도 했다. 첫 번째 발견은 인간이 상반된 두 개의 '운영 시스템'을 가지고 있다는 점이다.[4] 그중 하나는 빠르고 본능적이며 종종 잠재의식적 특성을 지닌다. 이것은 선사시대부터 있었던 '대뇌변연계'와 '파충류의 뇌'라 불리는 부분 및 우뇌에 의해 통제된다. 두 번째 시스템은 더 느리고, 분석적이며 의식적인 방식으로 돌아간다. 이는 '신피질'로 알려진 선사시대 이후에 진화된 뇌의 새 영역과 좌뇌에 의해 움직인다. 연구자들은 직관이 첫 번째 시스템의 일부이기 때문에 아주 빠르게 자주 나타나며 논리적으로 설명이 안 된다고 했다. 다시 말해, 직관적인 결정은 당연히 심사숙고한 것이 아니라 본능에 의해서 재빨리 나온 선택인 것이다.

두 번째로, 과학자들은 인간의 뇌에서 발견되는 신경세포가 소화기관에도 1억 개 넘게 있다는 것을 알아냈다. 왜 사람들이 종종 '육감적 gut feeling'으로 안다고 말하는지 그 이유가 설명된다. 이는 장腸에 있는 수많은 신경세포가 실제로 뇌처럼 생각하고 느낄 수 있기 때문이다.[5] 더 흥미로운 발견은 우리 장에 존재하는 이 '두 번째 뇌'가 진짜 뇌와는 독립적으로 작용한다는 것이다. 즉, 당신의 장은 스스로 소화를 멈추려 할 수도 있고 뇌로부터 어떤 자극이 없어도 갑작스럽게 고통의 신호를 보낼 수도 있다. 지금까지 장은 독립적으로 작용하는 유일한 기관으로 알려졌다.

이 모든 것은 우리가 결정을 내릴 때 왜 그렇게 자주 직관을 따르는가에 대한 과학적인 설명이 될 수 있다. 사람들은 스트레스를 받거나 불안할 때 심한 복부 통증을 느끼는데 이것도 직관과 관련이 있는 것이다. 이것은 "당장 그만둬. 이 상황은 너에게 좋지 않아"라고 알려주는 몸의 소통 방식이기 때문이다. 따라서 장은 이를테면 이 집을 꼭 사라고 알려주는 식으로 스트레스와 불안한 상황에서 벗어나게끔 신호를 보낼 수 있는 것이다.

그렇지만 우리는 왜 반드시 직관을 믿어야 하는 것일까? 연구자들은 첫 번째 시스템이 종종 두 번째 시스템보다 훨씬 먼저 올바른 답을 알고 있다는 것을 밝혀냈다. 예를 들면 한 연구에서 실험 대상자들에게 카드 게임을 시켰다. 게임의 목표는 돈을 가장 많이 따는 것이었다. 물론 대상자들은 게임이 처음부터 조작된 것인 줄은 몰랐다. 두 가지 속임수를 썼는데, 한 벌의 카드는 크게 잃은 다음 크게 따도록 하는 위험성이 높은 것이고, 다른 하나는 좀 더 안전하게 돈을 조금 따는 대신 거의 잃지 않도록 조작되었다. 대상자들은 게임에서 50개의 카드가 나오고 나서야 뭔가 다르다고 느끼기 시작했고, 80개의 카드가 나오고 나서야 두 개의 카드 뭉치가 확연히 차이가 난다는 것을 알 수 있었다. 대단히 흥미로운 사실은, 10장의 카드를 돌린 후 위험한 카드 패에 손을 뻗자 실험 대상자들의 손바닥에 땀이 나는 것이 보였다는 점이다. 또한 더 안전한 카드 패로 마음이 쏠리기 시작한 시점도 10장의 카드가 돌고 난 바로 그 시점인데, 연구 대상자들은 자신이 그렇게 하고 있다는 것도 의식하지 못할 때였다.[6] 다시 말해, 분석적인 뇌가 무슨 일이 일어나는지 설명하기 훨씬 더 전에 대상자들의 육감은 어느 쪽이 위험한지 알아차리고 안전한 쪽으로 안내했던 것이다.

비슷한 연구에서 그림이 1번 커튼 뒤에 있는지 혹은 2번 커튼 뒤에 있는지 알아맞히는 실험을 했다(컴퓨터 실험으로 실제 커튼은 사용되지 않았다). 카드 실험과 마찬가지로 연구자들은 미묘한 인체생리반응을 측정했다. 특히 대상자의 몸은 컴퓨터가 어떤 화면을 사용할지 결정하기 2~3초 전에 답이 있는 커튼을 알아낸다는 사실을 발견했다.[7] 대상자들이 손바닥에 땀이 날 때의 선택을 따르지는 않았지만 손바닥이 일러주는 신호는 거의 항상 옳았다. 이 말은 실제로 우리에게 2~3초 정도는 미래를 예측하는 능력이 있다는 것이다. 우스갯소리를 하자면, 어떤 카드가 나올지 미리 알아내는 능력을 갖고 싶은 도박꾼에게 이 연구는 자기 손바닥의 땀샘이 열리는 시점을 인지할 수 있도록 직관력을 높여보라고 알려주는 셈이다.

마지막으로 몇 가지 연구를 더 소개하겠다. 한 연구에서는 집을 사거나 결혼을 하는 등 인생에서 중대한 결정을 내릴 때 직관을 따르는 것이 논리적이고 분별력 있는 뇌를 믿는 것보다 더 나은 결과를 가져온다는 것을 밝혀냈다. 또 다양한 차에 대한 정보를 살펴볼 수 있는 시간이 충분했던 자동차 구매자 중에 단 25퍼센트만이 구매에 만족했지만 빠르고 직관적으로 구매 결정을 내린 사람들은 그중 60퍼센트가 만족했다는 연구 결과도 나와 있다.[8] 이와 비슷한 실험에서는 실험 대상자들을 두 그룹으로 나누어 앞서 말한 세 가지 복잡한 문제에 대해서 한쪽은 충분히 생각하고 결정하도록 하고, 다른 한쪽은 생각할 것도 없이 빠르게 결정하도록 요구했다. 전반적으로 빠른 결정, 즉 직관적으로 선택하도록 요청받은 사람들이 최선의 결정을 내렸다.[9] 이 연구는 인생의 복잡한 문제를 결정할 때에는 직관을 믿는 것이 최선책임을 알려주고 있다. 반면 간단한 문제를 풀 때는 천천히 시간을 가지고 분석적인 뇌를 사용하는 것이 더 낫다.

완전치유 생환자들을 연구하는 동안 내게 계속해서 직관이 생기는 것이 놀라웠지만, 이 연구를 보면 전혀 놀랄 만한 일이 아님을 알게 된다. 왜냐하면 우리의 직관은 종종 우리가 아직 무엇을 해야 할지 모를 때에도 무엇이 최선인지 알고 있기 때문이다. 직관은 덤불 뒤에 도사리고 있는 호랑이처럼 언제 튀어나올지 모르는 잠재적인 위험에 대비하기 위해 개발된 뇌의 한 부분에서 활성화된다. 이 부분은 안전한 장소뿐 아니라 즉각적인 위험을 감지하는 능력도 고도로 발달해 있다. 그렇지만 오늘날 우리는 고맙게도 대부분 비교적 안전한 삶을 살고 있기 때문에 뇌에서 이 부분이 그렇게 잘 작동하지는 않는다. 또한 직관적인 생각이 들더라도 그것에 익숙지 않아서 그 신호를 무시하는 경향이 있다. 어쨌든 우리는 여전히 직관을 갖고 있기 때문에 완전치유 생환자들은 그 힘을 동원하는 법을 배우고 있는 것이다.

오늘날 직관을 따르라고 하면 사람들은 무슨 뜬구름 잡는 소리냐고 생각할 것이다. 다음 이야기는 수잔 쾰러에게 분명히 벌어졌던 일이다. 수잔이 췌장암 4기 진단을 받았을 때 내면에서 그녀의 직관은 꿈틀거리기 시작했고, 수잔이 자신의 직관을 믿는 것을 보고 모두들 미쳤다고 생각했다. 이 이야기를 다 듣고 나서 당신의 삶에서는 언제 직관이 갑자기 나타나기 시작했는지 물어보고 싶다. 배가 아파서 곧바로 수화기를 들어 누군가에게 전화를 했던 때가 있는가? 멋진 꿈을 꾸고 나서 혹은 불현듯 떠오른 영감을 통해 인생의 다음 여정을 시작하게 된 적이 있는가? 수잔의 이야기에서 보게 되겠지만, 우리는 직관이 비추는 섬광을 그냥 지나쳐서는 안 된다. 왜냐하면 그것들은 종종 생명을 구할 수도 있는 중요한 정보를 알려주기 때문이다.

수잔의 이야기

수잔 쾰러는 감기나 독감 한번 앓은 적이 없었는데 마흔네 살이 되면서 이따금씩 감기에 걸리기 시작했다. 처음에는 아주 가끔이었지만 몇 달 후부터는 아예 감기를 달고 살았다. 급기야 병원에 가지 않으면 안 될 만큼 증상이 심각했다.

저는 암에 걸리기 전까지 서양의학이나 대증對症요법을 맹신했고 어디가 아프면 치료를 받으러 의사에게 갔어요. 2007년 3월에도 기침이 떨어지지 않아서 병원에 갔죠. 의사는 온갖 종류의 기침 억제제를 처방하더라고요. 6주 정도 후에 다시 병원을 찾았는데, 그 무렵 오른쪽 갈비뼈 아래에 통증이 느껴졌어요. 항생제를 먹어도 기침은 쉽게 낫지 않았죠.

항생제와 기침 억제제가 듣지 않자 의사는 흉부 엑스선 촬영을 해보자고 했고 이어서 컴퓨터단층촬영을 했다. 폐 전문의가 판독을 해야 한다고 해서 수잔은 결과를 기다리려니 거의 1년이나 계속된 기침 때문에 짜증이 났다. 폐 전문의에게 보내기 전에 이전 주치의는 수잔의 증상이 세 가지 중 하나일 수 있다며 마음의 준비를 시켰다. 히스토플라스마증(진균성 감염)이거나 양성결절들의 집합인 유육종증, 혹은 최악의 경우 암일 수도 있다는 것을 넌지시 내비쳤다. 하지만 수잔은 담배를 피우지도 않았고, 공기 중 화학물질에 노출된 적도 없었기 때문에 (적어도 그녀가 아는 선에서는) 암일 가능성이 희박했다. 주치의는 첫 번째 경우인 진균성 감염을 의심했다.

그렇게 수잔은 다소 두려운 마음으로 2007년 8월에 폐 전문의를 만나러 갔다. 거기서 다시 재검을 한 뒤 두 명의 담당 방사선 전문의와 함께 폐 전문의는 그녀에게 무거운 소식을 가지고 왔다. 전문적인 소견으로는 그녀 폐에 보이는 결절이 다른 곳에 있던 원발암에서 파생된 전이암distant tumors이었다. 무슨 말인지 충분히 이해하기도 전에 의사들은 원발암의 위치를 찾기 위해 이미 새로운 검사에 들어갔다. 결장경검사 결과는 깨끗했다. 내시경 검사와 복부 초음파에서도 이상이 없었다. 결국 부인과 의사는 암이 있는 지점을 '잡아내는' 전신 양전자 방사 단층촬영PET 스캔 검사를 받도록 수잔을 설득했다. 다른 의사들도 그게 가장 좋은 방법이라는 데 동의했고 수잔은 검사 전에 방사성 글루코스를 마시고 30분가량 가만히 누워 있었다.

검사 결과를 알려주러 왔을 때, 의사들의 표정은 한동안 심각했다. 수잔 몸속의 모든 장기에서 암을 알리는 "불이 켜졌기" 때문이다. 불행히도 폐뿐 아니라 췌장에도 불이 들어왔다. 의사들은 수잔이 췌장암 말기로 폐에 전이된 상태이며 모든 치료법을 동원할 경우 1년이나 2년 정도 생존할 수 있다고 했다. 심장 뛰는 소리가 머릿속에서 쿵쿵 울려 퍼졌고, 수잔은 당장 수술과 방사선치료, 항암화학요법을 받아야 한다는 의사들의 설명에 집중해보려고 애썼다. 그런데 바로 그 순간, 그녀에게 아주 기이한 일이 벌어졌다.

암 선고를 받았을 때, 저는 검사 테이블에 앉아 있었어요. 제 얘기를 들을 준비가 되셨나요? 머릿속에서 자그마한 목소리가 들려왔어요!

(웃음) 처음 들어보는 소리였지요. 하지만 저는 "그렇게 하면 안 돼. 지금은 아니야"라는 소리를 똑똑히 들었어요. 주치의는 제 상태가 심각하기 때문에 의사의 지시를 정확히 따라야 한다고 했어요. 그렇지 않으면 예후가 좋지 않을 거라고 하더군요. 그때 전 미소를 지었어요. 예전에 요가 선생님이 들려준, 웃으면 위험이 15미터쯤 달아나게 할 수 있다는 말이 생각났기 때문이죠. 제 미소를 보고 의사는 화가 났는지 갑자기 권위적인 태도를 취하며 장황하게 말을 늘어놓더군요. 그때 저는 위험이 바로 그곳에 있다는 걸 알아차렸어요. 그 진단과 진찰실에 말이에요. 의사가 제안하는 것을 하지 않겠다는 말은 한마디도 하지 않았어요. 단지 테이블에서 내려와 검사실을 나왔죠.

의사들은 수잔이 의학적 조언에 따르지 않는 것을 강력 반대했다. 그리고 그들은 제안을 받아들이지 않는 것은 "큰 실수를 하는 것"이라고 경고했다. 그렇지만 수잔은 내면의 소리를 듣고는 바로 직관이 자신을 안내하도록 완전히 내맡겼다. 집에 도착해서 수잔은 즉시 상사에게 전화를 걸어 자신이 맡은 교육 관리 업무를 화요일과 목요일에만 하겠다고 말했다. 암 치료법을 알아내는 새로운 '일'에 주 3일은 써야 한다는 것을 본능적으로 알아차렸던 것이다. 하지만 희한하게도 진단을 받고 며칠 지나지 않아 수잔의 두려움은 사라져버렸다.

암 진단을 받고 아직 끝마치지 못한 일이 있다는 생각이 들었어요. 그래서 건강을 회복하는 법을 찾고 싶었던 거예요. 살아 있는 동안 반드시 해야 할 일이 남아 있었기 때문이죠.

수잔의 마음 깊숙한 곳에는 살려는 강한 의지가 있었다. 그다음으로 수잔의 직관은 그녀에게 어렸을 적부터 써온 오래된 일기장을 꺼내보라고 했다. 비흡연자인 그녀의 아버지는 7년 전 폐암으로 돌아가셨고 한때 흡연을 했던 할아버지도 폐암으로 돌아가셨다. 수잔은 아버지가 암 진단을 받았을 때 왜 암에 걸리게 됐는지 궁금해 자료를 찾아보았고, 캐럴라인 미스Carolin Myss가 쓴 『치유하지 않는 이유와 치유하는 법Why People Don't Heal and How They Can』이라는 책을 우연히 접하게 되었다. 그 책은 큰 감명을 주었고 훗날 수잔은 워크숍과 강연에 참여하면서 캐럴라인에게서 직접 배우기도 했다.

수잔이 참석한 첫 워크숍에서 캐럴라인 미스는 북미 원주민 주술사 렌치 아출레타를 초대해 초반부를 이끌게 했다. 수잔은 치유에 대한 그의 가르침에 깊은 인상을 받아서 2004년 그녀의 아버지가 돌아가신 후 애리조나 주에서 실시하는 렌치의 7일 코스 영적 수련회에 참여하기로 마음먹었다. 늘 그랬듯이 수잔은 수련회 기간에 경험한 일을 일기에 적었고, 이제 그때의 일기를 펼쳐보았다.

렌치의 수련회에 참석했을 때 썼던 일기를 보면, 렌치가 제게 "가슴에서 에너지가 새고 있어요"라고 말했으며 아버지가 폐암으로 돌아가신 것도 알고 있었고 저 또한 그 병에 대한 짐을 지게 되겠지만 제 다음의 일곱 세대를 치유할 수 있을 거라 말했던 기록이 있어요. 누군가 뭔가를 치유하면 이전의 일곱 세대와 앞으로 올 일곱 세대를 치유하게 되는 것이 북미 원주민의 전통이에요. 그가 말한 것을 받아 적었지만 그때는 전혀 심각하게 생각하지 않았어요. 기침이 시작되었을 때에도 별 생각이 없었어요. 하지만 췌장암이 폐로 전이되었다는 진단을 받았을 때 뭔가 꿈틀대기 시작했어요.

오래된 일기의 도입부를 읽은 후, 수잔은 더 큰 무언가가 있고 자신뿐 아니라 가족 전체를 치유할 수 있는 무언가가 있을 것 같은 느낌이 들었다. 그래서 그녀는 암 환자에게 전인 치료를 하는 것으로 알려진 지역의 한 의사를 찾아갔다. 하지만 그 의사도 예외나 추가 조치는 일절 허용치 않으며 온전히 자신의 치료를 따르고 하나도 빠짐없이 모든 검사를 받아야 한다고 했다. 수잔의 직관은 또다시 이 방법은 자신에게 맞지 않는 것이라 말했다. 수잔은 정중히 거절하고, 그 후로는 어느 누구에게도 도움을 청하지 않았다. 대신 도서관에 가서 유일한 지침인 자신의 직관만을 따르며 조사를 시작했다.

저는 할 수 있는 한 모든 것을 찾아봤어요. 식단 변화나 해독 혹은 다른 종류의 것들을 포함해서 사람들이 시도해본 대안적인 방법들을 다 찾아봤어요. 일단 필요한 정보를 모두 모은 다음, 맨 먼저 몸의 산성농도 균형pH balance을 맞춰야 한다고 생각했지요. 제 몸이 강한 산성으로 변해 있었거든요. 산성농도 시험지로 소변검사를 했고 알칼리성 균형을 잡기 위해서 소변과 타액 검사도 했어요. 식단에 어떤 것은 넣고 어떤 것은 빼면서 내 자신을 안정시켜나갈 수 있었지요.

이 책에 등장하는 많은 생환자처럼 수잔은 물리적인 변화, 즉 식단을 바꿈으로써 자가 치료를 시작했다. 그녀는 체내 염증을 전반적으로 줄일 수 있는 알칼리성 식단(산성 식단의 반대)에 중점을 두었다. 보통 각종 과일과 채소를 생으로 먹거나 가볍게 쪄서 먹으면 몸을 알칼리성으로 만드는 데 효과가 있다. 반면 육류, 단백질, 탄수화물, 당분, 유제품, 튀긴 음식은 몸을 산성화한다. 수잔은 여러 자료를 찾아보면서 알칼리성 식단으로 음식을 바꾸었고, 이와 관련해 에드거 케이시가 쓴 글을 발견했다. 수잔이 건강한 음식을 더 먹기 위해 알칼리성 식단을 찾아보니 당분을 모두 뺀 식단이 대부분이었다.

> 몸을 정화하고 여러 가지 변화를 꾀하려고 애를 쓰자 실제로 살이 20파운드나 빠졌어요. 제가 봐도 창백해 보였고, 가족들은 제가 뭔가 잘못하고 있다고 생각했지요. 하지만 남편은 저를 전적으로 믿어주었고 "당신이 제대로 하고 있다고 생각하는 한, 난 괜찮아"라며 용기를 주었어요. 저는 몸이 균형을 찾느라 살이 빠지는 것이라 생각했기 때문에 몸무게가 줄어도 하던 대로 밀고 나갔어요. 이내 다시 서서히 살이 붙기 시작했고 지금은 예전 몸무게를 회복했지요.

다시 말해 수잔이 이런 식으로 식단을 바꾸어 생활하는 동안 몸이 더 나빠 보였음에도 그녀의 직관은 제대로 하고 있으며 계속 그렇게 해야 한다고 신호를 보냈던 것이다. 결국 해독 시기가 끝나고, 풍성한 채소 위주의 새로운 식단에서 섭취하는 모든 영양소는 완전히 흡수되기 시작했다. 그러면서 체중이 늘고 혈색도 돌아왔다. 이 기간 동안 수잔은 비타민이나 약초 보조제를 먹지 말아야 하는 것도 직감적으로 알았다. 왜냐하면 수잔의 몸은 음식에서 바로 섭취할 때 영양소를 더 잘 흡수하기 때문이다.

그다음으로 운동할 때의 호흡이 폐 전이에 중요하게 작용한다는 것을 직관적으로 느꼈기 때문에 운동에 주의를 돌렸다.

전 매일 걷기 시작했어요. 제대로 운동을 할 것도 아니고, 운동선수가 될 것도 아니잖아요. 체육관이나 다른 장소가 아닌 땅의 에너지와 접촉하고 신선한 공기를 들이마셔야 한다는 것을 절실히 느꼈기 때문이에요. 그렇게 날마다 산책을 시작한 거예요. 처음에는 하루에 30분씩, 그다음에는 매일 아침 거의 한 시간 정도를 걸었어요. 제가 살고 있는 뉴욕 주 북쪽 끝의 그 매서운 겨울 날씨에도 말이죠.

새롭게 식단을 바꾸고 아침 산책을 병행하자 여전히 기침은 남아 있는 가운데서도 좀 더 활기찬 기운을 느끼기 시작했다. 미세하지만 에너지가 증가하고 있어서 수잔은 자신이 제대로 하고 있다는 생각에 마음이 놓였다. 하지만 모두가 그렇게 생각한 것은 아니다. 남편과 세 아이는 기존의 치료를 받지 않기로 한 수잔의 결심을 지지했던 반면 많은 친구는 그렇게 과감한 결정을 내린 것에 속상해했다.

저는 제 주변 사람들을 잘 알아요. 제가 서양의학 치료법을 일체 거부하자 많은 친구가 멀어져갔어요. 그들의 말에 따르면 제가 죽어가는 것을 보고 싶지 않아서 저를 만나기가 꺼려졌다는 거죠. 사실 저도 그런 부정적인 기운을 가진 사람들 옆에 있고 싶지 않았어요. 그들은 제가 죽어가는 과정을 겪을 거라 생각했지만, 저는 힘없이 죽어가지 않앉어요. 저는 가능하면 진동 주파수가 높은 사람들, 즉 좋은 기운을 가진 사람들과 함께 있고 싶었어요.

그렇게 해서 수잔의 곁에는 그녀의 선택을 지지해주는 사람들만 남게 되었다. 이때 수잔은 자신의 삶에서 의식적으로 좀 더 재미를 느끼려고 노력했고, 그렇게 해서 깨우친 방법 중 하나가 "지나간 일을 걱정하지 말고, 다가올 일에 대해서도 두려워하지 않는다"는 것이었다. 그 대신 지역 도서관에서 몇 시간 동안 자료를 조사한다든가 하며 현재의 매 순간에 온전히 머무르려고 애썼다. 결국 수잔의 관심은 물리적인 육체를 뛰어넘어 낯설지만 동시에 그녀의 마음을 사로잡은 세계로 향했다. 거기에는 에너지 의학, 침술, 에너지 경화의 개념이 포함돼 있었다.

저는 결국 아우라와 차크라 영역이 순환하는 법과 경락을 배우기 위해 전통 중국 한의학을 공부하게 되었어요. 처음 접하는 내용이었지요! 그러고 나서 도나 이든에게서 닷새 동안 훈련을 받았고 도나가 에너지 순환을 위해 경락 추적에 사용한 많은 기술을 저도 사용하기 시작했어요. 제가 이해한 바로는 우리 몸에 에너지가 뭉쳐 있는 지점이 있기 때문에 양전자 방사 단층 촬영과 같은 정밀 검사에서 암이 있다고 나타날 수 있다는 거죠. 하지만 서양의 대증요법은 에너지 뭉침 현상을 설명할 방법이 없어요. 그들은 에너지가 응축되거나 한데 뭉치는 것을 설명할 도리가 없기 때문에 '종양', '혹' 등으로 묘사하게 된 거예요. 저는 왜 그런 현상이 일어나는지를 밝혀내기보다 어떻게 하면 에너지를 순환할 것인가에 목표를 두었지요.

악성종양은 응축된 에너지가 단순히 강화된 것일 뿐이라는 개념이 수잔으로 하여금 암에 대한 두려움을 떨치고 새롭게 생각하도록 해주었다. 그래서 수잔은 도나 이든과 마셜 스몰 라이트의 에너지 의학과 신체 운동 요법을 활용하여 자기 몸에서 어떻게 에너지를 찾아내고, 어디가 뭉쳐 있는지 알아내는 법을 배우기 시작했다. 이로써 수잔은 자신의 건강을 제대로 통제할 수 있게 되었다. 매일 에너지 경락을 추적한 뒤 에너지를 풀어 다시 순환할 수 있도록 에너지 해소 운동을 했다. 인터뷰하는 동안 나는 수잔에게 췌장에 그렇게 많은 에너지가 응축된 이유가 무엇이라고 생각하는지 물어보았다.

저는 정말로 에너지가 뭉쳐 있는 것을 느꼈어요. 비장과 췌장에 대해 제가 이해하고 있는 바는 이 둘은 음식뿐만 아니라 감정도 대사한다는 거지요. 전 매우 엄격한 독일 장로교 집안에서 태어나 어릴 적부터 감정을 드러내지 않도록 교육받으며 자랐어요. 당신은 "그게 뭐 어때서"라고 가볍게 생각할지도 몰라요. 하지만 만약 삼초 경락이 계속 위협을 감지하고 초경계 태세를 취한다면 실제로 비장 경락을 약화시킬 수도 있어요. 저는 모든 경락이 제 치료에 결정적인 역할을 한다고 생각해요. 그것들은 규칙적으로 삼초를 안정시킴으로써 물리적인 육체가 완전한 상태로 들어갈 수 있도록 돕지요. 그리고 지금 저는 3년 전과는 아주 다른 사람이 되었다고 말할 수 있어요.

경락에 대한 수잔의 깊이 있는 지식은 그녀가 전통 중국 한의학의 복잡한 내용을 얼마나 많이 공부했는지 잘 보여준다. 비록 전통 중국 한

의학에 대한 그녀의 독특한 관점은 에너지치료사인 도나 이든의 영향을 많이 받았지만 말이다. 많은 사람은 침술이 단순히 물리적이고 활동적인(바늘이 에너지를 활성화하도록 고안되었기 때문에) 치료라 여긴다. 하지만 수잔이 공부한 바에 따르면, 전통 중국 한의학은 우리 몸이 어떻게 감정과 상호작용하는지에 대해서도 복잡한 이론을 가지고 있다. 이를테면 도나 이든은 전통 중국 한의학에서 '삼초'라고 하는 에너지 경로 혹은 경락은 안전하고 보호받는 감정과 관련이 있다고 보았다. 그래서 수잔의 치료에서 "뭉쳐 있는" 에너지를 푸는 것은 감정적으로 경계하지 않아도 되는 안전한 느낌을 강하게 느낄 수 있도록 하는 것을 뜻한다.

수잔이 감정적인 측면을 해소하기 위해 노력한 또 하나는 일과 관련된 것이었다. 기침이 시작되기 전, 그녀는 유아교육 프로그램을 지원하는 아주 흥미로운 업무를 맡고 있었다. 거기서 새로운 시범 프로그램의 관리자로서 수잔은 자기 일에 자부심을 가졌고, 사회에 긍정적인 기여를 하는 것에 만족했으며 출장을 가야 할 때도 기꺼이 나섰다. 그러나 그녀가 맡은 시범 프로젝트는 결국 막을 내리고 말았다. 바로 그때 그녀의 직관은 새로운 것을 하라고 알려주었지만, 수잔은 수입이 줄어들 것을 걱정해서 회사에서 제안한 다른 직책을 수락해버렸다. 그 일은 본사에서 데이터베이스를 관리하는 것이었다.

지금 와서 생각해보면, 시범 프로젝트 계약이 끝났을 때가 일을 그만두고 다른 것을 할 절호의 기회였어요. 제가 그 목소리에 귀를 기울이기만 했다면 말이죠. 새 직책은 본사에서 일하는 것이었지만 저는 기본적으로 사람보다는 데이터를 주로 관리했어요. 그런데 제가 상당히 사교적인 사람이다보니 일을 하면서 숨이 막히더라고요. 실제로 7월부터 그 일을 시작했는데 8월에 암 진단을 받았어요. 정말 빠르게 일어났죠. 경종이 울리는 듯했죠. 진단을 받자 마치 직관이 "거봐, 우리는 너한테 여기를 떠나 다른 것을 해야 한다고 경고했는데, 듣지 않았지"라고 속삭이는 것 같았어요.

암 진단을 받은 후, 수잔은 당분간 시간제로 일하며 근무 시간을 줄였다. 하지만 치료가 본격화되고 고여 있는 에너지를 풀어주는 것이 얼마나 중요한지 배우면서 결국 일을 완전히 그만두어야 한다는 것을 깨달았고, 2008년 3월에 사직했다. 이렇게 해서 수잔은 용기를 내어 자기 삶에서 스트레스가 심한 요소들을 없애나갔다. 예를 들면 그녀는 아이들, 남편, 노부모님, 친구 등 다른 사람들을 돌보는 일에 삶의 많은 부분을 쏟아왔다. 사실 그녀의 부모님은 다른 이를 보살피는 일에 삶의 우선순위를 두도록 수잔을 키워왔다. 하지만 지금은 암을 치료하는 것이 최우선 과제이기 때문에, 수잔은 돌봄의 의무를 접어두기로 했고 마침내 꼭 필요했던 '자기만의' 시간을 갖기 시작했다.

그 시점에 수잔은 자신을 가로막고 있거나 더 이상 도움이 되지 않는 것들은 과감히 치워버리려고 애썼다. 그리고 척추에 뭉쳐 있는 에너지를 풀어주는 척추지압사 한 명을 만났다. 수잔은 이미 매트릭스 에너지학이라 불리는 에너지치료 기술을 훈련받은 바 있다. 그것은 양자물리학의 원리를 활용해 부드럽게 신체를 터치하는 기술이었다. 그 미묘한 기술에 대해 수잔은 다음과 같이 설명한다.

아주 기본만 설명하자면, 양자물리학에서는 매트릭스 에너지학이 작은 입자나 파동으로 나타날 수 있다는 거예요. 파동의 두 지점에 이르면 파동이 입자를 붕괴시켜요. 이중성을 떨쳐버리고 파동을 균형으로 되돌리기 위해서죠. 그래서 매트릭스 에너지학에서는 특정 문제에서 파동의 양극단을 발견하기 위해 당신의 몸을 쫓아가는 거예요.

다시 말해, 수잔은 우리 몸을 포함하여 이 세상 만물이 에너지 진동으로 만들어졌다고 믿는다. 과학적인 관점에서도 이것은 사실이다. 우리 몸은 세포, 박테리아, 바이러스보다 훨씬 더 낮은 수준인 1조 개의 진동하는 원자로 이루어져 있다.[10] 하지만 매트릭스 에너지학과 같은 에너지치료 기술을 사용하는 것, 즉 가벼운 신체적 접촉과 치유 의지 같은 것들이 실제로 원자의 진동을 변화시켜 세포의 변화를 이끌어낼 수 있을지는 의문이다. 연구자들은 현재 이 가설을 검증할 만한 기술이 없다. 하지만 많은 에너지치료사는 확실히 그것이 가능하다고 믿어왔다.

그래서 나는 수잔에게 에너지치료가 실제로 우리 몸에 물리적인 변화를 가져온다고 생각하는지 물어보았다. 그녀는 '신체 에너지energy body' 혹은 '에테르체etheric body'[생명에너지를 전달하는 매개체]라 불리는 물리적 육체의 내부와 외부에 존재하는 에너지의 파동 영역이 있다고 말했다. 에너지는 다른 치료 시스템에서는 '기' '치' 혹은 '프라나'로도 불린다. 비록 이 에너지는 훨씬 느린 주파수로 진동하지만 육체는 또한 물리적으로 단단하게 느껴지는 에너지로 만들어졌다고(H_2O가 수증기, 물, 얼음 형태를 띨 수 있듯이) 본다. 좀 더 구체적으로 말하면, 수잔은 일단 우리 몸 내부에 이 에너지가 있으며, 몸이 건강하게 작동하도록 물리적인 육체에 순환하는 에너지 길(경락)과 에너지 중심(차크라)의 시스템을 사용한다고 믿고 있다. 수잔과 대다수 에너지치료사들은 사고와 감정이 다른 무엇보다도 신체 에너지에 존재한다고 여겼다. 그러나 신체 에너지는 육체도 관통하기 때문에 반복되는 사고와 감정이 결국 우리 몸에서 물리적 장애를 가져올 수 있다고 본다. 이것이 결국 질병으로 이어진다는 것이 수잔의 설명이다.

저는 에테르체, 즉 신체 에너지가 순환하거나 막혀 있는 사고와 감정을 토대로 물리적인 육체를 구성한다고 생각해요. 그래서 감정과 사고가 잘 순환되고 긍정적이라면 계속해서 에너지는 올바른 길로 움직일 수 있어요. 이럴 경우 물리적인 육체는 균형을 아주 잘 유지하게 되죠. 하지만 저주파 사고나 저주파 감정이 되면, 에너지는 에너지 장에서 밀집되거나 막히는 경향이 생기지요. 감정과 사고를 풀어주거나 바꿔주지 않으면, 우주 혹은 신 또는 창조주 혹은 무엇이라 부르든, 그 '존재'가 당신의 주의를 집중시키는 가장 효과적인 방법은 바로 에너지를 응축시키거나, 물리적 육체에 더욱 가까이 접근하거나…… 심지어 때로는 물리적 육체로 들어가는 것이에요. 그래서 제가 '질병'이라 부르는 것을 유발하는 거죠. 즉 질병이라는 것은 뭉쳐 있어 순환이 필요한 에너지에요.

다시 말해, 수잔은 육체와 정신이 에너지라는 동일한 물질로 만들어졌을 뿐 아니라 특정 감정은 물리적 육체에서 뭉쳐 있는 에너지로 연결되어 질병을 유발한다고 여긴다. 수잔의 생각은 질병을 단순히 물리적인 것으로 보는 서양의학과는 전적으로 다르다. 서양의학에서는 박테리아나 바이러스와 같은 물리적인 유기체들이 예상치 못한 때에 신체에 침투하여 질병을 일으킨다고 본다. 그래서 서양의학의 해법은 침입자들을 수술이나 약물과 같은 물리적인 개입으로 없애는 식이다. 반대로 수잔은 '질병'을 그저 반복되는 사고 패턴이나 저주파 감정들 때문에 응축되기 시작한 에너지 막힘 현상이라 믿었고, 오랜 시간에 걸쳐 뭉쳐 있는 에너지는 물리적인 장애나 질병이 된다고 봤다. 나는 수잔에게 자신의 암이 어떤 반복되는 사고 패턴에서 왔다고 생각하는지 물어보았다.

암 진단, 혹은 의사가 '암'이라고 불렀던 덩어리나 종양의 형태로 제 몸에 뭉쳐 있는 에너지는 제가 당신에게 앞서 설명한, 풀리지 않은 채 남아 있는 감정과 사고에 의해 생겨난 게 맞아요. 그것들은 어디에 있든 반복해서 겹겹이 쌓이게 돼요. 만약 신장암이라면 아마도 심한 두려움이, 폐암이라면 해결되지 않는 슬픔이 누적된 것이지요. 그래서 세포 안에 각인되어 풀리지 않는 사고 패턴을 거슬러 추적하면 암을 발견할 수 있다고 생각해요.

수잔의 대답은 기관이 각각의 감정 처리를 관장한다고 보는 전통 중국 한의학의 연구에 기초한 것이다.(예를 들면 신장은 두려움을, 폐는 슬픔을 처리한다.) 암 환자는 일반적으로 죽음에 대한 두려움과 계속해서 씨름한다. 내가 치료과정에서 죽음에 대한 두려움을 느낀 적은 없는지 물어보자 수잔은 다음과 같이 대답했다.

물리적 육체의 죽음은 오히려 간단하다고 생각해요. 반면 우리 존재의 죽음, 존재의 정수(우리의 영혼이라고 부를 수 있겠죠)는 죽지 않고 계속돼요. 그러니까 진정한 의미의 죽음은 없는 거예요. 죽음은 단지 육체의 물리적인 죽음, 우리 껍데기, 우리가 가진 신체의 죽음인 거죠.

대부분의 신앙과도 비슷한 수잔의 믿음에서 영혼은 인간 존재의 가장 핵심 요소다. 물리적 육체는 영혼이 임시로 머무는 그릇일 뿐이다. 하지만 수잔은 만약 몸을 제대로 관리하지 못하면 그것(몸)은 생각보다 빨리 사망에 이른다고 덧붙였다. 수잔은 "이 길이 아니야, 지금이 아니야"라고 외치는 내면의 소리 덕분에 죽음에 대한 두려움을 상당 부분 물리칠 수 있었다고 했다. 왜냐하면 갑자기 무언가 더 위대한 존재의 보호를 받고 있다는 느낌이 들었기 때문이다. 나는 그 목소리의 정체가 무엇이고 누구라고 생각하는지 물어보았다. 잠시 생각한 뒤 수잔이 대답했다.

저는 그 목소리가 안내자 혹은 영혼 아니면 제 안의 강력한 힘이라고 말하고 싶어요. 하지만 이것들은 모두 하나라는 생각이 들어요. 저는 우리가 신체에 깃들어 있는 신성한 존재들이라고 믿어요. 사실상 다른 어떤 특성보다도 영적인 면이 강해요. 그러나 우리는 물리적인 인간의 몸에 살고 있기 때문에 인간 수준에서 기능을 해야 하죠. 그래서 균형을 유지하려면 신적인 에너지와 인간의 에너지 둘 다 필요해요. 때로는 어머니와 같은 대지의 에너지도요. 그러나 인간에게는 자유의지가 있기 때문에 균형을 유지시켜주는 것들보다는 사람과 감정, 음식 등을 선택하기도 하지요.

흥미롭게도 영성과 신성한 에너지에 대한 수잔의 믿음은 치료 여정과 깊이 있는 연구 결과로 발전한 것이다. 육체의 그릇인 자신의 몸을 어떻게 잘 보살필지 속속들이 연구한 덕에 그녀는 전혀 다른 영역에서 치료를 위해 노력했고, 6개월 후에 기침은 멈췄다. 무엇보다도 이것은 그녀가 제대로 하고 있다는 확실한 증거였다. 몇 달 후에는 늑골의 통증도 사라졌다.

상태가 호전되면서 수잔은 종래의 의학 치료만을 고집하는 의사들에게 돌아가고 싶지 않았다. 결국 그녀는 직관적으로 다른 치료법을 선택했고 현재의 방법을 그만둘 타당한 이유가 없다는 것을 깨달았다. 그래서 그녀는 단순히 증상이 사라진 것과 그녀가 1년 넘게 살아 있다는 사실을 암이 사라진 지표로 사용하겠다고 마음먹었다.

수잔이 처음 췌장암 진단을 받은 지 5년이 흘렀다. 그녀는 의사에게 돌아가지 않았고 서양의학의 검사를 통해 확실히 암이 사라졌는지 확인하지 않았다. 증상은 사라졌고 1년 안에 죽을 것이라는 주치의의 비관적 예측에도 불구하고 당당히 살아남았다. 더 중요한 점은 그 어느 때보다 더 건강하고 행복하다는 것이다.

> 저는 아주 좋아요. 제 삶을 사랑하고 있어요. 모든 것을요! 저는 '암이 인생을 바꾸었다'고 말하는 전형적인 환자들과 비슷해요. 제가 암에 걸렸던 원인이 뭔지 알아요. 그래서 바뀔 수 있었어요. 암 진단은 한 걸음 물러서서 삶을 새롭게 생각해보는 기회가 되었죠. 저는 이렇게 말해요. "좋아. 다음은 뭐지?" 제 인생에서 일어난 일들은 실수가 아니었다는 것을 깨달았어요. 모든 것은 선택이에요. 때로는 길게 돌아

가는 길을 선택할 수도 있고 때로는 지름길로 곧장 갈 수도 있겠지요.

돌아가든, 곧장 가든, 수잔은 자신의 직관을 따라서 대안적인 치료를 선택해 건강을 지켜냈다. 요즘 수잔은 여가를 이용해 암 환자를 비롯해서 다른 이들이 자신의 직관을 따르도록 격려하고 신체에서 에너지가 뭉쳐 있는 곳을 찾는 법을 가르치면서, 그들이 자신만의 치유 경로를 찾도록 돕고 있다.

저는 무료로 몇몇 에너지 강좌를 개설해 사람들에게 자기 자신을 위해 할 수 있는 대안치료와 다른 선택지들이 있다는 정보를 주고 있어요. 수강생들에게 죽음은 하나의 선택일 뿐이라고 가르치려고 노력하지요. 그래서 저는 그들에게 해가 막 떠올라 지평선에 퍼지는 모습을 보여주었어요. 햇빛만큼이나 많은 일이 일어날 가능성이 있다는 뜻이에요. 당신이 끌리는 것을 하나 선택해서 그것을 따르면 돼요.

짐작하겠지만 수강생들은 어떤 것을 취해야 할지 확신이 없으며 수잔은 단순히 자신의 직관에 귀를 기울이라고 충고한다.

수잔은 직관만으로 자신을 치료할 수는 없었지만 직관이 암을 치료하는 다양한 방법으로 자신을 안내했다고 생각했다. 자신의 길을 가도록 이끄는 내면의 소리가 항상 존재했던 것이다.

실행 단계

만약 직관에 접근하거나 혹은 기존 직관과의 연결을 더 강화하길 원한다면, 당신이 시작할 수 있는 몇 가지 간단한 방법을 제안하겠다.

— 매일 의식적으로 생각을 잠시 멈추고 이완하는 시간을 따로 가져라. 이 시간 동안에는 텔레비전도 보지 말고 아무것도 읽지 마라. 대신 고요한 음악을 들으며 명상에 잠겨라. 이때 걱정하거나 해야할 일을 떠올리면 안 된다.
— 일단 이완 상태가 되어 마음이 다소 차분해졌다면, 직관을 전달하는 뇌의 변연계에 도달할 수 있는 기술을 선택하라. 직관에 접근하는 자신만의 유일한 방법을 발견하게 되겠지만 다음에 소개하는 일반적인 방법들을 참고해도 좋다.

• **심상요법** 의료 문제와 같이 살아가면서 일어날 수 있는 중대한 문제들을 이해하도록 돕는 심상요법 CD가 있다. 아이튠즈에서 다운받거나 지역 도서관에서 빌려서 사용하라.(벨루스 나파르스텍과 마틴 로스먼이 만든 것을 포함해서 괜찮은 것이 몇 가지 있다.)
• **명상** 많은 사람은 명상을 하는 동안 강력한 직관적 통찰력이 생긴다. 처음에는 명상을 돕는 CD를 들으며 하더라도 나중에는 CD 없이 혼자서 조용히 할 수 있게 된다.
• **일기 쓰기** 어떤 사람들은 일기에서 "삶에서 한 가지가 바뀌어 모든 것이 좋아질 수 있다면 그것은 무엇일까?" 혹은 "이 문제의 근원

은 무엇인가?"와 같은 인상 깊은 말들을 주의 깊게 찾음으로써 자기 뇌의 직관적인 부분에 접근하는 데 성공한다.

• **꿈** 당신이 꿈을 통해서 직관에 접근하고자 한다면 첫째 잠들기 전에 안정을 취해라. 그리고 나서 침대 옆에 있는 종이에 중요한 질문을 적어라. 잠들기 직전에 그것을 읽고 꿈속에서 대답하도록 당신의 직관에게 부탁하라. 다음 날 아침에 일어나는 즉시 꿈에서 기억나는 대로 받아 적되 분석하려 하지 마라. 일단 모두 적고 나면 직관적인 통찰력으로 분석을 시작할 수 있다.

이란성 쌍둥이인 나는 직관이라는 개념에 매우 친숙하다. 나는 쌍둥이 언니에게 전화하기 전에 잠깐 언니에 대해 생각하곤 한다. 그리고 우리는 1000마일이나 떨어져 살고 있지만 언니가 화난 것을 똑똑히 느낀 적이 몇 번 있었다. 이런 종류의 직관은 쌍둥이에 국한된 것이 아니다. 친한 친구, 어머니, 딸, 조부모, 손주 등과 서로 단단히 묶여 있어 다른 사람이 어떻게 할지 직관적으로 알게 되는 사람들도 있다. 이 장에서는 완전치유 생환자들이 자신의 몸과 직관적인 관계를 가질 수 있다는 것과 함께 직관에 귀를 기울여 회복을 위한 변화를 가져올 수 있다는 것을 보여주었다.

내가 암 환자와 상담할 때, 집에 가서 편안하게 내면의 가장 깊고 직관적인 자아에게 두 가지 질문을 던져보라고 하는 것도 바로 이런 이유에서다. "무엇이 내 병을 일으켰나?" "회복되기 위해서 내 몸-마음-영혼은 무엇을 해야 하는가?" 그리고 나는 매번 다양한 대답에 놀랐다. 어떤 사람은 자신의 직감이 잔디에 뿌리는 살충제가 암을 일으켰다고 했고, 또 다른 사람은 자신의 엄마가 그렇게 했다고 말했다. 어떤 사람은 치료를 도우려면 곰팡이가 가득한 집에서 나와 이사를 가야 한다고 했고, 어떤 사람은 자신의 전남편을 용서해야 한다는 소리를 들었다고 했다. 나는 이들이 어떤 대답을 들었든 간에 지금 당장은 말이 안 되는 소리 같아도 그 소리를 묵살하지 말라고 격려했다. 이 장에서 우리가 배울 교훈이란 우리 직관은 이성이 타당한 '이유'를 설명하기 훨씬 더 전에 이미 무엇이 옳은지 알고 있다는 것이다.

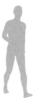

제4장

허브와
보조제의 활용

> **의술은 의사가 아닌 자연에서 시작된다.**
>
> 파라셀수스Paracelsus

항암화학요법과 비타민 혹은 허브 보조제 사이의 중요한 차이는 항암화학요법이 대부분 암세포를 죽이기 위한 것인 반면, 보조제는 암세포를 없앨 수 있도록 면역체계를 강화하기 위해 만들어졌다는 것이다. 이 두 가지 치료 유형은 각각 암에 대한 전혀 다른 신념 체계에서 비롯되었다. 현대의 기존 의학에서는 암을 우리 몸이 물리칠 수 없는 달갑지 않은 침입자로 여기는 경향이 있다. 그렇기 때문에 항암화학요법이나 방사선치료와 같은 외부 개입이 필요하다고 생각한다. 이와는 반대로, 내가 만난 많은 대체요법 치료사는 몸-마음-영혼의 체계가 최적의 상태라면 암은 우리 몸이 충분히 싸워 물리칠 수 있는 어떤 것이라 생각한다. 그래서 종래의 종양학자들이 일반적으로 암세포를 죽이는 방향으로 개입한다면 대체요법 치료사들은 환자의 몸-마음-영혼의 체계를 최대한 건강하게 만드는 쪽으로 접근한다. 이를 위해 치료사들이 사용하는 많은 방법 중 하나는 면역체계를 강화하는 식물성 허브와 보조제 섭취를 권장하는 것이다. 체내 환경을 아주 강하고 튼튼하게 만들어 암세포들이 증식하지 못하도록 하려는 것이다.

이 장에서는 완전치유 생환자들이 보조제를 섭취하는 두 가지 주된 이유와 함께 보조제를 섭취할 때 명심해야 할 주의 사항을 두 가지 다루겠다. 그러고 나서 허브(약초) 및 보조제를 다룬 연구와 더불어 비호지킨 림프종을 극복하기 위해 보조제를 사용한 완전치유 생환자의 사례를 살펴보겠다. 이 장 끝부분에서는 독자가 원할 경우 주치의나 영양학자들과 함께 상의해볼 수 있도록 완전치유 생환자들이 일반적으로 복용하고 있는 보조제의 목록을 소개하겠다.

면역체계 강화

지금까지 완전치유 생환자들과 대체요법 치료사들이 비타민 및 허브 보조제 복용을 권장하는 가장 보편적인 이유는 우리 몸이 스스로 암세포를 찾아서 제거할 수 있도록 면역체계를 강화시키기 위해서였다. 이는 "암을 없애려면 암세포가 증식하는 조건을 변화시켜야만 한다"는 내 연구의 근본적인 신념과 일맥상통하는 것이다. 즉, 그들은 에너지가 고여 있거나 산소와 영양이 부족하고 박테리아와 바이러스로 가득한 환경에서는 암세포가 끈질기게 살아남아 점점 더 커질 수 있다고 확신한다. 그래서 몸의 상태를 완전히 바꾸어 더 건강하게 만든다면 암세포는 자연적으로 죽어나갈 것이다.

곰팡내 나는 지하실을 비유로 들어보겠다. 곰팡이가 가득 핀 지하실을 상상해보라. 마치 외과전문의가 환자의 몸을 열었을 때 여기저기 암세포가 퍼져 있는 것과 같은 상황이다. 우선 지하실 전체를 소독하여 곰팡이 균을 완전히 박멸하는 방법이 있다. 이는 암세포를 바로 죽이기 위해 강하게 처치하는 항암화학요법이나 방사선치료와 비슷한 원리다. 소독은 효과가 있었고 더 이상 곰팡이는 보이지 않았다고 해보자. 즉, 몸속에서 암세포가 다 사라진 것이다. 이제 주치의는 당신이 할 수 있는 일은 암세포가 다시는 생겨나지 않기를 바라는 것뿐이라고 말할 것이다.

이 경우에는 다시 어둡고 눅눅해져서 곰팡이가 자라는 환경이 된다면 지하실에는 이내 곰팡이가 증식하게 될 것이라는 문제가 여전히 남아있다. 하지만 지하실에 자외선을 쪼여주고 제습기와 환풍기를 계속 돌려준다면 곰팡이는 생기지 않을 것이다. 이것은 '암이 증식하는 환경을 바꾸는 것'에 관한 주된 개념으로 이 책의 아홉 가지 요소도 같은 목표를 가지고 있다. 다만 반드시 기억해야 할 점은 이 변화는 계속되어야 하며, 환풍기와 제습기를 끄고 자외선을 차단하는 순간 예전의 상태로 돌아가 다시 곰팡이가 생겨난다는 것이다. 이는 완전치유 생환자들이 자신의 몸에서 다시는 암이 자라지 못하게 하려고 생활 방식을 계속해서 변화시키는 이유이기도 하다.

일본의 한 허브학자는 환자의 면역체계를 급격히 끌어올려 암이 자라는 환경을 바꾸려고 시도했다. 그는 1회에 30분 정도 환자의 피부 위에 뜨거운 약초를 올려놓는다. 먼저 쑥과 숯을 혼합해서 작은 원뿔 모양으로 만들어(쑥뜸으로 알려짐) 환자의 척추 양옆에 나란히 올려놓는다. 그런 다음 라이터로 불을 붙여서 숯이 약초와 피부를 데워 약초가 피부에 잘 흡수되게 한다.

(통역사): 저것은 숯과 뜸쑥을 혼합한 것이에요. 숯을 쓰면 뜸이 오래

지속되니까 숯을 쓰는 거죠. (통역사가 액상으로 된 비타민 보조제 한 병을 들어올린다.) 그리고 이것은 비타민 B17을 함유하고 있어요. 쑥뜸을 올려놓기 전에 피부에 이것을 먼저 발라요. 그는 이 허브 요법이 면역 체계를 강화시킨다고 했어요. 그리고 새로운 세포를 만들지요.

뜸쑥 혹은 쑥은 전통 중국 한의학에서 혈과 기(즉, 생명에너지)의 순환을 돕는 것으로 잘 알려진 대중적인 약초다. 쑥은 뜨거울 때 피부에 잘 흡수되기 때문에 예로부터 뜸 재료로 사용되곤 했다. 일본 허브학자는 전통적인 쑥뜸에 레이어트릴이라 불리는 비타민 B17 액상을 더했는데, 그것은 현재 미국 표준 식단에서 사실상 빠진 수수, 기장, 기타 특정한 음식들에서 조상들이 얻었던 면역력을 높이는 강력한 영양분이다.

이 일본인 허브학자와 비슷하게 위암에 걸렸다가 생환한 브렌던도 면역체계를 강화하기 위해 약초와 보조제를 사용했다. 그는 48세에 진행암 진단을 받았을 때 현대의학 치료를 전부 거부했다. 그는 자신의 '시간이 끝났다'고 생각했고 항암화학요법과 방사선치료로 고통받기 싫었기 때문이다. 주치의는 치료를 받지 않는다면 새해를 맞이할 수 없을 거라 했다. 하지만 브렌던은 많은 친구가 항암치료로 끔찍하게 고통받다가 결국에는 죽는 것을 봐왔기 때문에 자신의 결심을 굽히지 않았다. 그는 대체치료에 대해 공부하기 시작했고 다양한 비타민과 허브 보조제를 복용하는 방법을 선택했다.

암을 잘못된 곳에 생겨난 태반주머니 같은 것으로 보고 치료하는 윌리엄 도널드 켈리 박사의 연구를 보고 많은 생각이 들었어요. 그의 치료는 기본적으로 화학적 낙태를 의미하는 것이지요. 그래서 저는 켈리 박사가 제시하는 절차를 따랐고 IP-6(비타민 보조제)를 섭취했지요. IP-6는 분자 전달자 역할을 하기 때문에 전달할 메시지가 필요한 미량 무기물로 이루어져 있어요. 그래서 저는 미량 무기물 첨가제를 추가했어요. 하지만 분자는 여전히 몸에서 나온 활성산소라 생각되어 세포벽을 통해 혈액순환으로 배출될 수 있도록 비타민 C를 추가했지요. 그런 다음 세포 재생과 회복을 돕는 알로에 베라aloe vera 주스와 비타민 E를 더했어요. 서부 지방의 건조한 기후도 고려하고 흡충과 기생충에 재감염되는 것을 막았더니 면역력이 떨어지지 않고 건강할 때처럼 상태가 좋아졌어요. 추수감사절이 될 때까지 항기생충 허브를 몇 가지 더 먹었는데, 그건 정말 잘한 일이었어요.

이렇게 보조제를 복잡하게 혼합해서 섭취한 것은 브렌던의 몸이 위에서 암세포를 찾아 없애게 하려면 면역력을 높일 필요가 있었기 때문이다. 6년 뒤, 암은 완전히 사라졌고 그는 보조제를 바꿔서 복용하고 있다.

몸의 해독

완전치유 생환자들이 비타민과 허브 보조제를 복용하는 두 번째 이유는 농약, 화학물질, 중금속, 박테리아, 바이러스, 기생충 등과 같은 독소를 몸에서 완전히 제거하기 위해서다. 우리가 사는 세상은 여러 측면에서 예전보다 더 깨끗해지긴 했지만 기술이 발달하면서 세균과 박테리아는 화학적으로 조작된 농약이나 중금속, 항생제 내성을 지닌 박테리아로 대체되었다. 내가 만나본 많은 치료사와 생환자는 한 번도 존재하지 않았던 이 복잡한 화학물질이 우리 몸에 복잡한 신호를 보낸다고 믿는다. 심하지 않을 경우 조절장애를, 최악의 경우에는 질병을 일으킨다고 보고 있다.

치료사인 일본의 니시하라 가쓰나리 박사는 암 환자들이 자기 몸에서 기생하고 있는 박테리아와 바이러스를 제거해야 한다고 믿는다. 니시하라 박사는 자가면역질환autoimmune disease의 존재를 부정했다. 더욱이 그는 관절염, 낭창(루푸스), 심지어 암과 같은 질병도 건강한 세포에 침투한 박테리아와 바이러스 때문이라고 믿었다. 그래서 우리 몸이 부적절하게 자신을 공격하는 것처럼 보이는 경우나(자가면역질환의 예) 혹은 세포들이 걷잡을 수 없이 자기복제를 하면서 갑자기 미친 듯 증식하는 경우(암)는 세포가 박테리아나 바이러스에 의해 감염되었다는 것을 의미하는 것이라고 했다. 니시하라의 이론에 따르면, 몸은 때때로 이러한 침입을 감지하고 감염된 세포를 공격하려고 한다. 이렇게 우리 몸이 자신을 공격할 때 자가면역질환이 발생했다고 보는 것이다. 하지만 박테리아나 바이러스들은 세포들 사이에 아주 잘 숨기 때문에(화학마스크를 썼다고도 함) 면역체계는 그것들을 놓치고 만다. 우리는 에이즈HIV 바이러스로 무슨 일이 벌어지는지 알고 있다. 나시하라 박사는 이 같은 일이 암에서도 벌어진다고 본다.

과학자들에 의해 이미 위염균 박테리아가 위암을 일으키고 인유두종 바이러스HPV는 자궁암의 원인이 된다는 것이 밝혀졌기 때문에 니시하라 박사의 주장은 어느 정도 신뢰할 만하다. 따라서 다른 박테리아와 바이러스도 암을 일으킨다는 가정은 있을 수 있다. 사실 많은 과학자는 이미 니시하라 박사의 생각에 동의하고 있다.[1] 하지만 내 흥미를 끈 것은 그가 암 환자들의 치료에 자신의 이론을 적용한 방식이다. 대개 직장체온계로 측정되는 중심체온이 스트레스나 활동 부족(예를 들면 온종일 컴퓨터 앞에 앉아 있는 것) 등의 이유로 떨어지면 미토콘드리아가 손상되어 세포가 약화된다. 박테리아와 바이러스가 세포에 침투하여 암으로 발전되도록 문을 열어준 격이 된다. 니시하라 박사는 암의 경우는 좀 더 구체적으로 소화기관에 기생하는 박테리아(장내 세균이라 불림)가 장벽을 빠져나와 몸의 다른 부위에 있는 미토콘드리아가 손상된 세포들을 감염시킬 방법을 찾아낸 것으로 보았다.

이러한 이론에 따라 니시하라 박사의 치료법을 정리해보자. 그는 맨 먼저 개별 암 환자에게 맞는 특별한 항생물질이나 항바이러스제를 처방하여 세포의 감염을 막았다. 그런 다음 소화기관에 가능한 한 박테리아와 바이러스가 없는 상태를 유지하기 위해 비피더스 인자가 함유된 프리바이오틱[장내 유익한 박테리아의 생장을 돕는 비소화성 식이섬유] 보조제 prebiotic supplement를 처방하여 건강한 장내 세균의 성장을 촉진했다. 그는 보조제에 대해 이렇게 설명했다.

식후에는 꼭 비피더스 인자를 복용하라고 권했어요. 장내에 건강한 세균이 생장하도록 하는 것이죠. 우리가 비피더스 인자를 복용하면 장 내부는 매우 건강한 상태가 돼요. 비피더스 인자는 비피더스균의 배양액을 말해요. 여러 종류를 배양한 다음 가열하여 박테리아를 모두 죽인 후, 비피더스균의 증식을 돕는 모든 핵심 효소와 비타민, 미네랄이 아주 건강하게 성장하도록 만드는 것이지요. 이게 바로 비피더스 인자예요. 클로렐라라고 들어보셨나요? 녹색 음식인데, 비피더스 인자와 비슷해요.

이 중요한 프리바이오틱 보조제를 처방한 후, 니시하라 박사는 세포 내에 미토콘드리아의 기능을 회복시켜 암의 재발을 막으려 했다. 그 방법으로, 환자들에게 뜨거운 음식과 따뜻한 음료만 섭취하며 심호흡을 하고 스트레스를 줄이면서 규칙적인 운동과 충분한 수면, 햇볕을 쬐게 함으로써 중심체온을 끌어올리는 데 주력했다. 또한 입보다는 코로 호흡하는 것이 박테리아의 유입을 막아주기 때문에 가능하면 코로 숨을 쉬라고 했다. 해독을 돕는 중요 비피더스 인자 보조제를 포함하는 다원적인 접근을 통해 니시하라 박사는 많은 암 환자를 완전치유로 이끌었다.

보조제만으로는 충분하지 않다

내가 연구한 암 생환자들은 보조제가 병든 몸의 균형과 건강을 회복시키는 데 효과가 있다고 입을 모아 칭찬했지만, 특효약처럼 보조제에만 의존해서는 안 된다는 것도 재빨리 알아차렸다. 안타깝게도 미국인들은 일반적으로 자신의 몸을 돌보는 일에 매우 수동적이다. 많은 사람은 자신의 몸을 치료할 수 있다고 여기지만 뭔가 잘못되기 시작하면 단순히 약을 복용하는 것에 그친다. 예를 들어 혈압이 높으면 스트레스를 줄이고 수면 시간을 늘리기보다는 약을 먼저 먹는다. 만성적인 허리 통증에도 의자에 앉아 있는 시간을 줄이거나 매주 운동 시간을 늘리지는 않고 진통제를 먼저 복용한다.

이와 마찬가지로 보조제 또한 암에 대한 단순한 해결책이 될 수는 없다. 보조제는 음식에서 섭취할 수 없는 필수 영양소와 미네랄을 제공해주고 각종 공해에 노출되어 체내에 축적된 화학물질의 해독을 돕는 것이 사실이다. 그렇지만 이것으로 모든 게 해결되진 않는다.

완전치유 생환자인 크리스 워크는 이 점을 통감하는데, 그는 자연치유 옹호자이기도 하다. 크리스는 스물여섯의 젊은 나이에 대장암 3기 진단을 받고 충격에 휩싸였다. 곧바로 수술에 들어갔고 수술에서 성공적으로 큰 종양을 제거했지만 이미 림프절에 전이가 진행되고 있어서 의사는 항암화학요법을 받으라고 강력하게 권유했다. 하지만 크리스가 일단 자연 치료법을 시도해보겠다며 그 제안을 거절하자 의사들은 기겁을 했다. 주치의는 '미친 짓'이라고까지 말했다.

하지만 크리스는 자신의 생각을 밀고 나갔고 1장에서 살펴본 대로 식단을 근본적으로 바꾸었다. 그러고 나서 어떤 보조제를 복용해야 좋을지 조언을 구하러 찾아 나섰다. 테네시 주 멤피스에 위치한 통합 건강관리 연구소의 임상영양학자인 존 스머더를 찾아갔다. 존은 크리스에게 항암화학요법을 거부하고 대신 식단과 생활 방식을 바꾼 것은 잘한 일이라고 처음으로 말해준 사람이다. 그 둘은 즉시 협력자이자 친구가 되었다. 크리스는 자신의 보조제 복용을 이렇게 설명했다.

영양학자는 엄격한 우리 선조들의 식단을 제안하는 동시에 모든 암 환자에게서 간 해독, **칸디다균**의 과성장, 기생충, 면역 기능 저하, 영양 결핍과 같은 공통적인 문제를 해결하기 위해 건강 기능 식품 등급의 여러 가지 허브 보조제를 권했어요. 하지만 치료의 가장 기본은 식단과 생활 방식의 근본적인 변화이며, 보조제는 말 그대로 '보충하는' 역할을 할 뿐이에요. 괜찮은 보조제는 우리 몸의 치유능력이 향상되도록 부가적인 도움을 주지만 식단과 생활 습관을 바꾸지 않고는 보조제도 그다지 효과를 볼 수 없을 거예요. 말하자면 가공식품을 먹고 맥주를 마시고 담배를 피우며 몸을 움직이지 않는다면 보조제를 먹는다 해도 큰 효과가 없겠지요. 식단과 생활 습관을 근본적으로 바꾸지 않고 보조제를 복용하는 것은 흡사 물총으로 불난 집의 불을 끄려는 것과 같아요.

크리스는 진단받은 지 1년도 채 안 되어 완치 판정을 받았고 2004년 이후 계속 그 상태를 유지해오고 있다. 주치의는 그때와 마찬가지로 지금도 여전히 이해를 못 하고 있지만 크리스는 전혀 아니다. 식단과 생활 방식, 보조제를 통해 그가 만들어낸 주요한 변화들로 완치될 수 있었다고 확신한다.

식단 변화만으로는 충분하지 않다

보조제만으로 완전치유가 될 수는 없지만, 내가 만나본 사람들이 자신들의 치료과정에서 빠져 있음을 뒤늦게 발견한 것이 바로 보조제였다. 예를 들면, 많은 사람이 식단을 근본적으로 바꾸기 시작했지만 암세포는 완전히 없어지지 않거나 재발했다. 이 사람들은 그때까지 보조제를 섭취하지 않고 있었다. 암을 완전히 없애기 위해 필요한 영양소와 미네랄을 정확히 공급할 수 있는 보조제는 사람마다 다 다르다.

완전치유 생환자 앤 폰다의 이야기를 해보겠다. 마흔네 살에 유방암 진단을 받고 종괴절제술을 받았지만 화학적 반응이 지나치게 예민하게 일어나 항암화학요법과 방사선치료를 거부했다. 안타깝게도 몇 달 후 암은 재발했고 그 뒤 몇 년간 롤러코스터를 타듯이 잠시 회복했다 재발하고 다시 수술 받기를 반복했다. 결국 두 차례의 유방절제술 및 좌측과 우측 유방절제술을 차례로 받게 되었다. 하지만 화학적 반응이 몹시 심해 항암화학요법과 방사선치료가 불가능했다. 앤은 다른 방법을 찾을 수밖에 없었다. 그녀는 대체의학을 찾아보기 시작하면서 식단을 바꾸고 운동 요법을 통해 스트레스를 관리해나갔다. 진단을 받고 5년이 지났지만 고질적인 암의 재발에도 앤은 여전히 살아 있었고 그 무렵 그녀는 뉴욕 시에 있는 중국인 허브학자 조지 왕 박사를 만나러 갔다.

왕 박사는 그동안 내가 생명 유지에 도움이 된다고 생각했던 건강식품 보조제를 모두 끊고 자신이 추천하는 허브를 복용하라고 권했어요. 그 허브는 암세포가 정상세포보다 훨씬 느리게, 이전보다 천천히 자라게 한다고 했어요. 그래서 그동안 먹고 있던 보조제와 함께 그가 추천한 허브를 복용하겠다고 했어요. 처음에 허브차를 마시고는 온몸에 두드러기가 났어요. 하지만 두드러기가 가라앉은 다음에 그간 제가 고통받았던 다양한 화학적 반응도 강도가 줄었지요. 그것 때문에 항암화학요법과 방사선치료도 거부했는데 말이에요. 저는 한결 좋아졌어요. 허브를 계속 복용하면서 모든 생활 방식을 바꾸었어요. 그랬더니 암은 재발하지 않았어요.

다시 말해 앤은 식단 변화, 운동, 스트레스 관리, 비타민 보조제 등의 대체요법을 이용해서 5년간 암을 관리해왔지만, 중국 한약재를 복용하고 나서야 비로소 면역체계가 암을 완전히 없앨 수 있었던 것이다. 앤은 14년간 재발하지 않고 있으며 지금은 상호보완적인 암 치료에 대해 환자들에게 무료로 정보를 제공하는 비영리 기관인 애니 애플시드 프로젝트에 전념하고 있다.

허브와 보조제에 대한 과학적 근거

가장 이상적인 방법은 면역체계에 필요한 각종 비타민과 미네랄을 음식에서 충분히 섭취하는 것이다. 하지만 오늘날에는 그것이 수백 년 전처럼 가능하지 않다. 현대의 경작 방식과 농약 사용으로 인해 토양에서 미네랄이 파괴되었기 때문에 과일과 채소에도 주요 미량 무기물이 부족하다. 이 문제를 해결하기 위해 농업회사들은 다시 토양에 인공적으로 미네랄을 보충한다. 하지만 일반적으로 질소와 인, 칼륨 등 주요 세 가지 물질만 첨가할 뿐이다. 과학자들이 우리의 면역체계가 기능하는 데 핵심 역할을 한다고 밝힌 미량 무기물은 제외되었다.[2]

미량 무기물뿐 아니라, 오늘날 과일과 채소에는 100년 전에 비해 비타민 함유량도 줄어들었다. 이는 토양에서 미량 무기물이 줄어든 것과 마찬가지로 농약의 사용이 주된 이유다. 그리고 전 세계로 수출하기 위해 과일과 채소가 미처 익기도 전에 수확하기 때문이다. 50년 전보다 과일과 채소에 비타민과 미네랄이 40퍼센트나 적게 함유되어 있다는 충격적인 사실을 떠올려보라.[3] 몇몇 연구 보고서에는 유기농 과일과 채소를 먹으면 영양 결핍을 막을 수 있다고 나와 있다.[4] 반면 일반 제품과 유기농 제품 간에 큰 차이가 없다고 밝힌 연구 보고서들도 있다.(하지만 이 연구에서 공통적으로 나온 결과는 유기농 식품은 일반 식품에 비해 농약 함유량이 현저히 적었다는 것이다.[5]) 음식물을 통해 섭취하는 미네랄과 영양소의 양이 전체적으로 부족하다는 점을 고려해볼 때, 오늘날 건강을 유지하려면 보조제가 필요한 이유를 알 수 있다.

하지만 과학적인 평가는 아직 이루어지지 않고 있다. 안타깝게도 많은 허브 보조제는 특허를 받지 못해서 대형 제약회사들이 허브 보조제로는 수익을 기대할 수 없기 때문에 관련 연구를 수행하려 하지 않는다. 그래서 비타민과 허브에 대한 연구 지원은 정부와 민간 기관의 몫으로 남게 된다. 이 점이 바로 보조제와 암의 관계를 다루는 대규모, 장기 연구가 거의 없는 이유이기도 하다.

그렇지만 소규모로 진행된 연구에서는 다양한 보조제의 항암 기능이 밝혀졌다. 예를 들면 녹차 추출물 에피갈로카테킨 갈레이트EGCG에 대해 실시한 여러 연구에서는 이 물질이 암세포들을 활발하게 공격하는 것을 밝혀냈다.[6] 반면 다른 연구에서는 '구름버섯'과 같은 버섯 보조제의 복용이 암 환자에게서 자연살해세포 수를 늘리는 결과를 가져왔다고 밝혔다.[7] 추가 연구에서는 비타민 C와[8] 강황을[9] 많이 복용하고 프로

바이오틱스(유산균)를 매일 복용하면[10] 면역체계의 항암 기능이 올라간다고 보고했다. 하지만 이것들은 다양한 보조제가 암 치료에 어떻게 사용되는지 조사한 소수의 연구에 불과하다. 비록 연구 사례는 몇 안 되긴 하나, 연구 결과를 통해 보조제가 우리 몸에 미세하지만 중요한 역할을 하고 있으며 부작용이 거의 없다는 점을 유추해볼 수 있다.

대규모 투자 비용이나 광범위한 영역에서 다년간에 걸친 보조제 복용에 대한 연구 결과를 기대하기는 어렵겠지만, 몇몇 대대적인 연구가 실시된 바 있다. 『미국 의학협회 저널JAMA』에 실린 한 연구에서는 14년간 1만4600명을 추적 조사하여 종합비타민제를 매일 복용한 이들에게서 암 발병률이 낮았다는 사실을 발견했다.[11] 이 연구는 암 치료에 보조제 복용의 효과에 대해 더 큰 규모의 연구를 기대해볼 수 있는 중대한 첫걸음을 뗀 것이기도 하다. 한편 완전치유 생환자들은 『미국 의학협회 저널』에 실린 연구에서 "대부분의 사람은 필요한 비타민의 적정량을 식단을 통해서만 섭취하지는 않는다. 모든 성인은 비타민 보조제를 복용할 때 신중하게 결정한다"라고 언급한 것에 대체로 동의한다.[12]

지금까지 완전치유 생환자가 보조제 복용을 택한 주된 이유들을 살펴보았다. 이번에는 완전치유 생환자이고 비호지킨 림프종이라는 희귀 암을 극복하기 위해 이 책에서 소개하는 아홉 가지의 주요 요인을 모두 적용했으며 그중에서도 특히 허브와 보조제를 복용한 제니의 이야기에 흠뻑 빠져들어보자.

제니의 이야기

제니는 사랑하는 남편과 훌륭한 세 자녀가 있고 성공적으로 사업을 이끌며 찬란한 쉰한 살의 인생을 살고 있었다. '당신은 암입니다'라는 말을 듣기 전까지는 말이다. 2008년 5월에 간단한 수술을 받으려고 실시한 혈액검사에서 조금 이상한 수치가 발견되었다. 의사는 제니가 비호지킨 림프종이라고도 불리는 여포성 림프종이 확실히 진행된 상태라는 것을 알았다. 몸 상태는 지극히 정상적이었고 뚜렷한 증상이 없었는데도 이런 일이 일어났다. 일단 골수생검을 통해 진단 결과가 확실해지자 제니와 남편은 그 충격으로 꼼짝할 수가 없었다. 둘 중 한 사람이 울지 않고는 어떤 이야기도 할 수 없었다. 암 진단 후 필연적으로 따라오는 두려움에도 불구하고 제니는 여생을 두려워하고 슬퍼하며 보내기는 싫었다. 그래서 그녀는 겁내기보다 암과 한 배를 타기로 결심했다. 결코 죽고 싶은 마음은 없었기 때문에 암을 다스리는 방법을 조금씩 찾아갔다.

굳은 결심 덕분에 두려움이 다소 누그러졌지만 종양학자와의 첫 만남은 그렇지 않았다.

처음부터 종양학자는 저에게 거짓을 말했어요. 그는 "당신은 암입니다. 하지만 걱정하지 마세요. 제가 고칠 수 있어요. 우리는 CHOP-R(비호지킨 림프종 항암제 요법의 일종으로 사용되는 네 가지 약물의 약자)을 실시할 거예요. 다중약물 항암화학요법이죠"라고 말했어요. 저는 어안이 벙벙했어요. 제 말은, 그때까지 자각증상이 없었어요! 아무 증상도 없었다고요. 주먹으로 심하게 맞은 것 같았지요. 그래서 저는 항암화학요법을 반기로 하고 그동안 제 병에 대해 구글에서 검색해봤어요. 곧 불치병이라는 것을 알았고, 의사가 한 말에 불안해지기 시작했어요. 저는 진료 차트를 한 부 복사해달라고 요청했어요. 거기에 보니 의사가 제게 솔직히 얘기하지 않은 것이 몇 가지 있더군요.

예를 들어 의사는 진료 차트에 제니에게 세 가지 다른 항암화학요법을 실시한다고 기록했고, 제니가 CHOP-R과 시클로포스파미드와 하이드록시다우노루비신, 빈크리스틴과 프레드니손, 리툭시맵을 혼합한 다섯 가지 약물 항암화학요법을 선택한 것으로 되어 있었다. 하지만 주치의는 CHOP-R 외에는 다른 어떤 것도 입에 올리지 않았고, 설령 제니에게 선택지를 제시했어도 그녀는 뭘 택할지 막막했을 것이다. 이는 모두 제니가 양전자 방사 단층 촬영을 하기 전 이야기다. 제니가 인터넷에서 찾아본 것은 대단히 중요한 정보였다.

종양학자가 제 골수생검 결과를 가지고 있어서 물어봤어요. "그런데 양전자 방사 단층 촬영은요?" 그가 "하지 않아도 될 것 같아요. 정말로 필요 없습니다"라고 대답하더군요. 그래서 제가 다시 말했지요. "당신이 발견한 것이 무엇인지 확인하기 위해서 양전자 방사 단층 촬영을 하고 싶어요." 두 가지 모두 다른 기능이 있기 때문이지요. 그렇지 않나요? 게다가 골수생검 결과가 확실하지도 않았어요. 병리학자는 진료 보고서에 다음과 같이 언급했어요. "여포성 림프종이라 판단하지만 비성의 주변 영역 림프종도 의심된다." 저는 종양학자에게 그게 무슨 뜻인지 물어봤어요. 그는 제게 전혀 주의를 기울이지 않았지만 제가 진료 차트를 보았기 때문에 그 항목을 찾아냈던 거죠. 제가 물어봤더니 대답하더라고요. "아, 아무것도 아니에요. 당신은 비호지킨 림프종이고 이것은 우리가 해야 하는 치료예요."

다시 말해, 현미경으로 꼼꼼하게 제니의 골수생검 결과를 분석했던 병리학자도 그녀가 비호지킨 림프종이 확실하다고 했지만 어떤 유형인지는 알지 못했다. 제니가 인터넷으로 찾아본 바에 의하면 비호지킨 림프종에도 다양한 종류가 있어서 유형별로 치료가 달라져야 한다는 것이다. 그래서 제니는 자신이 어떤 유형의 림프종인지 알아내기 위해서 양전자 방사 단층 촬영을 하고 싶었던 것이다. 의사는 귀찮은 기색을 보였지만 제니는 CHOP-R을 실시하기 전에 양전자 방사 단층 촬영을 고집했고, 다행히 그렇게 하기로 결정되었다. 양전자 방사 단층 촬영 결과 제니의 비장에는 암이 상당 부분 퍼져 있었고 많이 커진 상태였다. 16센티미터 크기에 거의 3.6킬로그램에 달하는 암 덩어리였다. 이와 함께 양전자 방사 단층 촬영에서는 몸 여기저기에 있는 림프절 종대가 표시되지 않는 것으로 보아 제니는 여포성 림프종이 아니라 비성의 주변 영역 림프종임이 드러났다.

이 모든 사실이 밝혀졌는데도 제니의 행동에 심기가 불편했던 주치의는 어떤 림프종이든 치료법은 CHOP-R이라고 주장하면서 다른 것은 신경 쓸 필요가 없다고 말했다. 그때 제니는 의사의 치료 계획을 따르기 전에 좀 더 조사를 해야겠다는 직감이 들었다. 그래서 다른 병원으로 가서 다시 진단을 받아보기로 하고 저축해두었던 5000달러를 썼다.

다른 병원에서 골수생검을 하고 난 후, 치료법이 같지 않다는 것을 알았어요. 즉 비성의 주변 영역 림프종일 경우 첫 단계 치료는 'R리툭시맵'뿐이었어요. 그들은 'CHOP'를 빼더군요. 그리고 이제껏 써본 적이 없던 CHOP의 네 가지의 약물 중에는 심장에 무리를 주고 2차성 암을 유발하는 하이드록시다우노루비신도 들어 있다는 엄청난 사실도 알았어요. 그래서 저는 그 약물을 건너뛰고 리툭시맵만을 사용할 수 있었죠. 하지만 주치의는 제게 다른 어떤 선택안도 제시하지 않았던 거예요. 그는 단지 CHOP-R을 할 거라고만 말했어요.

이어서 제니는 또 다른 병원에서 진단을 받기 위해 5000달러를 더 투자했다. 세 번째 병원에서도 모든 검사 결과 여포성 림프종보다는 암이 훨씬 천천히 자라는 비성의 주변 영역 림프종임을 알 수 있었다. 그들은 심지어 바로 리툭시맵 치료를 하는 대신 몇 달 '기다리며 지켜봐도' 좋다고 했다. 이 얘기를 듣고 제니는 비로소 안도의 한숨을 쉬었다. 자신에게 좀 더 시간이 남아 있다고 생각되었기 때문이다. 제니는 의사를 바꿀 방법을 찾아야만 한다는 것을 깨달았다. 하지만 제니의 건강보험은 종합건강관리기구health maintenance organization(HMO)에 속한 것으로 자신의 건강보험 내에서도 의사를 바꾸는 것은 쉽지 않았다. 그리고 보험이 지정한 곳 이외의 병원에서 진료를 받는 것도 불가능했다.

제니는 최대한 차분하게 건강보험 내에서 다른 종양학자로 바꿔달라고 요청했다. 운이 나쁘게도 제니에게는 종양학에 갓 입문한 아주 젊은 의사가 배정되었다. 새 종양학자와 전화 통화를 하며 제니는 세 번째로 간 병원에서 권고한 대로 좀 더 기다리며 지켜보고 싶다고 말했다. 다행히 의사는 제니의 말에 별다른 이견을 보이지 않았다. 하지만 만나서 처음으로 대화를 나누면서 그녀의 신뢰는 완전히 바닥으로 떨어졌다.

의사가 다가와서 말하더군요. "오늘 기분이 어떠세요?" 그래서 대답했지요. "좋아요." 그는 "좋아요. 그럼 석 달 후에 봅시다"라고 말하고는 자리를 뜨려고 하더라고요! 그래서 제가 말했어요. "'시간을 가지고 지켜보는' 동안 당신은 뭘 할 건가요?" 그러자 그는 말했어요. "글쎄요, 3일 전에 피를 뽑았을 텐데 당신의 상태를 점검하겠지요. 그리고 더 이상 림프절 종대가 없다는 것을 알게 되겠지요." "그럼, 오늘 우리는 그중에 어떤 것을 하나요?" 의사는 컴퓨터를 보지도 않았어요! 그가 "왜 그러시죠?"라고 묻자 제가 대답했죠. "제 혈액검사 결과를 봤는데 그렇게 좋아 보이지 않던데요." 그러자 의사가 "정말요?" 그러더니 바로 컴퓨터에서 검사 자료를 찾더군요. 그 순간 저는 그 사람이 제 협력자가 될 수 없다는 것을 알았어요.

이때 제니는 그녀의 검사 결과를 바로 복사해달라고 요청하는 것이 얼마나 중요한지 알게 되었다. 그것은 모든 환자의 권리이기도 하다. 그리고 제니는 결과를 읽어내는 능력도 커졌다.(개인적으로 나는 결과에 대한 최종적인 해석은 의사의 몫이지만 자신의 건강에 좀 더 적극적으로 개입하고 싶은 사람들에게 제니의 방식은 아주 좋은 훈련법이라고 생각한다.) 그 사이에 매주 비장이 커지는 것을 느꼈기 때문에 그녀는 걱정이 앞섰다. 그래서 또 다른 종양학자로 바꿨다. 이번에는 다행스럽게도 의사가 좀 더 경험이 있고 주의 깊게 기다리자는 제니의 생각에도 귀를 기울였다. 하지만 그는 제니의 비장이 파열될까봐 매우 우려했다. 그는 심지어 차에 타고 있을 때에도 급정거를 하면 안전벨트에 눌려 비장이 터질 수도 있기 때문에 위험하다고 경고했다. 이 얘기를 듣자 제니는 굉장히 무서워졌고, 혹시 비장을 제거하는 수술이 가능한지 물어보았다. 의사는 "당신이 원하면 할 수 있어요"라고 대답했지만 그가 추천한 외과 의사는 비장을 제거하면 골수로 림프종이 더 빨리 퍼지게 될 뿐이라고 했다.

당시 제니는 혼란스럽고 두려웠으며 의료체계 내에 있는 어느 누구도 믿을 수 없었다. 세 번째 병원의 의사와 더 상담을 한 후 그녀는 수술을 받거나 리툭시맵을 하지 않고 자연적인 방법으로 비대해진 비장을 치료해보기로 했다. 세 번째 병원에서 만난 종양학자는 식습관을 바꾸면 면역력이 높아질 거라고 일러주었다.

> 세 번째 병원에서 만난 의사는 저와 남편에게 "식단을 바꾸어 '죽은' 음식을 끊고 '살아 있는' 음식을 먹으며, 보조제와 과일, 야채 주스를 먹으면 항암화학요법을 받지 않고서도 이 병을 몇 년 안에 아주 잘 다스릴 수 있게 될 거라 생각해요"라고 말하더군요. 그래서 저는 암과 싸울 수 있도록 제 면역체계를 끌어올릴 것인지 아니면 제 증상을 면역체계 질병으로 보고 면역력을 억제해야 할지 결정을 내려야 했어요. 그래서 저는 전자를 택했지요.

일단 제니는 자신의 면역력을 높이기로 마음먹고 의사의 조언에 따라 식습관을 완전히 바꿨다. 상담받은 영양학자의 충고뿐 아니라 섭렵한 여러 책과 기사 내용을 토대로 제니는 냉동식품과 몇 년간 먹고 있던 저칼로리 음식, 정제되고 가공된 식품은 당장에 모두 끊었다. 대신 생과일과 채소, 통곡물, 콩을 섭취하기 시작했다. 제니는 바로 주스기를 구입해서 아침마다 신선한 채소 주스를 마셨고 온종일 많은 양의 유기농 과일과 채소를 먹었다. 커피도 끊고 녹차로 바꾸었으며 식단에서 설탕을 완전히 뺐다. 동시에 자신이 찾아보고 영양학자에게 상담받은 대로 다양한 종류의 보조제를 섭취하기 시작했다.

매우 중요한 역할을 하는 전신효소는 하루에 세 번, 공복에 섭취해요. 저는 소화효소를 함께 복용했고 표고버섯과 잎새버섯, 여지[리치라고 불리는 열대과일]와 여러 과일혼합물도 먹었어요. 그리고 포도씨와 마그네슘, 리신[아미노산의 일종]과 민들레, 강황, 방가지똥에서 추출한 제품을 섭취했죠. 셀레늄, 동충하초, 노루궁뎅이버섯, 발음하기도 어려운 면역력을 높여주는 온갖 것이 들어 있는 보조제 혼합물을 복용했어요. 아연, 비타민 C, 케르세틴, 브로멜라인, IP-6, 이노시톨[비타민 B복합체 중 하나]도 복용했어요. 그리고 프리바이오틱스와 프로바이오틱스도 먹었죠. 정말 많이 먹었어요!

이 모든 보조제는 구하기도 쉽지 않고 비용도 만만치 않았지만 제니는 항암화학요법의 장기적, 단기적 부작용에 비하면 더 수월하다고 생각했다. 그렇다고 보조제에 부작용이 없다는 것은 아니다. 사실 식단을 근본적으로 바꾸거나 다른 새로운 것들을 시도했을 때 나타나는 가장 일반적인 부작용을 '해독' 반응 혹은 '사멸' 반응이라 한다. 이는 이전에 우리 몸에서 기생하던 많은 박테리아와 효모균이 갑작스럽게 죽는 것을 의미한다. 때로 우리 몸은 이렇게 갑자기 많이 죽어버린 박테리아와 효모균을 처리하기에 역부족일 수 있다. 그래서 한동안 두통, 부종, 오한 혹은 미열 증상이 동반되기도 한다.

처음에는 전신효소로 박테리아와 효모균이 많이 파괴되어서 복통에 시달릴 가능성도 있기 때문에 힘겨운 시간이 될 수도 있어요. 저는 마늘도 보조제 형태로 섭취하기가 어렵더라고요. 조리를 해서 먹거나 샐러드에 생으로 넣어서 먹을 때는 괜찮았지만 알약 형태로 먹으면 항상 배가 아팠어요.

부종과 두통 같은 가벼운 명현 현상이 몇 주 동안 지속되더니 곧 증상이 싹 사라지고 차츰 생기가 돌기 시작했다. 더 중요한 사실은 부어 있던 비장이 조금씩 줄어들고 있다는 것이었다. 제니는 수술과 항암화학요법을 거부한 것이 잘한 결정이라 여기며 새로운 것들을 시도하려고 계속 자료를 찾아보았다. 조사를 하던 중 림프종 환자 치료로 유명한 네바다 주의 한 통합의학 박사를 알게 되었다.

저는 네바다 주 리노에 통합의학 박사를 만나러 갔어요. 그는 서양 의료체계에 속한 의사이지만 대체의학도 다루고 있어요. 그리고 림프종 보조제 제조법도 알고 있었어요. 제 친구도 비성의 주변 영역 림프종이라서 그를 만나는 데 들어가는 비용을 보험으로 처리할 수 있었지요. 그래서 친구 사무실에 들러 차를 얻어 타고 함께 갔어요. 박사는 림프종 치료법을 알고 있었어요. 거기에는 모든 것이 들어 있었어요. 솔직히 얘기하자면, 당신도 자신에게 맞는 것을 찾고 얻는 데 그만큼의 돈을 지불하겠지요. 정말로 그렇게 할 거예요. 거기에는 모든 샘세포가 들어가며 케르세틴[사과 껍질의 붉은색 부분이나 양파에서 발견되는 식물 화학물질로 항산화, 항히스타민, 항염 기능이 있음]과 레스베라트롤[오디, 땅콩, 포도, 라즈베리, 크랜베리 등에 함유된 물질로 항암 및 항산화 작용을 하며 혈중 콜레스테롤을 낮추는 역할을 함]과 비타민 A, C, D, E도 포함되어 있었어요. 필요한 모든 것이 있다는 말이죠.

제니는 이 특별한 림프종 보조제를 다른 보조제들과 함께 복용하기 시작하면서 정신 건강 관리에도 신경을 썼다. 어렸을 때부터 알고 지내다 결혼해서 30년간 함께 살아온 제니 부부는 처음 진단을 받았을 때 둘 다 "정신적으로 만신창이"가 되어버렸다. 제니가 일찍 세상을 뜰 수도 있다는 두려움에 휩싸여 가장 먼저 도와달라고 손을 내민 곳은 현대 의료체계에 속한 의사였다.

저와 제 남편은 결국 일반 가정의에게 신경안정제를 처방받았어요. 하지만 잘못된 선택이었어요! 그것 때문에 온종일 아무 감정도 느끼지 못하다가 밤에 약효가 떨어질 무렵에는 심하게 우울해지기도 했죠. 3주 동안 그렇게 시간을 보내고 나서 저는 남편에게 말했어요. "이렇게는 안 될 것 같아요. 우리 스스로 다스려야 해요!" 그래서 오래 명상도 해보고 자주 내면 깊숙이 침잠해봤어요. 저는 잠들었을 때도 생각이 쭉 이어지도록 명상 테이프를 틀어둔 채 잠을 청했어요. 두려운 생각은 그만두고 좀 더 긍정적으로 생각해야 한다는 것을 깨달았지요.

제니는 두려움을 해소하고 긍정적인 감정을 끌어올리기 위해 명상 CD의 도움을 받는 한편, 암 환자들의 내면에 깊이 도사리고 있는 억눌린 감정 해소에 뛰어난 실력을 가진 임상심리학자를 만났다. 제니는 전화로 그와 상담했다. 그는 몸의 특정 부분을 건드리면서 정신적 외상을 주었던 과거의 사건들을 떠올리는 방식의 감정 해소 기법을 가르쳐주었다. 가볍게 두드리면서 몸 안에 뭉쳐 있는 에너지와 감정들을 해소하는 이 방식은 지압, 침술요법과 원리가 비슷하다. 제니는 다음과 같이 설명했다.

저는 전화 통화로 상담하기 시작했어요. 그는 오로지 제 내면으로 들어가 마음속에 있는 모든 부정적인 것을 없애는 일에 집중하게 했어요. 저는 완전히 몰두했지만 말처럼 쉽진 않더군요. 살다 보면 우리가 통제하지 못하는 것이 많이 있어요. 부정적인 것들이 우리 삶 속에 들락거리려도 통제할 수 없는 때가 있어서 가능한 한 그것을 내보내는 법을 배워야 해요.

제니는 과거와 현재의 부정적인 사건들을 떠나보내는 동시에 의도적으로 삶에서 긍정적인 측면에 초점을 맞추려고 노력했다. 그런데 아직 직면해야 할 중요한 감정이 남아 있다는 것을 알았다. 그것은 바로 죽음에 대한 두려움이다. 제니는 항상 자신이 영적이라고 생각해왔지만 진단을 받고 나서부터는 매일 신과 '대화'를 나누기 시작했다.

당신도 "저쪽 세상에는 뭐가 있을까?"라고 스스로에게 묻겠지요. 저는 확실히 영성과 마주해야 했어요. 지금은 더 이상 두렵지 않아요. 어떻게 되든 겁나지 않아요. 해야 할 일이 많기 때문에 아직 이곳에 머물러야만 한다는 것을 알아요. 제 영이 저를 살게 하고 제가 치료되도록 도와주고 있는 거예요. 왜냐하면 전 치료되어야만 하기 때문이죠. 저를 원하는 사람들을 위해서 여기 머물러야만 해요. 하지만 제 자신에 대해 충분히 좋은 사람이라고 여기기 때문에 죽어도 상관없어요. 저세상에 무엇이 있든 저는 그리로 갈 수 있어요. 그렇게 두려움은 사라졌어요. 저는 두려움이야말로 많은 사람을 죽이는 독이라고 생각해요. 우리는 그것, 즉 죽음을 두려워하지 않아도 돼요. 제 말은 우리는 모두 언젠가는 죽는다는 뜻이에요.

몸과 마음, 영적인 건강을 위해서 부단히 노력한 끝에 제니는 한결 더 나은 감정 상태로 진입했다는 것을 알아차렸다. 즉, 좀 더 차분하고 잘 집중할 수 있게 되었다. 스트레스와 감정을 다스리고 영양학자와 자신이 회복을 돕는다고 판단한 모든 보조제를 섭취하며 생식을 끈기 있게 밀고 나갔다. 그리고 몇 년 전에 스스로 개발한 운동법도 매일 실천하고 있다. 몇 주가 지나고 몇 달이 지나자 비장의 부기가 점점 가라앉는 것을 느낄 수 있었다. 마침내 더 이상 손으로 만져지지 않게 되었다. 정상적인 상태로 돌아온 것이다. 그리고 예전에 손쉽게 냉동식품을 해동해서 먹을 때보다 시간은 훨씬 더 걸리지만 주스와 보조제를 규칙적으로 먹는 것이 건강에 아주 좋은 영향을 미치고 있다고 했다.

저는 하루에 거의 40알을 복용했어요. 지금도 마찬가지예요. 한꺼번에 먹는 게 아니라 하루 종일 먹어요. 아침에 일어나면 먼저 프리바이오틱스를 먹고 남편이 저를 위해 주스를 만들 때 또 여러 개의 보조제를 먹지요. 아시겠지만 밤새 공복 상태잖아요. 아침에 일어나면 8시간 동안이나 아무것도 먹지 않아서 배가 고픈 상태예요. 그래서 아침에 가장 먼저 하는 것이 소화효소, 갓 만든 신선한 주스와 함께 보조제 대부분을 먹는 일이죠. 이때 주스 및 보조제와 함께 프로바이오틱스도 복용해요. 하루에 18개의 전신효소를 복용하는데, 6개씩 하루에 세 번으로 나누어 먹어요. 공복에 마그네슘과 같이 먹는 게 좋아요. 보조제들은 한 시간 정도 간격을 두고 먹어야 해요.

제니는 귀찮아하지 않고 감사하는 마음으로 기꺼이 하루에 40알씩 복용했다. 왜냐하면 건강에 긍정적인 효과가 있다고 보았기 때문이다. 처음 진단을 받고 7개월 후에 제니는 상태가 호전된 것 같아 침생검 추적 검사를 받아도 되겠다고 생각했다. 완벽히 음성으로 나온 검사 결과에 주치의는 깜짝 놀랐지만, 제니는 놀라지 않았다. 의사들은 자신의 눈을 의심했고 양전자 방사 단층 촬영을 했다. 의사들은 또 한 번 놀라지 않을 수 없었다. 비장은 정상적인 크기로 돌아왔고 몸 전반에서 그 어떤 암의 흔적도 찾아볼 수 없었기 때문이다.

이제 제니가 비정의 주변 영역 림프종 4기 진단을 받은 지 5년이 지났다. 진단받은 이후로, 제니는 제대로 된 의사를 찾고 암을 치료하기 위해 면역력을 높일 수 있는 많은 보조제를 복용했으며 식단을 근본적으로 바꿈으로써 치료과정에서 주도권을 행사했다. 또한 정기적인 혈액검사, 골수생검, 양전자 방사 단층 촬영 결과는 모두 깨끗했다. 주치의는 진료 차트에 '자연치료'라고 기록했다. 물론 제니는 이 기록도 복사해달라고 요청했기 때문에 내용을 알고 있었다. 그녀는 결코 '자연적'이라는 말에 동의할 수 없었다.

제 경우는 자연치유라고 기록되었어요. 하지만 아무것도 하지 않고 자연적으로 나은 것은 아니라고 생각해요. 진단을 받은 후 생활 방식을 거의 완전히 바꿨거든요. 그리고 저를 도와줄 수 있는 제대로 된 치료 계획을 가진 의사를 찾느라 고군분투하기도 했고요. 암에 대한 서양 의학의 영향 때문에 지난 몇 년간 친구를 많이 잃었어요. 아버지를 포함해서요. 반면에 저는 완치되어 아주 건강해요. 지난 11월에는 손자도 태어났지요.

제니의 암이 낫는 데 결정적인 역할을 한 요인은 암을 완전히 없애기 위해 면역체계를 높이는 보조제의 올바른 조합을 찾아낸 것이었다. 보조제만 복용했다면 회복이 어려웠겠지만 다른 모든 생활 방식의 변화와 함께 혼합된 보조제를 복용한 것은 그녀만의 특별한 치료법으로 작용했다.

실행 단계

내가 연구한 완전치유 생환자들은 대부분 다음의 세 가지로 분류되는 보조제들을 복용하고 있었다. 하지만 제니가 혼자서 조사하고 그 일에 적합한 영양학자와 의사에게 상담받는 데 시간을 들였다는 사실을 기억하면서, 당신 또한 자신의 건강 상태에 딱 맞는 보조제를 선택하는 데 도움되는 자료를 스스로 조사하고 저명한 영양학자와 의사를 찾아내야만 할 것이다.

분류 1. 소화를 돕는 보조제

- **소화효소** 소화기관들에 도움이 된다. 특히 단백질 분해효소와 췌장 효소가 이에 해당된다.
- **프리바이오틱스와 프로바이오틱스** 프로바이오틱스는 우리의 소화기관에 기생하고 있는 득이 되며 '좋은' 박테리아로, 음식의 소화를 돕고 면역체계를 강화시킨다. 사람들은 항생제를 빈번하게 사용하는 환경에 살고 있기 때문에 프로바이오틱스가 부족하다. 항생제는 소화기관의 박테리아를 좋건 나쁘건 모조리 다 죽이기 때문이다. 프로바이오틱스는 프리바이오틱스의 먹이가 되는데 그 때문에 두 가지 보조제를 다 먹는 것이 도움이 된다.

분류 2. 몸을 해독하는 보조제

- **항균제** 대부분 미국인의 소화기관에 잘 서식하는 칸디다균과 곰팡이들을 감소시키는 데 도움이 된다. 예를 들어 올리브잎 추출물과 속새식물, 쐐기풀을 포함한 자연에서 나는 항균성 물질이 이에 속한다.
- **항기생충제** 소화기관에 뿌리내리고 살면서 면역체계를 떨어뜨리고 소화에 방해가 되는 기생충을 없애는 데 도움이 된다. 검은 호두

나무 껍질, 약쑥, 히드라스티스 등이 이에 해당된다.

- **항박테리아제와 항바이러스제** 우리 몸에서 근본적인 박테리아 혹은 바이러스 감염을 피하는 데 도움이 된다. 마늘, 오레가노 오일, 포 다르코 등이 있다.
- **간 해독제** 간은 우리 몸의 일차적인 해독 기관으로 보조제가 이 기 능을 좀 더 쉽게 하도록 도와주는데, 특히 중금속을 해독할 경우 에 효과가 있다. 방가지똥, 민들레 뿌리, 감초 등이 해당된다.

분류 3. 면역체계를 강화시켜주는 보조제

- **면역력 증강제** 여러 가지 약초와 비타민은 면역력을 높여준다. 완전 치유 생환자들 사이에 인기 있는 것으로는 알로에 베라, 비타민 C, 몇몇 버섯, 어유魚油, 미량 무기물이 이에 속한다.
- **비타민과 호르몬제** 많은 생환자는 비타민과 호르몬의 혈액 수치가 정상 수준으로 돌아올 때까지 비타민 B12, 비타민 D, 그리고 멜라 토닌으로 보충한다. 간단한 혈액 검사로 현재 상태를 검사해보고 그 결과에 따라 보조제의 필요 여부를 판단할 수 있다.

나는 개인적으로 이 보조제들을 많이 복용하고 있지만, 10여 년 동 안 암을 연구한 끝에, 영양 결핍과 독소가 많은 환경에서는 임시방편일 뿐이라는 결론에 도달했다. 우리 몸이 암으로 쑥대밭이 된 것을 알았을 때에는 확실히 도움이 되지만 장기적인 해결책은 아니라고 본다.

예를 들어 옛 선조들의 식습관으로 돌아간다면 우리는 매일 집에서 만든 홍차버섯 차나 자우어크라우트[발효시킨 소금에 절인 양배추]와 같은 발효 식품을 섭취하게 될 것이고, 그러면 프로바이오틱스 첨가제를 먹지 않아도 된다. 그리고 요리할 때 마늘이나 강황과 같은 항박테리아 성분의 재료와 허브를 더 많이 사용한다면 무분별한 항생제 사용을 줄일 수도 있을 것이다. 시간 단위로 몸을 자주 움직인다면 글루코사민과 같이 통증 완화에 도움이 되는 보조제를 섭취하지 않아도 될 것이다. 이외에도 아주 많다. 방을 어둡게 하고 하루에 8시간 혹은 그 이상 숙면을 취한다면 멜라토닌과 같은 보조제를 먹지 않아도 되고, 매일 15분 정도 햇볕을 쬐면 비타민 D를 섭취하지 않아도 된다. 당분과 탄수화물 가공식품의 섭취를 줄이면 어유나 레스베아트롤과 같은 항염증 보조제를 복용하지 않아도 된다. 끝으로 우리가 일상에서 노출되어 있는 독성 금속과 화학물질, 플라스틱, 전자기 방사선을 차단하면, 방가지똥과 민들레 뿌리와 같은 해독을 돕는 보조제를 섭취하지 않아도 되는 것이다.

그래서 나는 암을 예방하거나 암에서 회복되기를 원하는 사람들을 상담할 때, 자신의 몸이 정상 궤도에 돌아오는 것을 돕기 위해 세 가지로 분류해 소개한 보조제에 대해 주치의와 상의해보라고 제안한다. 그렇지만 일단 몸의 균형이 돌아오면 과일과 채소가 풍성한 식단을 준비하고 창틀에서 허브를 키우며 집에서 만든 홍차버섯 차를 마시고 독성이 없는 세제를 쓰고 규칙적으로 잠자리에 들며 매일 규칙적인 운동을 하는 등, 자신의 삶을 "보완하는 법"을 배우며 천천히 보조제를 끊으라고 권한다.

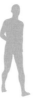

제5장

억눌린 감정의
해소

분노는 산酸과 같아서 산이 뿌려지는 대상보다
산을 보관하는 그릇에 더 큰 해를 입힐 수 있다.

마크 트웨인Mark Twain

놀랍게도 이 책에 빈번하게 등장하는 아홉 가지의 완전치유 요소는
크게 두 가지 성격으로 나눠볼 수 있다. 물리적인 것(식단 변화, 허브와 보
조제의 복용)과 감정 혹은 영혼에 관한 것이다. 처음 이 연구를 시작했을
때 나는 당연히 식단 변화와 보조제의 복용, 운동과 커피관장 등 치료
를 위해 물리적으로 행하는 가장 일상적인 답변들이 나올 거라고 기대
했다. 그런데 인터뷰를 계속하는 동안 정신적이고 감정적이며 영적인 치
료에 대해 많은 이야기가 나오는 것을 듣고는 놀랐다.

여기서는 우리가 매달려온 과거의 감정과 그것이 과연 신체적인 건강
과 어떤 관계가 있는지 살펴볼 것이다. 이 주제를 제대로 다루기 위해서
우선 억압된 감정, 특히 스트레스와 두려움이 왜 그렇게 건강에 나쁜 영
향을 미치는지 알아볼 것이다. 그다음 감정을 다스리는 최적의 방법을
알아보고 폐암을 치료하기 위해 억압된 감정을 해소했던 자연치유 생환
자의 이야기로 넘어가겠다. 끝으로 이 장의 마지막에서는 감정적 짐을 내
려놓는 일에 첫발을 내디딜 수 있도록 몇 가지 실천 지침을 제시하겠다.

병은 곧 막힘이다

나는 사람들이 암을 치료하기 위해 무엇을 하는지뿐만 아니라 자연치유 생환자들이 왜 그렇게 했는지도 조사했다. 나는 이러한 동기를 유발하는 원리를 '근본 신념'이라 부르는데, 내 연구에서 가장 반복적으로 등장하는 공통된 근본 신념은 우리 몸이 신체적, 감정적 혹은 영적인 수준에서 막혀 있으면 질병이 된다는 것이다. 대체요법 치료사뿐 아니라 생환자들도 이 세 가지 수준에서 움직임에 제약이 없을 때 건강이 따라온다고 여긴다. 이 개념은 암 치료는 물론 암 자체에 대해서도 새롭게 생각해볼 수 있게 한다.

암이 어떻게 생기는지 더 잘 이해하기 위해 비유를 하나 들어보겠다. 제대로 기능하는 몸은 도시와 많이 닮아 있는데, 특히 도시의 쓰레기처리 시스템을 떠올리면 쉽게 이해할 수 있다. 예를 들어, 도시에는 상한 음식처럼 우리가 매일 내다 버릴 것들이 있듯이 몸속 세포도 독소와 박테리아, 늙은 세포 등을 버려야 한다. 쓰레기차는 도시의 쓰레기를 수거해서 쓰레기 처리장으로 가져가 재활용할 것과 폐기할 것으로 구분한다. 비슷하게 몸속 세포에서 버려진 것들은 면역체계에 의해 신장이나 간으로 보내진다. 그런 다음 몸 밖으로 배출되거나 다시 흡수되거나 할 것이다.

쓰레기차가 몇 주간 도시의 쓰레기를 수거해가지 않으면 골칫거리가 되듯이 우리의 몸속 세포도 노폐물 처리 시스템을 통해 처리되지 않고 계속 쌓여 있게 되면 심각한 문제를 일으킨다. 즉, 암으로 진행될 수도 있다는 뜻이다. 우리 모두는 몸속에 암 세포를 갖고 있다. 단순하게 말해서 그것은 세포의 '잘못된 복제본'이며, 세포가 복제되는 과정에서 여러 이유로 나타날 수 있다. 이유를 막론하고 우리의 면역체계는 대개 이 잘못된 복제본의 존재를 감지하고 어떤 문제도 일으키지 않고는 주저 없이 제거해버린다.

하지만 때때로 면역체계가 약해지거나 암세포들이 용케도 화학적 '마스크' 뒤로 숨어버려 배출되지 않은 채 몸속에 남아 있는 경우가 있다. 이 기간이 길어지면 암세포들은 종양을 만들 정도로 커진다. 내가 인터뷰한 사람들의 견해에 따르면 이러한 종양의 '막힘 현상'이 없어져야 하고, 재발하지 않기 위해서는 그 막힘 현상의 원인도 규명해야 한다는 것이다. 그래야만 같은 상황이 다시 발생하지 않는다.

이 같은 신념으로 자연치유 생환자들은 몸에 '쌓인' 것은 무엇이든 처리해야 한다고 생각한다. 그것이 신체적이든, 감정적이든 혹은 영적인 것이든 말이다. 그들은 어떤 사람은 신체적인 막힘이 더 많은 반면 또 다른 사람은 감정적 혹은 영적인 막힘이 더 많이 나타난다고 주장했다. 하지만 그것이 어떤 수준이건 우선적으로 막힘 현상을 규명하고 원인을 파악해서 완전히 해소해야 한다는 공통된 목표는 달라질 게 없다.

애덤이라는 한 생환자는 평균 생존 기간이 3년 6개월밖에 되지 않는 뇌종양인 핍지교종 3기 진단을 받았는데, 그는 자기가 막힌 감정 때문에 암에 걸렸다고 믿고 있었다.[1] 두 번에 걸쳐 침윤성 뇌종양의 대부분을 제거하고는 거의 녹초가 된 애덤은 항암화학요법과 방사선치료를 받으라는 의사의 제안을 거절했다. 왜냐하면 그 치료들은 생존 가능성이 희박했고 부작용이 심각했기 때문이다. 주치의는 그럴 경우 1년 안에 재발할 수 있다고 경고했지만 애덤은 다른 치료법을 시도해보기로 했다. 그래서 식단을 바꾸고 몸속의 신체적인 막힘을 해결하기 위해 여러 보조제를 함께 섭취하면서 과거의 막힌 감정을 푸는 데 혼신의 힘을 기울였다.

스스로 질병을 유발하는 마음과 사고의 유형을 살펴서 그것이 무엇인지 밝히고 고칠 수 있다면 결코 신체적인 질병이 배겨낼 도리가 없죠. 암이 우리 몸 어디에서 생겼든 간에 암이라는 것은 우리가 붙들고 있는 일종의 분노를 의미해요. 저는 이른바 '해소 작용'을 시도해요. 당신의 아버지를 한번 상상해보세요. 당신을 위해 해주신 모든 것이 떠오를 거예요. 긍정적인 것, 부정적인 것 모두 다요. 하지만 어떤 시점에서 당신은 그것들을 내보내야 해요. 만약 당신이 무엇이든 떠오르는 경험의 순간들을 흘려보내면 더 이상 그것은 존재하지 않게 됩니다. 더 이상 **당신** 안에 머무를 필요가 없는 것이죠. 그래서 저는 자주 이렇게 해요.

주치의에게 1년 안에 재발할 것이라는 말을 들은 지 4년이 지난 지금, 애덤은 암이 깨끗이 나았고 전문 음악가로서 자신의 일에 만족하고 있다. 그는 자신이 회복되는 데 가장 중요하게 작용한 요인은 몸-마음-영혼의 감정적인 수준에서 막혀 있던 분노를 푸는 것이었다고 믿는다.

억눌린 감정은 무엇인가?

억눌린 감정은 그것이 긍정적이든 부정적이든 혹은 의식하든 의식하지 못하든 당신이 꽉 잡고 놓지 못하는 과거의 어떤 감정을 의미한다. 우리는 흔히 스트레스와 공포, 트라우마, 후회, 분노, 슬픔과 같이 부정적인 감정들에 매달리게 된다. 사람들은 대부분 행복한 감정을 붙들고 있으면 좋을 것이라 생각하지만 행복이 과거에 발목을 잡힌 채로 있으면 그것은 이내 추억으로 바뀐다. 그래서 현재의 진짜 행복이 아니라 과거의 기억에 마음이 쏠려버리고 마는 것이다.

긍정적이거나 부정적인 태도와 함께 억눌린 감정은 의식적 혹은 무의식적일 수 있기 때문에 온전히 기억나지 않을 수도 있고 전혀 기억하지 못할 수도 있다. 왜냐하면 사고나 신체적 사건, 성 학대와 같은 트라우마는 기억에서 차단되기 때문이다. 이 장의 마지막 부분인 '실행 단계'에서는 무의식 속에 갇혀 있는 기억들을 내보낼 방법을 제안하겠지만, 여기서는 붙들고 있던 과거의 어떤 감정들에 억눌려서 오랫동안 몸-마음-영혼의 체계가 막혀버렸는지 짚고 넘어가는 것이 중요하다. 완전치유 생환자인 에밀리는 암을 치료하기 위해 과거의 감정을 내보내는 것에 초점을 두었다. 그녀는 자궁암 4기 진단을 받고 수술을 했다. 주치의는 전이된 암을 치료하기 위해 항암화학요법과 방사선치료를 이어서 하자고 했지만 에밀리는 망설였다. 이미 몸이 약해질 대로 약해져서 강도가 센 치료를 견딜 수 없으리라는 것을 직관적으로 알았다. 에밀리가 에너지 의학에서 훈련받은 바에 의하면 그보다 중요한 것은 최근 이혼으로 인한 억눌린 감정 때문에 면역체계가 제대로 작동하지 못한다는 것이었다.

저는 주치의에게 이 문제를 해결하도록 몇 주 정도 시간을 달라고 했어요. 제가 겪었던 전혀 예상치 못한 끔찍한 이혼에 대해서 설명했어요. 그리고 좀 더 강력하게 말했지요. 그것이 제 두 번째 차크라(요가에서 말하는 자궁경관 근처에 있는 에너지 중심)라는 것을. 저는 에너지치료사로서 적용해볼 수 있는 몇 가지 기술도 알고 있었어요. 제 주치의는 기회를 주었어요. 단, 2주 후에 CT촬영과 여러 검사를 해서 암세포가 사라졌는지 확인해보자고 하더군요. 그래서 저도 그러자고 했지요. 몇 주 동안 기 치료와 요가, 매일 한 번씩 힐링 터치[호르몬 분비점을 중심으로 손으로 어루만지는 기 체조의 일종]를 받고 기도하고, 울고, 웃고, 용서하며 다른 에너지 의학 방법으로 마음속의 슬픈 감정을 다루고 정화하기 시작했어요. 그렇게 하면서 여러 측면에서 진정한 치유가 일어났어요.

2주 후, 에밀리가 검사를 받았을 때 의사는 전이된 암이 사라졌을 뿐 아니라 어디에서도 암세포가 발견되지 않아 몹시 놀랐다. 그로부터 6년 후인 지금까지도 에밀리는 이전보다 더 건강하고 행복하게 지내고 있으며 이혼의 아픔에서도 벗어났다.

스트레스와 암

최근 20년 사이 혹은 그 이전부터 억눌린 스트레스를 내보내는 것이 우리 몸에 좋은 영향을 준다는 이론은 연구를 통해 지지를 받기 시작했다. 이것은 특히 스트레스에 관한 진실을 다루며, 수많은 연구에서 개별적인 감정 상태가 몸에 미치는 영향을 조사했다. 스트레스와 관련해서 획을 긋는 한 연구가 1991년 『뉴잉글랜드 의학 저널』에 게재되었다.[2] 이 연구에서는 420명의 남성과 여성을 대상으로 먼저 스트레스를 받는 다양한 요인을 조사했다. 그러고 나서 일부 대상자에게는 식염수가 든 비강 스프레이를 주었고 나머지 사람들에게는 일반 감기 바이러스를 주입한 스프레이를 건넸다.(둘 중 어떤 스프레이를 제공했는지는 비밀로 했지만 무슨 일이 일어날지에 대해서는 미리 밝혔으니 걱정하지 마라.) 무슨 일이 일어났을까? 설문에서 스트레스를 더 받는다고 응답한 사람들은 감기에 걸렸고, 스트레스를 덜 받는 사람들은 감기와 싸워서 이겨낼 수 있었다. 설문에 적어낸 모든 요인 중에 스트레스만이 결과에 확연한 차이를 가져왔다. 다시 말해 이 연구는 스트레스에 사로잡혀 있으면 질병에 더 취약하다는 것을 보여주었다.

이 획기적인 연구 이후로 수많은 연구에서 줄줄이 스트레스가 평범한 감기뿐 아니라 심장병, 자가면역장애, 암과 같은 심각한 질병과도 관계가 있다는 결과를 발표했다. 하지만 여전히 스트레스 자체가 암을 유발한다는 것을 증명하기란 어렵다. 왜냐하면 어느 한 집단은 의도적으로 스트레스를 받게 하고 다른 집단은 편안한 상태를 유지해서 암의 발생을 지켜보는 것은 비윤리적인 일이기 때문이다. 하지만 연구자들은 틀림없이 스트레스가 면역체계를 약화시킨다고 보고 있으며 또한 면역체계는 몸에서 암세포를 감지하고 없애는 데 핵심적인 역할을 한다고 여겼다.

스트레스가 면역체계를 약화시키는 방법 중 하나는 우리 세포가 분비하는 신경펩티드를 바꾸는 것이다. 신경펩티드는 우리 몸의 특정 세포에서 분비되는 화학물질로 우리 몸의 다른 세포에 붙어서 영향을 미친다. 우리 면역체계에 긍정적인 영향을 주는 신경펩티드는 세로토닌과 도파민, 릴랙신 등으로 편안하고 행복하다고 느낄 때 분비된다. 우리 몸에 특히 오랫동안 부정적인 영향을 주는 신경펩티드는 스트레스 호르몬으로 알려진 코티솔과 에피네프린, 아드레날린 등이 있다. 문제는 우리 몸에 있는 거의 모든 세포가 이러한 신경펩티드들을 만들어내고 받아들이는 능력이 있기 때문에 스트레스, 혹은 특정 감정의 영향력이 커진다는 것이다.[3] 다시 말해, 몸과 마음은 분리되어 있다는 구시대적 사고방식은 더 이상 과학적으로도 타당하지 않다. 반면, 세포에도 마음(신경펩티드의 분비를 가져오는 감정의 형태)이 있기 때문에 스트레스와 같은 감정은 면역세포뿐 아니라 우리 몸의 모든 세포에 좋지 않은 영향을 미칠 수 있다는 것이다.

조사과정에서 만난 어느 치료사는 스트레스와 억눌린 감정이 세포에 어떻게 부정적인 영향을 미치는지를 자세히 연구하고 있었다. 1장에서 살펴본 노벨상 수상자 오토 바르부르크와 마찬가지로 도쿄의 통합적 종양학자 고바야시 쓰네오 박사도 암세포는 미토콘드리아가 손상된 세포일 뿐이라고 주장했다. 다만 고바야시 박사는 바르부르크 박사와는 달리 미토콘드리아를 손상시키는 주범이 억눌린 감정이라고 보았다.

1장에서 살펴본 바와 같이 미토콘드리아는 우리가 들이마시는 산소를 세포에 필요한 에너지로 변환시키는 역할을 한다. 또한 '세포예정사' 혹은 '세포 소멸'이라 불리는 죽은 세포들이 새로운 세포로 대체되는 시기를 알려준다. 암에 걸리면 두 가지 현상이 나타나는데, 암세포는 더 이상 산소가 아니라 당분(예를 들면 글루코스)에서 에너지를 얻는다. 그리고 암세포는 죽어야 할 때 죽지 않고 자기 복제를 통해 계속 살아남는

다. 이 두 가지 기능, 산소를 통해 에너지를 생성하고 제때 죽는 것은 모두 미토콘드리아의 몫이다. 바르부르크 박사와 고바야시 박사가 암세포를 단순히 건강한 세포에서 미토콘드리아가 손상된 것으로 보는 이론은 일리가 있다. 그리고 실제로 오늘날 대부분의 연구자는 그 생각에 동의하고 있다.[4]

한 걸음 더 나아가 고바야시 박사는 다양한 요인, 심지어 억눌린 감정까지도 세포 내 미토콘드리아를 손상시킨다는 가설을 펼친다.

> 암은 암세포가 아니라 사람에 의해서 만들어집니다. 순환이 잘 안 되고 중심체온이 낮아서 암세포는 아주 나쁜 세포가 아니라 좋지 않은 환경에 적응하기 위해 희생된 게으른 세포라고 생각해요. 암세포는 절대로 심장과 소장에서는 생기지 않아요. 왜냐하면 심장과 소장은 혈액순환이 활발하고 따뜻하며 산소가 충분하기 때문이지요. 암은 실감정증失感情症(감정표현 불능증)의 최종 결과물입니다. 암으로 고통받기 전에 암 환자 대부분은 실감정증을 앓고 있었어요. 실감정증은 혈압과 중심체온을 떨어뜨리는 원인이 돼요. 그리고 미토콘드리아의 기능을 파괴하지요.

고바야시 박사는 미토콘드리아 손상을 암의 주된 원인으로 보기 때문에 미토콘드리아의 기능을 회복시키는 것에 초점을 둔다. 그는 중심체온을 올리는 신체적 치료와 함께 감정 해소 작용을 통한 감정 치료 등의 다양한 방법으로 이를 시도했다.

만약 스트레스에 대해 읽는 것만으로도 스트레스를 받는다면, '스트레스 관리'라는 좋은 방법을 소개하겠다. 연구 보고서들에 따르면 스트레스, 분노, 공포의 느낌을 해소하면 우리 면역체계가 아주 빠르게 강화된다고 한다. 예를 들어, 한 연구에서는 10주에 걸쳐 스트레스 관리 과정에 참여했던 유방암 환자가 그 과정에 참여하지 않은 통제 집단에 비해 백혈구가 증가했다는 결과가 나왔다.[5] 또한 스트레스 관리와 이완 기술을 가르쳐주는 6주 과정에 참여한 흑색종 피부암 환자는 그렇지 않은 환자들보다 자연살해세포 활동이 현저히 증가했다는 연구 결과도 있었다.[6] 여기서는 특히 자연살해세포들이 면역체계의 자연암살해세포라는 점에서 매우 의미가 있다. 이런 백혈구의 특수한 형태는 암세포를 꼼짝 못하게 한 다음 일종의 '독'(퍼포린)을 주입해서 암세포를 죽일 수 있다.

이외에도 스트레스를 줄이고 억눌린 감정을 해소하는 방법들을 이 장 끝부분에서 소개하겠다. 하지만 그 전에 반드시 기억해두어야 할 것이 있다. 스트레스에 사로잡히면 면역체계가 약해지고 암과 싸우는 능력도 떨어지지만, 스트레스를 풀면 면역력은 강해진다는 사실이다.

두려움과 암

거의 모든 완전치유 생환자가 여러 가지 억눌린 감정 중에서 반드시 해소해야 한다고 얘기한 것은 두려움이었다. 아마도 슬픔과 분노는 모든 사람에게 해당되지는 않겠지만 두려움은 우리 모두가 어느 정도는 느끼기 때문일 것이다. 특히 죽음에 대한 두려움은 우리가 살아가면서 어느 순간에는 반드시 직면하게 되는 감정이다. 그리고 암 환자들은 "당신은 암입니다"라는 말을 듣는 순간 죽을지도 모른다는 두려움과 대면하게 된다.

두려움은 암 환자 대부분에게 지배적으로 나타나는 감정이기 때문에 내가 인터뷰한 많은 치료사는 두려움을 해소하는 것이 선결 과제라고 입을 모았다. 그중 패티 콩클린 박사는 단순히 환자를 보는 것만으로도 에너지 파장을 읽고 어디가 왜 아픈지 알아내는 '의료적 통찰력'을 지닌 치료사다. 그녀는 사람의 에너지 파장이 마치 텔레비전 화면의 정전기 (전파)처럼 보이는 남들과는 다른 시각적 능력을 타고났다고 했다. 인터 뷰하는 동안 치료를 위해 암 환자가 반드시 해야만 하는 것은 무엇이라고 생각하는지 묻자, 그녀는 다음과 같이 대답했다.

항복하세요. 우리 몸이 신체적, 감정적, 영적 수준에서 다시 안정되고 균형을 되찾는 것을 목표로 해야 합니다. 사랑과 두려움이라는 두 가지 감정이 있어요. 사람들은 두려움을 "진짜처럼 보이는 가짜 증거"라고 여기지요. 저는 그것을 "사용할 수 있는 모든 자원을 잊은 상태"로 봅니다. 여기서 그 자원은 바로 우리 안에 있는 것이지요. 저는 환자들에게 삶 그리고 죽음과 잘 지내기 위해서는 항복하라고 권해요. 그리고 몸이 편안한 상태일수록 치료 기회가 더 많아집니다. 하지만 공포에 떨면, 에너지 파장과 면역체계는 전부 멈춰버리지요.

다시 말해, 콩클린 박사는 두려움을 해소하고 내면의 평화라는 선천적으로 이용 가능한 '자원'에 기대면 몸의 균형을 되찾게 된다고 생각했다. 하지만 두려움에 사로잡혀 있으면 몸의 체계는 멈춰버리고 결국 신체적 질병으로 이어지는 에너지의 막힘 증상을 동반한다고 보았다. 이처럼 콩클린 박사가 제안하는 항복의 진정한 의미는 죽음의 두려움과 정면으로 부딪쳐본다는 뜻인데, 말처럼 쉬운 일은 아니다.

네이선의 경우는 항암화학요법을 거부하고 대체의학 치료를 시도하려고 마음먹었을 때 죽음의 두려움에 직면해야만 했다. 그는 치료하기 힘든 희귀 림프종의 일종인 림프형질세포 림프종 4기 판정을 받았다. 현대의학 체계의 의사들은 이런 종류의 암에 대해 거의 알지 못했기 때문에 네이선이 항암화학요법을 몇 번 받고 나자 암세포는 급격히 커졌다. 그래서 그는 치료를 중단하기로 했고 곧 의사들과 결별했다. 의사들은 네이선에게 유감스럽지만 앞으로 1, 2년 정도밖에 살지 못할 거라고 했다. 그때부터 네이선은 여러 치료사로부터 에너지치료를 받으며 겨우살이 허브 보조제를 복용하고 과거의 트라우마와 현재 느끼는 두려움을 모두 내보내려고 애쓰는 등 치료의 여정을 시작했다. 네이선은 죽음에 대한 두려움에 직면하는 것을 다음과 같이 묘사했다.

항암화학요법을 끊기로 결정했을 때, 두려움은 이전보다 더 크고 심각해졌어요. 왜냐하면 그 결정으로 다음 해에 죽을 수도 있다는 것을 알았기 때문이지요. 그래서 저는 나흘간 잠을 잘 수가 없었어요. 공포와 마주하면서 제가 죽을 수도 있다는 사실을 받아들이는 과정에서 도저히 잠을 이룰 수가 없더군요. 하지만 시간이 흐르자 괜찮아졌어요! 죽음의 두려움이 사라졌지요. 일단 선택한 이상 무슨 일이 일어날지 기대해봐야죠. 그렇지 않나요? 그러자 바로 이틀 뒤에 유명한 치료사를 만나는 사건이 벌어졌어요.

2005년에 의사는 네이선에게 1, 2년밖에는 살지 못할 것이라 했지만 내가 그를 만난 것은 2011년이었다. 그는 남아메리카에서 마음껏 여행을 즐기며 자연의 아름다움에 흠뻑 빠져 있었다. 나는 죽음의 두려움에 직면하는 것이 사후에 일어날 일에 대해 어떻게 믿는가에 따라 굉장히 쉬운 일이 될 수도, 반대로 굉장히 어려운 일이 될 수도 있다는 것을 깨달았다. 하지만 내가 만났던 완전치유 생환자들 대부분은 이 문제를 더 이상 간과할 수 없기 때문에 두려움과 직면하면 잠시 동안이라도 마음의 안정을 되찾게 된다고 했다.

두려움이 우리 신체에 얼마나 강한 영향을 미칠 수 있는지 한 연구를 예로 들어 살펴보자. 하지만 이 연구는 새로운 항암화학요법의 효과 여부를 밝히기 위해 실시한 것일 뿐, 애초에 두려움에 대한 것을 알아낼 의도는 없었다. 암 환자들을 무작위로 추출하여 2개 집단으로 나누고 실험 집단에는 새로운 항암화학요법을 실시했고, 통제 집단에는 새로운 항암화학요법이 들어간다고 알려준 뒤 식염수만 주입했다. 놀랍게도 통제 집단의 30퍼센트(40명)에 달하는 환자들은 자신이 항암화학요법을 받는다는 생각만으로 머리카락이 빠졌다.[7] 즉, 항암화학요법으로 부작용이 생길지도 모른다는 극심한 공포는 정말로 몸에 부작용을 일으킨 셈이었다. 실제로는 아무런 항암화학요법을 실시하지 않았는데도 말이다.

이외에도 무수한 연구에서 우리 몸은 두려움을 느끼면 투쟁-도주 반응을 보이며 휴식-충전 상태로 전환될 수 없다는 결과를 보여주었다. 사람들은 대부분 이 두 가지 반응이 서로 배타적이라고 생각하지 않는다. 다시 말해, 우리가 두려움을 느낄 때 몸은 치유되지 않고, 몸이 자가치유되고 있다면 우리는 두려움을 느끼고 있지 않는 것이다. 어떤 연구의 예를 들어보면, 우선 두려움을 잘 느끼는 사람들은 스트레스원에 노출된 후에는 어떤 자연살해세포도 만들지 않는 반면 선천적으로 두려움을 덜 느끼는 사람은 자연살해세포를 만들어냈다.[8] 많은 완전치유 생환자가 우리 몸에서 두려움을 내보내는 것이 치료의 가장 좋은 방법 중 하나라고 반복해서 강조한 이유가 여기에 있다. 왜냐하면 두려움은 정말로 면역체계를 멈출 수 있기 때문이다.

폭포수 요법

이 장의 마지막 부분에 가서 몸-마음-영혼의 체계에서 억눌린 감정을 내보내는 방법에 대해 구체적으로 다루겠지만 최종적인 목표는 폭포수처럼 되는 것이다. 지금 이 순간 반응을 통해 감정이 솟구쳐서 폭포수처럼 당신을 온전히 씻어주는 것 말이다. 이런 방법으로 과거의 감정적인 짐을 내려놓고 편안한 상태로 새로운 매 순간을 경험할 수 있는 것이다.

샌프란시스코에서 침술사이자 약초학자로 잘 알려진 마이클 브로프맨은 지난 20년 동안 수천 명의 암 환자를 치료했다. 그는 폭포수 요법을 이렇게 묘사하고 있다.

일반적으로 두려움에서 해방될 때 완전히 치유가 됩니다. 완전치유가 된 사람들과 다시 치료를 받았어도 오랫동안 회복한 경험이 있는 사람들은 불확실성을 다루는 최선의 방법을 알고 있어요. 불확실성은 굉장히 핵심적인 요소인데 현재에 머무르며 앞날에 두려움을 느끼지 않는 사람들은 더 잘할 수 있어요. 만약 지금 이 순간에 머물면서 암에 대한 불확실성을 다룰 수 있게 된다면 금상첨화겠지요. 회복의 측면에서 보면 그렇게 하여 몸을 이완시킬 수 있습니다. 긴장이 풀리고 산소가 더 많이 공급되면서 세포는 좀 더 안정된 상태에 놓이고 균형을 찾게 됩니다.

달리 말해서, 마이클은 불확실성과 두려움 같은 억눌린 감정을 해소하고 지금 이 순간에 평화롭게 머무르면 우리 몸은 이완되고 실제로 치유 능력이 좋아진다고 믿는다.

억눌린 감정을 해소하는 것에 대한 기본 개념을 알아봤으니 이제는 조의 치료 이야기를 통해 이 주제를 좀 더 깊이 탐구해보겠다. 조는 당시 앓고 있던 폐암을 고치기 위해 과거의 감정들을 내보내는 작업을 했다. 이 책에서 소개된 다른 사례들과 마찬가지로 의학적이든 개인적이든 조의 몇몇 선택에서 당신은 의구심을 가질 수도 있다. 그렇지만 더 큰 주제를 위해 눈과 마음을 열고 읽어주길 바란다.

조의 이야기

조는 가톨릭 집안에서 태어나 가톨릭적인 분위기 속에서 자랐고 심지어 가톨릭 남학교를 다녔다. 40년 후에 조는 이 같은 성장 배경을 특유의 유머러스한 말투로 표현했다.

12년간의 가톨릭 학교생활은 저에게 하느님에 대해 많은 것을 가르쳐주었어요. 첫째로 하느님은 틀림없이 남자일 겁니다. 백인이며 아마도 북유럽인일 거예요. 하얀 수염에 나이가 매우 많겠지요. 그는 비판적이고 불같이 화를 냅니다. 하느님이 내리는 벌은 부모님이나 학교에서 주는 벌보다 훨씬 더 가혹해요.(웃음)

물론 모든 가톨릭교도가 이렇게 생각하는 것은 아니지만 조의 경우는 달랐고 이것은 어디까지나 조의 경험이다. 어린 시절에 조는 죄를 짓지 않아야 하느님에게 사랑받을 수 있고, 잘못을 저지르면 영원한 지옥불에 떨어진다는 식으로 하느님에 대한 경외심을 고취시키는 교육을 받았다. "하느님은 너무 무서워서 오금이 저릴 정도예요"라고 조는 말했다. 조는 자신이 동성애자인 것을 알기 전부터 이미 그렇게 느끼고 있었다.

상상이 가겠지만, 조는 힘겨운 청소년기를 보냈다. 다른 남자아이들을 향한 자신의 감정을 억눌렀고 몹시 수치스러워서 신부님에게 고해성사를 할 수조차 없었다. 조는 아무에게도 자신의 '끔찍한' 비밀을 털어놓지 않았다. 그리고 하느님에게 머릿속에 들어찬 사악한 생각들을 없애달라고 필사적으로 기도했다. 전심을 다했지만 기도는 응답받지 못했다. 조는 혼신의 힘을 기울여 자신의 느낌을 억눌렀다. 하지만 사춘기 후반으로 넘어가면서 이따금씩 자신의 감정에 굴복하여 또래의 동성애자와 육체적 관계를 갖게 되었다. 그 후에 조는 수치심과 두려움에 짓눌려 다시는 죄를 짓지 않겠다고 몇 번이고 맹세했다.

이런 상황에서 조가 하느님이 자신을 증오할 것이라는 생각에서 벗어나기 위해 약물과 술로 도피한 것은 별로 놀라운 일이 아니다. 그는 담배를 피우기 시작했고 그것은 이내 습관이 되어버렸다. 어느 순간 자살도 생각했지만 그렇게 하면 지옥에 떨어진다는 것을 떠올리게 되었다. 그가 찾은 유일한 해결책은 어떻게든 가톨릭교회를 떠나는 것이었다. 그래서 대학을 갈 때 의도적으로 다양한 국적과 종교를 인정하는 남녀 공학의 공립대학을 선택했다. 자신의 죄 많은 본성을 계속 떠올리지 않아도 된다면 스스로 좀 더 편안해질 거라 생각한 것이다. 하지만 그의 치밀한 계획에도 불구하고 죄책감과 수치심은 아주 깊숙이 자리 잡고 있어서 대학생이 되어서도 끈질기게 그를 따라다녔다.

제가 대학이라는 다른 세계로 들어갔음에도 여전히 타고난 대로 살고 스스로를 사랑해도 된다는 생각은 들지 않았어요. 저는 하느님에게서 벗어날 수가 없었던 거예요. 그는 제 일거수일투족을 감시했어요. 그러다 저는 수년 동안 한꺼번에 여러 명을 만나며 문란한 생활을 했습니다. 새로운 남자와 더 가까워지는 것이 두렵기도 했어요. 그 관계도 곧 끝날 거니까요. 저는 결코 '정상'이 아니었어요.

어느 여름방학에 조는 어린이 캠프에서 문제 행동을 보이는 아이들을 상담했다. 그는 그 일에서 큰 의미와 성취감을 느꼈다. 특별한 은총으로 하느님이 그에게 직업적 소명을 주신 것으로 받아들였다. 조는 당시에 이렇게 생각했다고 기억한다. "다른 사람을 돕는 일은 내 '영성의 이력'에 득이 될 거야. 아마 심판의 날에 하느님은 다른 것들을 눈감아주실지도 모르지." 그는 마침내 바른길로 돌아왔다고 안도하며 그해 여름에 처음으로 여자와 잠자리를 가졌다. 하지만 그 한 번의 경험으로 조는 자신이 어쩔 수 없는 동성애자라는 사실을 다시 한번 절감하게 되었다. 결국 현실을 받아들이기 위해 자신의 종교를 완전히 버리기로 결심했다. 그는 당시를 이렇게 회상한다.

몇 년 더 걸렸지만 저는 결국 처음으로 사랑하는 남자를 만나게 되었어요. 이제는 되돌아갈 수 없게 되었지요. 사랑하는 마음을 계속 부인할 수는 없었어요. 행복하기 위해서는 하느님을 떠나야만 했어요.

대학을 졸업한 후 조는 가톨릭 신앙을 버리고 동성애를 허용하는 도시로 이사가 다른 이들을 돕는 직업을 가졌다. 그리고 한 남자와 오랫동안 사귀었다. 몇 년 후 그는 더 이상 지옥을 믿지 않았지만, 하느님과 영적으로 교감한다고 이야기하는 친구가 여전히 부러웠다. 또 몇 해가 지나고, 결국 오래된 남자 친구와의 관계가 위태로워지고 일에도 지치기 시작했다. 그 무렵 조는 40대였고 더 이상 긍정적인 정신 상태가 아니었으며 삶을 "견뎌내야 하는 어떤 것"으로 보기에 이르렀다.

사건은 2007년 3월에 일어났다. 조가 살면서 참된 즐거움을 느끼는 몇 안 되는 일 중 하나인 여행을 준비할 때였다. 기대에 부풀어 페루를 여행할 예정으로 떠나기 전 몇 가지 예방접종을 하러 갔다. 그는 최근에 건강을 생각해서 담배를 끊었는데 의사는 그가 숨을 쉴 때 여전히 담배 냄새가 남아 있으니 폐 CT촬영을 해보자고 권했다. 결과는 치명적이었다. 양쪽 폐에 12개의 반점과 2개의 비대해진 림프절이 보였는데 매우 심각한 상태였다. 바로 폐 전이암이었다.

조는 자기 생에 마지막 여행이 될 거라 생각하며 페루로 향했다. 그런 다음 몇 달간 검사를 했고 6월에 결국 조직검사를 위해 간단한 수술을 했다. 그 결과 전이된 비소세포폐암으로 확인되었다. 주치의는 다양한 약물이 들어간 항암화학요법을 3회에 걸쳐 시행한 후 갈비뼈를 열어서 12개의 림프절을 제거하는 수술을 한 다음, 6주간 흉부에 방사선치료를 실시하자고 제안했다. 외과 전문의는 조의 암이 공격적인 형태이기 때문에 치료도 과감히 들어가야 한다고 했다.

집중적인 치료를 시작하기 전에 조는 예후를 물어보았다. 주치의는 모든 치료를 한 경우에도 조와 같은 진단을 받은 환자들이 1년 안에 25퍼센트가, 2년 안에는 50퍼센트가, 5년 안에는 80퍼센트가 사망한다고 일러주었다. 만약 조가 치료를 받지 않으면 1년 내지 2년 안에 사망할 가능성이 크다는 말이었다. 조는 그 순간 자신의 머리를 스쳐 지나갔던 소름끼치는 생각을 떠올렸다.

저는 더 이상 죽음이 두렵지 않았어요. 왜냐하면 하느님에 대한 관점이 성숙해졌기 때문이지요. 저는 더 이상 지옥을 믿지 않게 되었어요. 하지만 여전히 삶은 견뎌야 하는 경험인 것이지요. 어쩌면 이것은 더이상 아무런 문제도, 스트레스도 주지 않는 돌파구인지도 모르죠. 마침내 평화를 누릴 수 있으니까요.

조는 생각할 시간이 필요해서 주치의에게 마지막으로 짧은 여행을 다녀와도 되겠는지 물어보았다. 마침 친구들이 타이로 여행을 가게 되었고 조에게 함께 가자고 했다. 항암화학요법과 수술, 방사선치료가 시작되면 몇 개월은 고사하고 앞으로 몇 년간 여행은 꿈도 꿀 수 없기 때문에 조는 그 기회를 덥석 붙잡았다. 주치의는 여행에서 돌아오는 즉시 항암화학요법을 시작한다는 조건으로 요청을 받아들였고 조도 의사의 말에 전적으로 동의했다.

조는 항암화학요법을 받아야 한다는 생각 때문에 무거운 마음으로 마지막이 될지도 모르는 해외여행 길에 올랐다. 그는 평소에 해외여행을 가기 위해 차근차근 돈을 모으고 휴가를 아껴두는 유형이었다. 이번 여행은 비록 충분히 쉬는 행복한 여행이 되기는 어려웠지만 어느 정도는 즐겼다. 여행이 끝나갈 무렵 그는 방콕에서 며칠을 보냈다. 그곳에서 번화가를 산책하다가 갑자기 생각지도 않았던 누군가가 큰 목소리로 자신을 부르는 것을 들었다.

"이봐요! 당신에게 꼭 할 얘기가 있어요!" 저는 물건을 파는 사람인 줄 알고 무시한 채 가던 길을 갔어요. 그는 나를 두 블록이나 따라왔고 신호등에서 따라잡았어요. 돌아보니 그 사람은 검은색 터번을 두르고 검은색 수염을 기른 시크교도였어요. "이봐요, 아까 길에서 당신을 봤을 때, 저는 당신에게 가서 운명을 말해주어야 한다는 신의 음성을 들었어요." 순간 의심이 들었지요. 저는 그런 것을 믿지 않거든요. 하지만 그는 저를 똑바로 쳐다보면서 "당신은 굉장히 건강해 보이지만, 의사들은 당신에게 정말 아프고 죽을 수도 있다고 말했군요. 하지만 그 말을 믿지 마세요. 당신은 여든여덟 살까지 살 것이고 그러다 어느 날 갑작스럽게 죽음을 맞이할 거예요."

조는 의심스러웠지만 그 남자가 자신의 건강 상태에 대해서 정확히 알고 있었기 때문에 걸음을 멈출 수밖에 없었다. 무엇보다도 호기심이 발동해서 이야기를 더 들어보려고 그 점쟁이와 동석했다. 정말 신기하게도 가족, 친구, 연인 등 다양한 관계에 대해 정확히 알고 있어서 조는 매우 당황했다. 그리고 조와 그의 파트너가 고통받고 견뎌온 어려움을 설명하며 둘의 오래된 관계를 깜짝 놀랄 정도로 정확히 묘사했다. 조는 그 당시 자신의 반응을 이렇게 설명한다.

그때 그는 제 혼을 쏙 빼놓았어요. 제가 빨간 머리의 여성을 만나 그녀로 인해 건강을 되찾을 거라는 말을 마지막으로 남기더군요. 저는 호주머니에 들어 있던 타이 돈을 모두 건네고는 쿵쾅거리는 가슴으로 호텔로 돌아왔어요. 그날 밤 좀처럼 잠들지 못했어요. 제가 믿고 있던 신념이 송두리째 흔들렸거든요.

휴가를 마치고 일터로 돌아온 첫날, 조는 동료에게 기이한 점쟁이를 만났던 얘기를 해줬다. 동료는 게시판에 있던 명함을 집어서 조에게 건넸다. 그것은 바로 그 지역에서 소문이 자자한 에너지치료사의 명함이었다. 조의 동료는 그녀를 한 번도 만난 적이 없다고 했지만, 조는 즉시 치료사에게 이메일을 썼다. 그는 점쟁이 얘기를 하고 나서 물었다. "당신이 내가 찾는 빨간 머리인가요?" 그녀는 대답했다. "네, 맞아요!" 그 말을 듣자마자 조는 그 자리에서 바로 다음 주에 만날 약속을 잡았다. 열흘 후 항암화학요법에 들어가기로 되어 있는데도 말이다.

치료사는 어리고 활기가 넘치며 마젠타 색으로 부분 염색을 한 적갈색 머리의 여성이었다. 그는 장난스럽게 "이 정도면 충분히 비슷해"라고 속으로 생각했다. 조가 폐 전이암이라고 밝히자 치료사는 먼저 차크라를 정화하고 에너지를 다시 정돈시키는 에너지치료를 하자고 권했다. 그런 다음 조의 팔과 다리와 몸통을 부드럽게 흔들며 조의 건강 상태를 이야기해주었다. 조는 이렇게 묘사한다.

그녀는 치료를 하면서 제게 환생을 믿느냐고 묻더군요. 가능할 수도 있는 일이라고 대답했어요. 그녀는 저와 제 파트너가 몇 번에 걸쳐 환생했다고 하더군요. 그래서 이번 생에 우리가 서로 고통받게 되었다는 거예요. 그와 나의 험난한 과거사를 볼 때 일리가 있는 얘기였어요. 그녀는 모든 것은 진동에너지로 만들어지고 폐암은 종종 해결되지 않은 분노와 원한의 결과로 생겨난다고 했어요.

치료가 끝날 무렵까지도 조는 여전히 의심스러웠지만, 처음 도착했을 때보다는 덜 불안했다. 그래서 다음 주에 그녀를 다시 보기로 했다. 그 사이 치료사가 추천해준 죽음과 죽어가는 것에 대해 다룬 닐 도널드 월시의 책 『신과 함께 거하는 집』을 읽어보았다. 그 책은 무척 흥미로워서 사흘 만에 다 읽었다. 조는 이렇게 설명한다.

책에는 이해가 쏙쏙 되도록 신에 대한 그림이 들어가 있어요. 제가 어린 시절 접했던 분노와 복수심에 가득 찬 신이 아니라 헤아릴 수 없는 사랑을 지닌 모습이었어요. 지금 생각해보니 저자가 자신의 이미지로 신을 창조했다는 생각이 들어요. 그 반대가 아니라요.

그다음 주에 조는 항암화학요법을 시작했다. 하지만 종양학자는 좀 더 정확하게 기준을 설정하기 위해 한 번 더 CT촬영을 하자고 했다. 검사 결과에 모두 깜짝 놀랐다. 타이 여행을 하기 전보다 종양이 약간 줄어 있었기 때문이다. 조도 어리둥절했지만 용기가 생겨 종양학자에게 시간을 더 달라고 할 엄두가 났다.

"6개월만 기다려주시겠어요?" 그러자 의사는 말했어요. "그럴 수는 없어요. 당신의 경우는 매우 공격적인 암이에요." 조직검사를 했던 외과 의사는 제게 치료를 미루는 것은 어리석은 결정이라고 했고, 1년 안에 사망할 수도 있다고 했어요.

그들의 경고에도 불구하고, 조는 종양이 약간 줄어든 것에 용기를 내서 항암화학요법을 미루고 지역 치료사와 에너지치료를 이어나가기로 했다. 그 후 6개월 동안 친구들이 추천해주는 다른 치료도 함께 받았다. 조는 지인이 권해준 기 치료를 매주 받으며 굉장히 즐거웠다. 또 다른 친구가 비타민 C를 많이 복용하면 암세포의 성장을 막을 수 있다고 하자 조는 시키는 대로 했고, 홍차버섯 차도 암 환자에게 좋다는 말에 그것 또한 마시기 시작했다.

가까운 친구가 소개해준 전인적 치료사도 몇 번 만났다. 전에 만난 치료사와 마찬가지로 이 치료사도 조의 삶과 연애관계에 대해서 기가 막히게 알아맞히는 묘한 능력이 있었다. 이 두 치료사가 반복해서 말하는 요지는 해결되지 않은 억눌린 감정들이 신체적 질병을 유발할 수 있다는 것이었다. 영성에 관한 책에서 폐암이 해결되지 않은 분노 및 억울함과 관계가 있다고 나온 것을 보고 조는 생각에 잠겼다. 왜 오래된 연인과의 관계는 이토록 힘든 것일까? 어린 시절 하느님에게 느꼈던 죄책감이 암과 관계가 있는 것은 아닐까? 흡연이 암을 일으켰다는 생각이 지배적이었는데 감정이 요인일 수 있다는 생각은 그에게 생소했을 뿐만 아니라 훨씬 더 미묘했다.

조는 의사에게 요청했던 6개월의 나머지 시간을 차크라 에너지를 재통합하고 비타민 C를 비롯한 여러 보조제를 복용하며 파트너와 하느님에 대한 분노나 억울함을 해소하면서 보냈다. 6개월이 지나고 CT촬영을 했을 때 종양이 좀 더 작아져 있기를 바랐다. 하지만 솔직히 말하면 어떤 결과가 나올지는 장담할 수 없었다. 다행히 종양은 약간 줄어들어 있었다. 그는 안도했고 아주 고무적인 검사 결과에 흥분해서 항암화학요법을 더 미룰 수 있는지 다시 한번 물어보았다. 의료진도 이 결과를 믿을 수 없었고 주치의는 놀라서 그저 고개를 절레절레 흔들 뿐 "조가 해온 대로 뭐든" 계속하라고 했다.

다시 6개월 동안 조는 에너지치료와 보조제 복용을 계속 병행하면서 자신이 가톨릭 환경에서 자라면서 하느님에 대해 느꼈던 뿌리 깊은 수치심, 슬픔, 분노를 해소하기 위해 영성과 관련된 책을 더 읽었다. 새롭게 접한 이 책들에서는 하느님을 아무도 판단하지 않는 분으로 묘사하고 우리 안의 신성과 연결하는 것에 대해 다루고 있었다. 6개월은 금세 지나가고 곧 CT촬영 일정이 다가왔다. 이번 결과에서도 종양은 더 줄어 있었고 조는 그동안 자신이 해온 방식대로 치료를 진행하며 영성을 재정립하기 위해 다시 여섯 달의 시간을 달라고 요청했다.

이번에는 책을 읽는 것에 그치지 않고 깊숙이 자리 잡은 과거의 감정을 해소하기 위해 명상과 같은 영성 훈련을 시작했다. 이 시간 동안, 그는 가까운 불교센터에 가서 열흘간 침묵 명상 수행에 참여하기로 했다. 소문에 의하면 이것은 10일에 걸쳐 진행되며 새벽 4시 30분에 일어나 하루에 14시간씩 명상하는 '깨달음의 속성 코스'였다. 조는 명상하는 게 힘들었지만 깨달음이라는 말이 마음에 들었기에 그 수행과정에 등록하게 되었다. 조의 말에 따르면, "이전에 명상을 할 때마다 아무 생각도 하지 않는다는 것이 얼마나 어려운가에 대해 오래 생각하다가 무념무상에 빠지는 것은 아주 잠깐뿐이었다"고 한다.

명상 수행에서 참가자들은 조용히 앉아서 눈을 감고 콧구멍에 의식을 집중한 다음, 어떤 감각이 느껴지는지 알아차리며 이 감각들에 반응하지 않으려고 노력한다. 정신이 흐트러지려고 할 때마다 그들은 다시 콧구멍에 집중하라고 주의를 받는다. 예상할 수 있듯이 조에게는 매우 어려운 일이었다.

첫날은 힘들었어요. 이전에는 한 번도 하루에 열두 시간씩 베개를 등에 기대고 마루에 앉아 있었던 적이 없거든요. 둘째 날은 더 괴로웠어요. 내 안의 곳곳에서 쏟아져 나오는 분노를 느끼기 시작했지요. 저는 차로 뛰쳐나가 현실로 돌아가는 일 따위는 하지 않으려고 안간힘을 써야 했어요. 현실은 이것보다 더 견딜 만했거든요. 셋째 날, 선생님은 우리를 준비시키고는 진정한 위파사나 명상을 시작했어요. 저는 그것을 제대로 할 수 있을 거라 확신했지만 제 안의 분노는 계속해서 끓어올랐어요. 대체 그것이 어디서 왔는지 알 수가 없었어요.

셋째 날, 머리에서 발끝까지 자신의 몸을 잠자코 조용히 훑어 내려가라는 지시를 받았지만 조의 마음속에는 여전히 설명할 수 없는 분노가 끓어오르고 있어서 그렇게 할 수 없었다. 넷째 날, 다른 자세로 바꾸고 싶거나 몸이 가려워도 꼼짝하면 안 되었다. 그렇게 세 시간 동안 명상을 했는데 조에게는 이것도 어려웠다. 시작하고 5분도 되지 않아 등이 심하게 가려워 어쩔 수 없이 긁고 말았다. 다섯째 날도 별로 나아지지 않았다. 조는 가려운 데를 긁는 바람에 고작 10분밖에 견디지 못했다. 그러다 마침내 여섯째 날부터 진전이 보이기 시작했다. 이해할 수 없는 분노가 사라졌고 한 시간 동안 근육을 움직이지 않을 수 있게 되었다. 힘을 받아 조는 마침내 조용히 몸을 훑어 내려갈 준비가 되었다고 느꼈다. 그래서 쉬는 시간 후에 조는 편안한 자세를 잡고 앉아서 머릿속으로 자신의 몸을 살피기 시작했다. 10분 동안 천천히 몸을 살펴본 후에 문득 지금까지와는 전혀 다른 불가사의한 느낌을 받기 시작했다.

몸에서 따끔거리는 느낌이 들기 시작했어요. 그러다 갑자기 눈꺼풀에서 섬광이 번쩍였어요. 제가 본 그 빛은 강물처럼 흐르는 에너지 같았어요. 동시에 몸 전체에 흐르고 있는 에너지의 강물을 느꼈지요. 이전에 아프고 가려웠던 부분은 순수한 기쁨으로 고동치고 있었어요. 그것은 3초간 지속되었습니다. 제가 움직이기 시작하자 10초가 더 지나서야 비로소 아픔, 통증, 고통과 가려움 등의 진짜 감각을 느끼게 되었지요. 무슨 일이 일어난 거지?! 저는 생각했어요. 제가 여태껏 경험했던 그 어떤 감각들보다 더 놀라운 것이었어요! 굉장히 아름답고 기분 좋은 경험이었습니다. 그것을 다시 찾아야만 했어요! 나머지 시간에, 저는 아주 열심히 몸을 살폈지만 성공하지 못했어요. 그날 밤 기쁨과 평안에 도취되어 잠자리에 들었지요. 환각 상태였을까요? 아니면 하느님을 경험한 것일까요? 그것이 무엇이든 저는 더 느끼고 싶었어요.

자신이 경험한 '에너지의 강물'에 대해 더 잘 이해하고 싶어서, 조는 다음 날 명상 지도사를 개별적으로 만났다. 그리고 자신이 더없이 행복한 경험을 했고, 다시 돌아갈 수 없어서 얼마나 좌절하고 있는지 털어놓았다. 지도사는 웃으며 많은 사람이 수년간 명상을 하지만 그 경험을 절대 다시 접하지 못한다고 설명했다.

저는 그분에게 "제가 신을 경험한 것인가요?"라고 물었어요. 그는 웃으며 "어떤 사람들은 그렇다고 해요"라고 대답하면서 제가 마음보다 더 아래 단계에서 제 자신의 본질적인 존재를 경험한 것이라 했어요. 석가모니는 우리가 우리 몸도 마음도 아니라고 가르쳤어요.("마음의 관찰자가 되라."— 석가모니 말씀)

지도사는 조에게 마음은 어떤 것에 '좋다'는 딱지를 붙이면 그것을 갈망하게 된다고 설명해주었다. 이에 대한 반응으로 더 깊은 존재는 갈망을 포함한 경험들을 창조해낸다. 반면 어떤 것을 '나쁜 것'으로 각인하면 그것을 피하게 된다. 또한 더 깊은 존재는 회피를 포함하는 경험을 만들어내는 식으로 작용한다. 조의 경우, 더없이 행복한 명상 경험을 '좋은 것'으로 분류했기 때문에, 그것을 갈망하기 시작한 것이고 더 깊은 존재는 그 경험을 갈망함으로써 반응하는 것이다. 선생님은 어떤 경험이든 평가하거나 구분 짓지 말고 그저 있는 그대로 경험하고 지나가라고 설명하며 말을 끝맺었다. 지혜로운 조언을 들었지만 조는 그 느낌을 다시 경험하는 것을 포기할 수가 없었다. 그의 말마따나 "신을 어떻게 갈망하지 않을 수 있겠는가?" 그는 수행이 지금껏 경험했던 것 중 가장 어렵지만 삶을 바꾸는 대단한 사건으로 묘사하고 있다.

저는 수행을 하면서 경험했던 모든 분노와 화가 하느님을 향한 것이었음을 깨닫게 되었어요. 기억을 더듬어보면 저는 삶을 견뎌야 하는 경험으로 생각했던 것 같아요. 많은 즐거운 경험을 하고 삶의 긍정적인 면에 감사했지만 저는 늘 유리컵이 반밖에 차지 않았다는 생각을 갖고 있었지요. 그러니까 부정적인 것에 집중하면서 긍정적인 것을 무시했던 거예요. 이런 저의 태도는 제가 하느님에게서 분리된 존재라고 교육받았던 어린 시절에 형성된 것이라 생각해요. 신이 만약 알파와 오메가라고 한다면 저도 그에게 속한다는 사실을 지금에서야 깨달았어요. 제 마음에서 원하지 않는다면 하느님에게서 절대 분리될 수 없는 것이지요.

조가 유년 시절 하느님에게 버림받은 느낌을 받은 이후부터 생겨났다고 여기는 슬픔, 수치심, 분노와 같은 감정들을 완전히 내보내는 데 수행이 도움이 되었다. 게다가 조는 수행을 하면서 10초 동안 에너지의 강물을 경험하는 순간, 우리 안에 존재하는 신성한 에너지를 느꼈다고 믿었다. 마지막으로 명상 지도사는 삶의 사건들을 즐겁거나 그렇지 않은 것으로 만드는 데 강력한 역할을 하는 것은 사고와 감정이라는 것을 믿도록 조를 지도했다.

저는 이제 하느님이 우리가 원하는 대로 삶과 세상을 만들어가도록 자유의지를 주셨다는 것을 알아요. 당신이 만약 부정적인 것에 초점을 두면 당신 주변에 긍정적인 일들이 벌어지더라도 부정적인 것을 보게 될 것입니다. 반면에 긍정적인 것에 초점을 두면 여전히 삶에서 부정적인 일들이 일어나더라도 긍정적으로 생각하게 될 겁니다. 저는 삶에서 일어나는 모든 것을 통제할 수 있다는 것을 깨닫게 되었어요. 그리고 그것은 기본적으로 내 태도와 생각에서 비롯된다는 것도요. 우리는 모든 것을 창조해요. 세상에 확고하게 굳어진 것은 없어요. 그 속에서도 모든 에너지가 진동하고 있죠. 모든 것을 만들어내는 것은 우리의 생각입니다. 그러니까 우리는 바로 신의 리얼리티 쇼인 셈이에요!(웃음)

다시 말해, 조는 생각이 에너지의 진동이라고 믿고 있으며 진동은 몸속 세포를 포함하는 주변의 모든 것에 영향을 준다고 했다. 그에게 암을 치료한 근본 요인이 무엇이라고 생각하는지 묻자 "태도를 바꾼 것이요"라고 즉시 대답했다. 그리고 무엇 때문에 암에 걸리게 되었다고 생각하느냐는 질문에는 주저하지 않고 다음과 같이 대답했다.

제 생각이 암을 만든 것 같아요. 그러니까 평소에 삶에 대해 가졌던 부정적인 생각들이요. 제 삶은 희망이 없다고 느꼈거든요. 어디에나 존재하고 심지어 제 안에도 살아 있는 신의 존재를 볼 수 없게 만든 것은 제 마음이었다는 걸 알아요. 지금 저는 삶이 하나의 경험과 같다고 생각해요. 그걸로 충분해요. 저는 과거를 떠나보내는 것을 배울 수 있었고, 현재의 저를 바라볼 수 있게 해준 경험들에 감사해요. 더 이상 신에게서 분리되었다고 느끼지 않아요. 제 눈이 닿는 곳 어디에서나 신을 본답니다. 만나는 모든 사람의 얼굴에서 신을 봐요. 거울 속에서도요.

삶을 바꾸는 명상 수련을 한 이후에 조는 과거의 모든 분노와 비관적인 생각을 남김없이 해소하고 현재 그가 접하는 것은 무엇이든 긍정적인 측면을 받아들이려고 애쓴다. 그는 계속해서 매주 즐겁게 기氣 수련을 받으며 휴가가 생기면 언제든 여행을 떠난다. 여전히 6개월에 한 번씩 CT촬영을 하고 있지만 지금까지 종양은 더 커지지 않았으며 조금씩 줄어들고 있었다. 종양이 완전히 사라지지는 않았지만 5년 전 처음으로 진단받은 후 지금까지 아무 문제도 일으키지 않았다.

종양학자는 자신의 예상을 뒤엎고 조의 공격적인 암이 진행되지 않는 것을 보고 완전히 할 말을 잃었다. 그리고 조에게 '뭐든 하고 싶은 대로' 계속하라고 격려했다. 한편, 조에게 현대의학 치료를 받지 않으면 1년 안에 죽을 수도 있다고 말했던 외과 의사는 6개월에 한 번씩 CT촬영을 하러 온 그와 마주칠 때마다 당황스러워하며 그저 고개만 내저었다. 조는 늘어난 6개월의 시간을 보내며 새로이 터득한 삶의 방식을 설명했다.

저는 결국 암으로 죽을지도 모른다고 생각하지만 아직은 아니에요. CT촬영을 할 때마다 더 분명해졌어요. 그래서 저는 다른 여행을 계획했어요. 그것은 제 삶의 활력소가 되었지요. 더 이상 가보고 싶은 장소가 없어지면 맘이 변할지도 모르죠. 무슨 말인지 아시죠?(웃음)

인터뷰 마지막에 조가 이렇게 말했을 때, 나는 그의 예상대로 암으로 죽을 수도 있겠지만 여든여덟 살이 될 때까지는 아니라고 농담조로 말했다.

조는 지금까지 내가 만나본 이 중에 가장 재미있고 밝게 살아가는 사람이다. 암 진단을 받기 전에는 지쳐 있고 비관적인 사람이었다는 말이 도저히 믿기지 않았다. 종교와 흡연, 동성애에 대한 관점을 떠나 폐진행 암에 걸린 사람이 현대의학에 기대지 않고 치료하는 방법을 발견했다는 점에서 조사해볼 가치가 있는 큰 그림을 남겨놓은 것이다.

실행 단계

몸-마음-영혼의 체계에서 억압받는 감정을 해소하는 것은 쉬운 일이 아니다. 특히 우리가 어떤 감정을 붙들고 있으며 그것들이 어디에서 왔는지 항상 알 수 있는 것은 아니기 때문이다. 그럼에도 이 장의 내용이 면역체계를 끌어올리고 행복을 증진시키기 위해 과거의 감정적인 짐을 내려놓도록 당신에게 영감을 주었다면 다음 몇 가지 방법을 시도해 보라.

- **생각일기 쓰기** 이 방법은 주로 인지행동치료CBT에서 숙제로 내는 것으로 당신의 잠재적 사고와 그로 인해 발생하는 감정적 반응을 가까이서 살펴보는 정신치료의 일종이다. 생각일기를 쓰려면 우선 2주 연속으로 점심시간과 잠들기 전에 짬을 내어 하루에 있었던 감정적인 사건들을 긍정적인 것이든 부정적인 것이든 모두 적는다. 그리고 그 감정을 느끼기 전에 당신이 생각했던 것을 적는다.
  인지행동치료에서는 잠재적 사고가 행복이나 슬픔을 느끼게 만든다고 본다. 하지만 많은 사람은 그것이 무엇인지 알지 못한다. 예를 들면 우울증으로 고통받는 사람들의 마음속 깊은 곳에는 항상 "나는 하는 일마다 실패하며 세상은 본질적으로 위험한 곳이다"라는 생각이 도사리고 있다. 이 시점에서 치료를 맡아줄 훌륭한 인지행동 치료사를 찾거나 적어도 관련 안내 책자를 활용한다면, 비합리적인 잠재적 신념을 쫓아버리고 더 이상 거기에 영향받지 않도록 도움을 얻을 수 있을 것이다.
- **감정적인 순간들의 목록 만들기** 어느 날 저녁, 기억을 더듬어서 과거에 있었던 감정적인 순간들을 부정적인 것이든 긍정적인 것이든 모조리 적어보는 시간을 가져라. 다 작성했다면 목록을 보고 가능

한 한 사건들을 완전히 기억하라(경고: 휴지가 필요할 것이다). 그러고 나서 준비가 되면 모두 불태우는 자기만의 의식을 치른다. 이제 그 사건에서 남아 있던 억눌린 감정들이 해소될 것이다.

- **매일 용서하는 연습하기** 매일 아침 일어나서 과거나 현재의 누군가를 떠올리고 아주 사소한 것일지라도 용서하라. 도움이 되었다면 매일 용서할 사람의 이름을 적어라. 용서할 이가 생각나지 않으면 당신이 이전에 저지른 잘못들을 간단히 용서하라.

- **스트레스 관리 과정 참가하기** 온라인 혹은 오프라인으로 진행하는 4~8주간의 스트레스 관리 과정을 신청해 삶에서 가장 중요한 기술에 집중하라. 명상에 기반한 스트레스 완화 프로그램MBSR이라 불리는 인기 있는 과정은 전통적인 스트레스 관리 기법에 명상을 혼합한 형태다.

- **치료사 찾아가기** 과거의 억눌린 감정을 해소하는 것을 목표로 삼았다면, 가능한 한 거주지 부근에서 자격증이 있는 에너지치료사나 심리치료사를 찾아가서 잠시라도 만나보라. 이 분야에 전문적인 특정 에너지치료의 양상은 에너지 운동 요법과 바디토크 체계가 포함된다.

- **최면이나 안구운동 민감 소실 및 재처리요법EMDR 시도하기** 의식적으로 기억하지 못하는 몸의 감정(예를 들어 어린 시절의 사고나 트라우마)들을 해소하기 위해서 최면치료나 안구운동 민감 소실 및 재처리요법과 같은 방법(최면의 한 유형으로 안구의 운동으로 둔감화와 재처리)이 필요할 수도 있고, 자격을 갖춘 치료사를 찾으러 근처 도시로 나가야 할 수도 있다. 그렇지만 신체적 건강에 영향을 줄 수 있음에도 미

처 깨닫지 못하고 있던 감정적 기억들을 내보낼 수 있다면 충분히 그럴 만한 가치가 있다.

이 장에서 전달하고 싶은 메시지는 당신이 공포와 분노, 비탄, 스트레스 등을 결코 느끼지 않게 된다는 말이 아니라 긍정적이든 부정적이든 지나치게 오랫동안 특정 감정을 붙들고 있지 않게 된다는 것이다. 감정은 밀려왔다 빠져나가는 해변에 부서지는 파도와 같이 몸 전체에 흐르는 것이다. 우리는 모두 삶의 다양한 순간에서 슬픔과 두려움 혹은 분노를 느끼게 되는데, 이 감정들은 종종 주어진 환경에서 매우 적절한 반응이다. 내가 연구한 조와 다른 생환자 및 치료사들은 우리 몸에, 특히 면역체계에 나쁜 영향을 미칠 수 있기 때문에 이런 감정을 가슴속에 묻어두어서는 안 된다고 말한다.

감정은 인간을 인간답게 만드는 삶의 기본적인 부분이다. 매 순간 100퍼센트 행복을 느끼는 것이 목표가 아니라, 긍정적이든 부정적이든 모든 유형의 감정들이 우리 안으로 흘러 들어와서 통과해 나가도록 하는 것이다. 다시 말해, 과거의 감정은 어떤 것도 현재로 이어지지 않게 해서 모든 순간을 새로운 감정적 경험의 기회로 만드는 것이다.

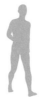

제6장

긍정적인 감정
늘려가기

> **우리 삶의 목표는 행복이다.**
>
> 14대 달라이라마Dalai Lama

멋진 삶의 비결은 행복이라는 한 단어로 요약할 수 있다. 행복하고 사랑을 느낄 때 우리 몸은 항암면역세포로 가득 채워지고 스트레스와 걱정에서 해방되며 사회적 관계나 업무 능력도 향상된다. 내가 연구한 생환자들은 지금 이 순간에 느낄 수 있는 사랑과 기쁨, 행복을 늘려나가려는 방법을 꾸준히 찾는다. 이 장에서는 앞서 설명한 스트레스와 공포, 분노, 후회, 슬픔 등 우리 몸에 남아 있는 감정을 해소하는 것과는 다른 이야기를 하고 있다는 것을 기억하는 게 중요하다. 과거의 억눌린 감정을 해소한다고 반드시 현재의 긍정적인 감정이 커지는 것은 아니지만 그렇게 되도록 분명 길을 열어주기는 할 것이다.

이 장에서는 긍정적인 감정이란 무엇이고 우리 면역체계에 어떤 영향을 미치는지 알아보겠다. 그다음, 긍정적인 감정을 늘릴 수 있는 두 가지 중요한 측면을 다룬 후 4기 암 환자의 치료 이야기를 들려줄 것이다. 마지막 부분에서는 사람들에게 배운 내용을 기반으로 부담 없이 따라 할 수 있는 간단한 처방을 내리겠다. 이것이 당신의 일상에 즐거움과 행복을 가져다줄 것이다.

긍정적인 감정은 무엇인가?

완전치유 생환자들이 매일 경험하려는 긍정적인 감정은 행복, 기쁨, 사랑이다. '행복'과 '기쁨'이라는 단어의 정의는 사람들이 대부분 비슷하게 알고 있을 것이다. 하지만 이 장에서 '사랑'이라는 말을 사용하는 것에는 부연 설명이 필요하다.

이 책에서 나는 세 가지 유형의 사랑을 논하려 한다. 첫 번째 유형은 우리가 자기 자신과 삶과 다른 것들을 사랑할 때 느끼는 감정으로 우리 안에서 생겨나와 바깥으로 드러난다. 두 번째 유형은 다른 이들에게서 받는 것으로 '사회적 지지'라고도 한다. 나는 의도적으로 이 두 가지로 사랑을 나누었다. 하나는 당신 자신과 다른 사람에게 주는 것이고 다른 하나는 당신이 받는 것이다. 왜냐하면 연구 참여자들이 두 가지 구별되는 행위로서 그것들을 설명했고 또한 모든 사람이 두 가지에 다 능한 것은 아니기 때문이다. 마지막으로 세 번째 유형인 영적이고 조건 없는 사랑으로 '너'와 '나'를 구분하지 않고 하나로 생각하는 것이다. 이는 8장에서 다루도록 하겠다.

이 장에서는 첫 번째 유형, 즉 삶에서 당신이 만들고 다른 이에게 퍼트리는 기쁨과 행복이 함께 수반되는 사랑을 중점적으로 다루겠다. 에프라트 리브니는 이 유형의 사랑에 주력했던 완전치유 생환자다. 에프랏은 49세의 나이에 난소암 3C기[암이 복막에 퍼지고 종양의 크기가 2센티미터 이상 복막이나 서혜부의 림프절로 전이가 된 상태] 진단을 받았다. 공교롭게도 5년만 있으면 삶을 더 즐기기 위해 스트레스가 극심한 자신의 직업에서 은퇴할 예정이었다. 암을 치료하기 위해 기존의 치료와 대체치료 모두를 폭넓게 적용해가는 과정에서 그녀가 가장 중요하게 여겼던 것은 긍정적인 감정을 늘려나가는 일이었다.

암을 치료하는 초반부터 저는 암과의 싸움을 선포할 게 아니라 이 새롭고 예상하지 못했던 순간을 받아들이고 친구가 되는 방법을 발견하는 게 낫다는 것을 명확히 알았어요. 그러기 위해서는 제 삶에서 감사와 기쁨, 즐거움이 가장 필요하다는 것도 알았지요. 할 수 있는 한 많이 자주요. 항암화학요법은 제게 커다란 도전이었어요. 첫 번째 치료를 준비하면서 두려움과 저항이 솟구치는 것을 느꼈어요. 그때 왠지 딱 맞는 신발 한 켤레를 사면 좋아질 거라는 생각이 들었지요. 그래서 자주색의 발목이 긴 컨버스 운동화를 샀어요. 그것을 신고 검사실로 들어갔을 때 웃음이 났어요. 기쁨, 즐거움, 다정함, 감사야말로 내게 진짜 약이 되어주었어요.

에프랏은 지금까지 12년 넘게 재발하지 않고 지내고 있으며 여전히 기쁨, 사랑, 행복이 건강한 양생법의 일부분이라고 확신하고 있다. 내가 연구한 많은 대체요법 치료사도 에프랏처럼 치료를 위해서 긍정적인 감정을 늘려나가라고 말한다. 명상을 가르치는 리신이라고 하는 중국인 침술사는 암 환자들에게 다음과 같이 제안한다.

암 환자들은 치료가 아니라 일상적인 삶을 향상시키는 것에 초점을 두어야 해요. 그렇게 하면 모든 것이 바뀌어요. 항암화학요법 혹은 방사선치료를 받거나 혹은 매우 아픈 상황이라 하더라도 환자들은 최선을 다해서 명상이나 기공을 하러 시간을 내고 외출을 하려고 애씁니다. 명상이나 기공을 통해 자신이 살아 있다고 느끼니까요.

에프랏 리브니와 리신과 같은 사람에게는 일상에서 행복과 즐거움을 많이 경험하는 방법을 찾는 것이 치료과정에서 필수적인 요소가 된다.

우리가 긍정적인 감정을 느낄 때
몸에서는 어떤 일이 벌어지는가?

———

오늘날 연구자들은 마음과 몸은 즉각적이고도 강력하게 연결되어 있다는 것을 알고 있다. 첫째로, 우리 안에 깊숙이 자리 잡은 신념은 공포와 스트레스, 기쁨과 같은 감정을 느끼게 한다. 뇌에서 갑자기 호르몬을 분비시키고 이 호르몬은 몸에게 명령을 내린다. 우리가 공포나 스트레스를 느끼면 호르몬은 몸속의 세포에게 싸우거나 도망가라고 지시한다. 우리가 기쁨이나 사랑을 느끼면 호르몬은 고장 난 세포를 고치고 음식을 소화시키며 감염을 치료하게 한다. 5장에서 살펴보았듯이 이 두 가지 유형은 상호 배타적이다. 우리 몸은 싸우고 도망치거나 혹은 치료도 되지만 두 가지가 동시에 일어나지는 않는다. 그래서 몸이 치유 상태가 되려면 먼저 투쟁-도주 반응이 사라져야 하는데 이렇게 할 수 있는 강력한 하나의 방법은 과거의 억눌린 감정을 해소하는 것이다.

우리 몸에서 투쟁-도주 반응이 사라지면 몸은 자연적으로 세포를 고치고 자가치유를 시작한다. 그리고 음향기기의 볼륨을 높일 수 있듯이 사랑, 기쁨, 행복 등 긍정적인 감정을 의도적으로 느끼려고 노력함으로써 치유력을 '올릴 수' 있다. 왜냐하면 긍정적인 감정은 면역체계에서 로켓 연료와도 같은 역할을 하기 때문이다. 우리가 사랑과 기쁨, 행복의 감정을 느낄 때마다 분비선에서 세로토닌과 릴랙신, 옥시토신, 도파민, 엔도르핀과 같은 치료 호르몬이 혈류로 넘치도록 흘러나온다.[1] 이 호르몬들은 계속해서 몸의 모든 세포와 의사소통하며 다음과 같은 것을 하라고 지시한다.

- 혈압과 심박수, 코티솔(스트레스 호르몬) 낮추기
- 혈액순환 촉진하기
- 세포에 더 많은 산소를 공급하도록 심호흡하기
- 영양분을 좀 더 많이 섭취하도록 더 천천히 음식물을 소화시키기
- 면역력을 증진시키는 백혈구와 적혈구 세포의 활동을 촉진하기
- 면역체계의 항암 기능을 높여주는 자연살해세포 활동을 촉진하기
- 감염 문제를 깨끗이 처리하기
- 암을 찾아내서 모든 암세포를 제거하기

임상실험을 통해 이런 방법들이 놀라운 신체적 변화를 가져왔다는 사실이 입증되었다. 사람들에게 코미디 비디오를 보여주기 전과 후에 면역세포의 수를 측정해보았다.[2] 앞서 제시한 방법들이 암 환자에게 의미 있는 이유는 암세포를 없애는 면역체계의 능력을 현저히 높여주기 때문이다.[3] 더 많이 웃을수록 항암화학요법을 받는 사람들의 면역세포 수가 증가한다는 연구 결과가 있다.[4] 비슷한 연구에서도 전반적으로 긍정적

인 태도로 병마와 싸우는 사람들은 부정적인 사람들보다 눈에 띄게 오래 생존했다는 것을 밝혀냈다.[5] 이런 결과들은 "행복한 사람이 오래 산다"는 옛말이 그른 게 없다는 증거가 된다.

하와이에서 만난 영적 치료사 무랄리는 긍정적인 감정이 면역력을 높여준다고 아주 강력하게 믿고 있었다. 그녀는 암 환자들에게 암세포에 바로 사랑을 보내라고 제안한다.

일단 암에 저항하지 않을 때 편안함을 느꼈다면, 두 번째 단계는 암에게 직접적이고도 가시적인 사랑을 더 많이 주려고 의식적으로 노력하는 거예요. 우리 몸은 진짜 웃음 —코미디를 볼 때처럼— 과 단순히 의도한 웃음을 구분하지 못해요. 그렇다면 우리가 웃을 때 어떤 일이 벌어질까요? 엔도르핀! 세포에 치료 메시지를 전달해주는 굉장히 아름답고 사랑스러운 엔도르핀이 나오지요. 만약 우리가 실제로 그것을 볼 수 있다면 훨씬 더 많은 사랑의 에너지를 만들어내며 우리 기분을 좋게 해주는 호르몬인 엔도르핀이 활발히 흐르고 있는 것을 볼 수 있을 겁니다.

인터뷰하는 동안 무랄리의 제안을 들었을 때, 나는 내 연구에 참여했던 암 환자들이 암세포가 더 빠르게 커질까봐 암세포에게 사랑을 보내는 것을 두려워했다고 설명했다. 하지만 무랄리는 이 방법으로 암세포에게 사랑을 보내면 반드시 치료가 될 것이며 몸은 본연의 건강한 상태로 돌아갈 수 있다고 주저 없이 대답했다. 그녀의 가설이 아주 정확할 수도 있다. 왜냐하면 우리는 이미 엔도르핀이 염증을 줄여주는 동시에

손상된 세포 주변에서 면역세포를 증진시켜 손상된 세포의 치료를 돕는다는 것을 알고 있기 때문이다.[6]

전 세계에서 만나본 다른 많은 치료사도 무랄리와 의견을 같이했다. 그들은 암세포란 단지 손상되어서 고쳐야만 하는 세포라고 믿었다. 서양의학에서도 암세포는 독소나 바이러스 혹은 박테리아나 유전적 돌연변이로 손상되었다고 여기지만 회복될 수 없기 때문에 암세포를 죽이는 것밖에 방법이 없다고 생각한다. 같은 맥락에서 지난 한 세기 동안 이루어진 암 연구의 대부분은 항암화학요법이나 방사선치료, 수술 등 암세포를 죽일 수 있는 최선의 방법을 찾는 것이었다.

손상된 암세포가 건강한 세포로 회복될 수 있다는 것을 연구한 사례는 거의 없지만 최근에 한 획기적인 연구에서 치료사들의 견해가 옳다는 것이 입증됐다. 이 연구에서는[7] 즉각적인 의료적 치료를 거부한 초기 전립선암 환자들을 임의로 두 개의 집단으로 나누었다. 첫 번째 집단은 자신의 암을 '예의 주시'했다. 다시 말해 아무런 의료적 치료 없이 그저 상태를 면밀히 살피기만 한 것이다. 두 번째 집단은 채소가 풍부하고, 유제품을 뺀 대안적인 식단으로 개선했고, 스트레스를 해소하고 행복감을 증진시키는 감정적인 훈련을 병행했다. 물론 참가자 중 병세가 악화될 경우 즉각적으로 실험을 중단하고 항암화학요법을 시작할 수 있도록 세심하게 상태를 관찰했다.

'예의 주시' 집단에서는 여섯 명이 상태가 악화되어 실험을 중단하고 항암화학요법을 받아야 했다. 반면 '대체치료' 집단에서는 그와 같은 일이 한 건도 발생하지 않았다. 사실 '예의 주시' 집단은 종양표지자가 6퍼센트 늘어난 반면 '대체치료' 집단의 종양표지자는 평균 4퍼센트 줄어들었다. 무엇보다 놀라운 것은 이어서 실시한 연구인데, '대체치료' 집단에서 전립선암 유전자가 있던 사람이 대체치료 식단으로 바꾼 지 불과 석 달 만에 암 유전자가 없어지는 결과가 나왔다.[8] 즉, 긍정적인 감정을 늘려나가는 동시에 대체 프로그램에 참여함으로써 빠르게 암의 크기를 줄이고 암 유전자의 발현을 막을 수 있다는 것이다.

'대체치료' 식단이 어떻게 하여 사람의 면역체계가 암세포를 죽이거나 건강한 세포로 회복시키도록 돕는지에 대해서는 아직까지 명확하게 밝혀지지 않았다. 하지만 여기서 제시한 모든 연구는 긍정적인 감정을 증진시키는 방법을 통해 면역체계를 강화하는 것은 우리 몸의 항암 능력을 키워준다는 점을 확실히 보여주었다.

행복은 습관이다

완전치유 생환자들은 치료를 위해 사랑과 기쁨, 행복을 더 많이 느끼려고 노력하는 것에 대해 얘기할 때, 그것을 일종의 치실질이나 운동으로 설명했다. 그들에게는 행복이 바라는 것을 얻기 위해서 매일 훈련해야 하는 습관 같은 것이었다. 이는 중요한 생각이다. 우리 문화에서는 대부분의 사람이 행복이란 날 때부터 갖고 있거나 아니면 자신에게 없는 것이라고 여겨, 컵이 반이나 차 있다고 느끼는 사람들과 컵이 반밖에 차 있지 않다고 느끼는 사람들로 구분하는 이분법에 빠져 있는 것이다. 하지만 내가 만나본 생환자와 치료사들은 생각이 달랐다. 그들은 우리가 매일 행복을 연습하면 계속해서 기쁨을 느끼며 살아갈 수 있다고 믿는다.

내가 연구한 완전치유 생환자들의 대부분은 암 진단을 받고 난 직후에는 행복을 느끼기가 거의 불가능하다고 보았다. 하지만 그들은 매일 두려움에 떨며 지내는 것은 즐겁지도 않을뿐더러 그들의 면역체계에 도움이 되지 않는다는 것을 깨달았다. 그래서 일단 하루에 단 몇 분만이라도 스스로 두려움을 떨쳐내고 기쁨을 느낄 수 있도록 하려고 애썼다. 예를 들면, 어떤 이들은 재미있는 유튜브 영상을 보거나 요가 교실에 간다. 그리고 사랑하는 누군가에게 전화를 하며 행복감이 조금씩 하루의 더 많은 순간을 채워나갈 때까지 이런 활동을 의식적으로 늘려나갔다. 마침내 이들은 매일 일부러 시간을 따로 내어 기쁨을 가져다주는 활동을 하게 되면 기쁨을 더 빨리 느낄 수 있고 즐거움도 더 오래 지속될 수 있다는 것을 발견했다. 이렇게 기쁨을 느끼기 위해 행동하는 것은 아주 기분 좋게 해주는 약을 복용하는 것과 마찬가지 효과를 낸다.

마흔 살에 두경부암 2기 진단을 받았던 앨런은 긍정적인 감정을 늘리기 위해 굉장히 노력했다. 그는 목에서 주요 종양을 제거하는 수술에는 동의했지만 항암화학요법과 방사선치료를 받지 말아야겠다는 생각이 직관적으로 들었다. 의사는 그의 결정에 적잖이 당황했다. 대신 그는 다른 방법을 병행하며 감정에 초점을 맞춰 집중적인 자아 치유 프로그램에 들어가기로 마음먹었다.

저는 온몸에서 깊은 변화를 경험했어요. 제 존재에 대한 패러다임의 전환을 경험한 것처럼 제 생각과 감정은 현저히 달라졌어요. 저는 아이들과 제 자신을 아끼고 난생처음으로 바로 '지금' 이 순간을 소중히 여겼어요. 저는 통찰력을 얻었고 치열하게 자기 성찰과 연구를 한 끝

에 의식을 전환시킬 수 있었어요. 이것은 제 존재에 캐스케이드 효과
〔어떤 현상이 캐스케이드처럼 순차적으로 증가되는 것〕를 가져왔어요. 저
는 완전히 달라졌어요.

현재에 감사하기 위해 매일 시간을 내어 앨런은 사랑과 감사 같은 감
정을 채워나가기 시작했다. 이것들은 강력해져서 마침내 삶 전체를 변화
시켰다. 더불어 시행한 다른 변화(식습관 등)에 힘입어 앨런은 현재 5년째
더 건강하게 지내고 있다.

비슷한 맥락에서 브라질 출신의 샤먼치료사 카를로스 자우어는 매일
행복해지려는 습관의 중요성을 다음과 같이 설명하고 있다.

당신은 해가 떠오르는 것을 새롭게 보게 될 것입니다. 혹은 새로운 날
을 보고 "신이시여 감사합니다. 감사합니다. 창조주여. 이토록 아름다
운 새 날을 주시다니. 전에는 절대 보지 못했던 광경입니다. 완전히 새
로운 날이에요! 오늘은 굉장한 하루가 될 것입니다. 이미 충분히 훌륭
합니다"라고 말할 거예요. 우리가 유일하게 가진 게 있다면 오늘, 바로
지금입니다. 그래서 저는 저에게 주어진 매 순간에 즐길 수 있는 모든
것을 시도하려고 해요. 건강은 행복과 많은 관계가 있지요. 당신의 건
강은 행복과 연결되어 있습니다.

내가 인터뷰한 많은 완전치유 생환자와 마찬가지로 카를로스는 행복
은 우리가 매일 복용할 수 있는 가장 효과 있는 '약'이라고 믿었다.

항상 행복할 필요는 없다

하루에 적어도 5분 정도는 행복을 느끼려고 노력한다는 것은 건강을 위해서 날마다 온종일 행복을 느껴야 한다는 말이 아님을 명심하라. 많은 암 환자가 스트레스나 두려움을 느낄 때마다 이런 감정들이 면역력을 떨어뜨린다는 것을 알기 때문에 죄책감을 갖는데, 이는 심신의학 운동의 내용을 잘못 이해해서 생긴 비극적인 생각이다. 생명을 위협하는 질병과 맞서 싸우면서 매 순간 행복을 느껴야 한다는 압박을 갖는다는 걸 상상할 수 있겠는가?

스트레스, 두려움, 슬픔, 분노가 면역체계를 약화시키는 것은 사실이지만 죄책감을 느끼면서까지 억지로 긍정적인 생각을 끌어내 두려움을 덮는다는 것은 말도 안 된다. 그래서 완전치유 생환자들과 대체요법 치료사들 대다수가, 부정적인 것이든 긍정적인 것이든 감정을 충분히 느낀 다음 해소하는 것만이 건강을 지키는 최상의 방법이라 믿는다. 그렇게 함으로써 우리는 인간의 폭넓은 감정 표현을 경험할 뿐 아니라 다양한 감정의 변화 속에서 진정한 행복을 느끼는 데 좀 더 많은 시간을 쏟게 될 것이다. 이제 막 걸음마를 시작한 아이와 같다고 보면 된다. 아이들은 한순간 분노에 휩싸였다가 그 감정을 충분히 느낀 다음 그것을 해소하고 5분 후에는 아무 일 없었다는 듯이 행복한 기분에 젖는다.

내가 만난 모든 완전치유 생환자는 고통과 두려움 혹은 슬픔이 짧게는 며칠에서 길게는 심지어 몇 달 동안 이어지는 경험을 했다. 죽음에 직면했을 때 이렇게 느끼지 않는 사람이 오히려 이상한 것이다. 하지만 완전치유 생환자들은 아주 힘든 때에도 잠깐만이라도 행복하고 웃을 수 있는 순간을 찾으려고 애쓴다. 내가 인터뷰한 어떤 생환자는 이렇게 할 수 있는 확실한 방법을 알아냈다. 재닛은 예순 살에 자궁암 진단을 받았다. 그녀는 진단을 받고 충격에 휩싸였다. 왜냐하면 당시 그녀는 상당히 행복했고 잘 먹었으며 규칙적으로 운동도 하고 있었다. 수술과 항암화학요법, 방사선치료를 포함한 상호보완적이고 현대적인 치료를 병행했지만, 몇 년 뒤에 안타깝게도 암은 재발했다. 그 무렵 재닛은 치료에 매진하고 대안적인 방법을 찾는 데 전력투구하고 있었다. 3년이 지나서 재닛은 치료과정에서 특히 부정적인 감정이 올라올 때 유머와 농담이 얼마나 중요한지 알게 되었다.

놀이는 제가 부정적인 상태에 사로잡혔을 때 사용하는 강력한 전환 도구입니다. 스스로 냉소적인 태도를 취하는 걸 보게 되면 저는 역으로 그것을 가지고 놀아요. 그것에 시니Cynny라는 이름을 붙여 주고 시니가 투덜거리는 모습을 과장해서 생각해요. 드러나게 하는 거죠! 그러면 시니는 어둠에서 나와 밝은 곳, 즉 완전한 곳으로 들어가요. 그러고 나면 저는 명랑하고 신앙심이 깊은 상태로 들어가지요. 게다가 그 놀이는 아주 재미있어요.

재닛도 다른 많은 완전치유 생환자가 발견한 것을 알게 되었다. 비관주의와 낙관주의는 아주 작은 차이에 불과하기 때문에 조금만 노력하면 이 둘을 바꿀 수 있다는 것이다.

지금까지 긍정적인 감정이 무엇이며 특히 그것을 생활화했을 때 우리의 면역체계에 왜 이토록 강하게 작용하는지 살펴보았다. 이번에는 사란 로스버그의 치료 이야기를 들어보자. 유방암 4기 진단을 받은 뒤 치료에 성공한 사란은 치료하는 동안 아무리 힘든 일이 있어도 적어도 하루에 두 번은 행복을 느끼려고 노력했다. 이야기를 들어보면 알 수 있겠지만, 사란은 또한 암을 치료하기 위해서 이 책에 제시된 주요 요인들 중 여덟 가지를 모두 활용했다. 하지만 그녀는 자신을 완전치유로 이끈 일등 공신은 긍정적인 감정을 증가시키는 것이라 여겼다.

사란의 이야기

1993년 29세의 사란 로스버그는 첫딸 라우리엘을 낳고 아이에게 푹 빠져 있었다. 새롭게 찾아온 이 기쁨에도 사란은 뒤틀린 결혼생활과 시각장애인 어머니, 연로하신 아버지, 병석에 있는 할머니 등 온갖 스트레스를 감당해야 했다. 게다가 이혼을 하면서 감정적으로 고통이 심했던 터라 유선염 증상에 시달리면서도 신경 쓸 겨를이 없었다.

6년에 걸쳐 11명의 의사를 만나고 나서야 1999년에 사란은 정확한 진단을 받을 수 있었다. 유선염이 아니라 악성 유방암이었던 것이다. 처음에 그녀의 주치의는 유방암 2기 정도일 거라고 했고 림프절은 괜찮아 보였다. 하지만 정밀 검사가 진행되면서 최악의 시나리오가 곧 드러났다. 사란은 명확한 4기 유방암으로 림프절뿐 아니라 대동맥 위아래로 전이가 진행되었고 목과 척추에도 전이되었을 가능성이 있었다.

사란은 이 소식을 듣고 완전히 겁에 질렸다. 금요일 오후에 주치의에게 그 말을 들었는데, 주말이 낀 바람에 월요일까지는 새로운 종양학자를 만날 수가 없었다. 딸아이는 이제 다섯 살이었고, 혼자서 이 참담한 결과를 끌어안게 된 사란은 다가올 시련에 정신이 아득했다. 그런데 그때 불현듯 뭔가가 머리를 스치고 지나갔다.

저는 그때 노먼 커즈스의 삶과 웃음 치료의 힘에 대해서 생각했어요. 그것은 웃음과 재미있는 관점을 활용하는 것이었지요. 저는 주변에 의지할 사람 하나 없이 암 진단을 받고 망연자실했지만, 대학 시절 커즈스의 책 『병의 해부Anatomy of an Illness』에서 발췌한 글을 읽었던 기억이 떠올랐어요. 그 길로 비디오 대여점으로 달려가 거기에 있는 스탠드업 코미디(관객 앞에 서서 말로 웃기는 코미디 장르) 테이프를 모조리 빌렸지요.

사란은 눈물을 삼키며 비디오테이프를 한아름 안고 어린 딸이 기다리고 있는 집으로 향했다. 그녀는 눈물을 참을 수 없었기 때문에 베이비시터와 교대한 후 최대한 빨리 딸을 먹이고 씻긴 뒤 침대에 눕혔다. 사란은 딸아이의 방문을 닫고 다른 방으로 건너가 주저앉아서 하염없이 눈물을 쏟았다. 치료를 받으러 어떻게 갈까? 누구에게 도움을 받을 수 있을까? 생계는 어떻게 꾸려나갈까? 치료를 받으러 갔을 때 누가 딸아이를 학교에 데려다줄까? 이런 생각들이 머릿속에서 꼬리에 꼬리를 물고 이어졌다. 한참 뒤에 사란은 한 무더기의 비디오테이프 쪽으로 고개를 돌렸다. 에디 머피가 그녀를 물끄러미 쳐다보고 있었다.

저는 중얼거렸어요. "봐봐, 노먼 커즌스도 효과를 봤잖아. 나에게도 효과가 있는지 어디 한번 보자고." 그러고 나서 에디 머피 비디오를 틀었어요. 처음에는 병적으로 울부짖었지요. 농담은 귀에 들어오지도 않고 허를 찌르는 말들도 전혀 들리지 않았어요. 웃음소리도요. 하지만 저는 또 같은 말을 중얼거렸어요. "노먼 커즌스도 효과가 있었는데 나도 효과가 있겠지." 그러다 결국 웃기는 순간을 포착했고 웃음이 터졌어요. 저는 박장대소했지요. 코미디와 트라우마 사이의 경계는 미세하다는 것을 알았어요. 정말로 미묘해요! 슬픔의 눈물과 기쁨의 눈물은 이유가 다르지만 둘 다 같은 눈물이고 카타르시스가 있었어요.

그 후 사란은 트라우마를 웃음으로 바꾸는 것이 생각만큼 어렵지 않다는 것을 깨달았다. 아마 노먼 커즌스도 비슷한 것을 발견했을 것이다. 또한 비디오를 보면서 한바탕 크게 웃고 나자 트라우마와 두려움이 모두 단순하게 느껴졌다는 것도 알아차렸다. 그날 밤 사란은 빌려온 비디오를 모두 보았다. 다음 날 아침 딸이 일어날 시간이 되었을 때, 무엇을 해야 할지 분명해졌다. 두 사람은 곧 그들에게 닥쳐올 모든 공포와 부작용을 상쇄해줄 웃음과 기쁨이 넘치는 환경을 결단력 있게 만들어야 했다.

저는 딸에게 얘기했어요. "매일 웃기로 약속하자." 그 말을 듣더니 딸이 "놀이 약속 같은 거예요?"라고 묻더군요.(웃음) 저도 대답했어요. "바로 그거야! 네가 엄마의 유머 친구가 되어주는 거야. 매일 서로를 웃겨주는 거지. 웃는다는 약속을 하고." 그러자 딸이 물었어요. "놀이 친구 같은 거예요. 엄마?" "그렇지!" 아이의 입에서 나온 말에 저는 깜짝 놀랐어요. 어떻게 된 걸까요? 어쩌다 제가 놀이 친구를 잃게 된 것일까요? 왜 놀이 약속이 끝났을까요? 이혼 후 이사를 하고 생활비를 벌어야 했고, 심지어 아이도 키워야 했기 때문에 사는 게 정말이지 바빴어요. 그리고 가족들은 아팠어요. 이 모든 것이 제 삶에서 기쁨과 재미를 앗아갔어요. 그러니까 말하자면 제가 암에 걸린 것은 놀라운 일이 아니라는 거예요!

사란은 딸에게 어떻게 하면 남들을 웃길 수 있는지 목록을 만드는 것을 도와달라고 했다. 딸은 웃기는 소리와 표정, 옷차림, 춤, 농담 등을 알려주었다. 사란은 딸의 입에서 나오는 이토록 단순한 지혜를 듣는 순간 멈칫했다. 어른이 된 사란은 삶에서 단순한 기쁨들을 놓치고 있었던 것이다. 유방암 4기 진단을 받은 그때, 그녀는 그것들을 되찾고 다시는 잃어버리지 않겠다고 결심했다.

우리는 매일 하루에 두 번씩 놀아요. 한 번은 아침에 한 번은 저녁에. 따로 시간을 내서 정말로 재미있게 놀지요. 마치 체육관에서 운동을 하는 것과 비슷했어요. 더 많이 웃고 즐거워하고 기뻐하고 장난을 많이 칠수록 놀이는 생활 속으로 더 많이 스며들었어요. 그 뒤 만나는 사람마다 우리를 보면 "와우! 당신과 딸은 정말 행복해 보여요!"라고 말했지요. "암 치료는 몸을 망가뜨리는데, 당신은 그렇지 않네요! 오히려 춤을 추네요!" 하고 얘기했어요. 사람들은 제게 묻기 시작하더군요. "비결이 뭐예요? 어떻게 하는 거죠?"

사란이 첫 번째 수술에서 회복되어 처음으로 항암화학요법을 받으려고 준비하고 있을 때, 그녀는 자신을 위한 항암화학요법 코미디 파티를 열고 싶었다. 그래서 탄산음료와 파티 선물, 약간의 전채 요리를 병원으로 가져갔다. 사란은 생일 파티처럼 진정으로 삶을 축하하는 축제 분위기가 나길 바랐다. 처음에는 이를 회의적이고 못마땅한 눈으로 보는 사람들도 있었다. 이들은 "암에 걸린 게 뭐가 그렇게 즐겁지?"라는 말을 했다. 하지만 여섯 시간에 걸친 항암화학요법이 끝날 무렵 거의 모든 사람이 그 파티에 동참했다. 의사, 간호사, 가족, 환자들, 약을 조제하는 직원들까지도. 그녀는 의자에 앉아서 웃고 있는 사람들의 얼굴을 둘러보면서 이 파티가 집에서 했던 파티 못지않게 즐겁다는 것을 알았다. 그 순간 갑자기 번뜩이는 아이디어가 생각났다.

항암화학요법을 받는 도중에 저는 삶의 미션을 깨달았어요. 섬광처럼 떠오른 거지요. 코미디치유재단을 설립할 거예요. 전화번호는 '1-888-하-하-하-하'로 하고요. 기쁨과 유머, 코미디의 관점을 적용해서 입체적인 치료를 하길 원해요. 환자들이 그것을 이해할 수 있도록 도울 거예요. 가족과 도움을 주는 사람, 의료진들까지도. 이들이 의료적 상황을 다시 재구성하고 어떠한 위기 상황에서도 자신의 삶을 충분히 회복할 수 있다는 사실을 깨닫도록 돕고 싶어요. 희망과 기쁨, 웃음, 즐거움, 놀이와 같은 좋은 것들이 훨씬 더 많이 있는 삶 말이에요.

그날 저녁 늦게, 사란은 항암화학요법 부작용으로 한바탕 구토를 했지만 그 와중에도 쓰레기통에 머리를 박은 채 코미디치유재단에 대한 상세한 구상을 적어 내려갔다. 그때 적어놓은 내용이 그 후로 2년 반 동안 길잡이 역할을 해주었다. 덕분에 견디기 힘든 치료를 받으면서도 다른 생각에 몰두할 수 있게 되었다.

집중적인 치료를 받는 동안 두 번의 수술이 더 있었고 44회에 걸친 방사선치료와 항암화학요법은 끝없이 계속되었다. 사란은 자신의 온갖 정신적, 감정적, 영적 기술을 동원해 그 시련을 이겨내려고 했다. 그중 하나는 자신의 직관을 따르는 일이었다. 과거의 억눌린 감정을 해소하고 삶의 분노와 증오의 모든 근원을 없애려는 것이었다. 사란은 자신이 느끼기에 부정적인 사람, 그녀의 말을 인용하자면 '기생충' 같은 사람과는 시간을 덜 보내고 그녀를 웃게 하며 사랑받는다고 느끼게 하는 사람들과는 더 많은 시간을 함께했다. 이런 노력은 아주 빠르고 뚜렷한 변화를 가져왔는데, 스스로도 놀랄 정도였다. 하루 일과를 마칠 때면 진이 빠지는 게 아니라 오히려 재충전되는 기분을 느꼈다. 이 새로운 에너지의 파동 덕분에 그녀는 건강하며 아름답고 행복한 긍정적인 가치들로만 삶을 다시 꾸려갈 수 있었다.

나는 사란의 말을 들으면서 처음에 그녀가 "제가 암에 걸린 건 놀라운 일이 아니에요"라고 했던 말이 떠올랐다. 그래서 무엇 때문에 암이 생겼다고 생각하는지 물어보자 사란은 즉시 대답했다.

물론 환경적인 요인이 있다고 생각해요. 당분을 줄이고 호르몬 제품을 덜 먹고 발전소 근처에 살지 않고 금연하는 등 노력을 하면 좋겠지요. 하지만 제 경우에는 해결되지 않은 고통과 트라우마, 증오가 원인이었던 것 같아요. 이런 실망과 두려움을 다스리기 시작하고 삶에서 독이

되는 사람들을 차단하자 암은 더 이상 저를 옥죄지 않았어요.

사람들과의 부정적인 관계를 해결한 후에 사란은 신과의 관계에 눈을 돌리기 시작했다. 그녀는 진단을 받기 전에도 영적인 면이 있었지만 암에 걸리고 나서는 신과 더 활발히 소통했다.

제가 암에 걸리지 않았다면 이런 방법으로 사람들을 돕거나 사물을 볼 수 없었겠지요. 그래서 저는 "왜 저인가요?"라는 말 대신 "네, 듣고 있어요. 제가 여기서 배워야만 하거나 가르쳐야 하는 것은 뭔가요? 어떻게 제 암을 치료하는 과정이 세상을 더 낫게 바꿀 수 있지요? 항암화학요법 의자에서, 제가 건강했더라면 결코 몰랐을 어떤 것을 깨달아야 하는 거죠?"라고 신에게 물었어요.

이런 식으로 사란은 암에 희생당한 것이 아니라 오히려 힘을 얻고자 했다. 신에게 분노하기보다 삶에서 달라져야 할 게 무엇인지 그 신호와 단서를 찾는 데 시간을 보냈다. 치료과정에서 신을 최고의 조언자로 삼고 오직 신이 인도하는 것에 더욱 귀를 기울였다. 사란이 그렇게 귀 기울였을 때 신은 또렷하게 응답해주었다.

암은 저를 깨우는 소리라는 것을 알았어요. 암과 함께 찾아온 고통은 제게 반드시 일어나야 했던 여정의 한 부분일 뿐이에요. 그래서 "당신은 암입니다. 5년도 못 살 거예요. 당신의 암은 치료할 수 있는 것이 아니에요"라는 말을 듣고 시험대에 올랐을 때 저는 맞서서 말했어요.

"누가 그래요?! 나는 믿지 않을 거예요! 그 사실을 받아들이지 않을 거예요. 이 연극을 끝낼 거예요. 나는 충분히 강인하고 집중할 수 있으며 제대로 교육받았고 무엇보다 살아야 할 이유가 있어요. 저는 신의 도움으로 헤쳐나갈 거예요. 그리고 어딘가에 있을 내 비전에 초점을 맞추라고 나를 깨우는 소리였다면 죽을 필요가 없는 거지요. 그저 그 부름에 응답하면 되는 거예요."

사란이 살아야 하는 가장 강력한 이유는 그녀의 딸 라우리엘이었다. 사란은 그녀의 어머니 그리고 지금은 돌아가신 할머니와 함께 딸아이를 키우는 일 말고는 아무것도 바라는 게 없었다. 그 때문에 사란은 암을 고치기 위해서 때로는 이상하게 들리는 것들도 '무엇이든' 기꺼이 시도했다. 긍정적이면서 모든 것을 수용하는 태도 덕분에 중압감보다는 흥분되고 희망에 차서 새로운 제안들을 받아들였다. 그래서 친구의 오빠가 치료사를 소개해주거나, 지인이 침술사인 삼촌 얘기를 꺼내거나, 혹은 이웃이 특별한 허브 음료를 만들면 사란은 "면역체계에 활기를 불어넣을 거라는" 희망을 품고 추천받은 것은 무엇이든 매우 열심히 시도해보았다. 그러면서 식단도 건강식으로 바꾸었다. 하지만 암을 크게 억제하지는 못했다. 그래서 사란은 채소와 콩류, 건강한 단백질을 섭취하고 설탕과 정제된 곡물, 적색육, 커피, 알코올은 삼갔다. 이런 선택을 한 데에는 이 중에 하나 정도는 효과가 있을 거라는 확고한 신념이 깔려 있었기 때문이다.

제게는 당장이라도 이 암이 사라질 수 있다는 믿음이 있어요. 자연치유나 기적을 경험한 사람들을 조사해보니 이것은 결코 드문 일이 아니더군요. 특이한 일이 아니었어요! 그렇다면 우리는 왜? 어떻게 완전 치유의 축복을 받을 수 있었을까? 제가 깨달은 것은 귀를 기울였다는 것이었어요. 이 축복에 귀를 기울였죠. 그리고 들었어요! "이 의사를 만나러 가라", "이 치료를 받아"라는 말을 들었어요. 매 순간 기뻐하고 완전히 감사해야 한다는 말도 들었어요. 저는 듣는 게 더 중요하다는 생각을 해요. 우리는 듣지 않지요. 우리 몸에 귀 기울이지 않다가 암이라는 자극에 공격을 당하지요. 그래서 저는 귀를 기울여요.

사란의 치료과정을 보면서, 대부분의 암 환자가 치료에 진전이 없는 시점에서 좌절한다는 사실을 떠올렸다. 사란도 지난 2년 반 동안 추천받은 대안적인 치료뿐 아니라 수술과 항암화학요법, 방사선치료를 계속해서 받아오고 있음에도 암은 계속 커졌다. 하지만 날마다 최소한의 즐거움을 느끼려는 노력 덕분에 사란은 언제든 나을 수 있다는 희망과 긍정적인 생각을 계속해서 품을 수 있었다. 그러던 어느 날, 정말로 그렇게 되었다.

치료를 받은 지 3년째 되던 해에 사란은 생명이 위험할 수도 있는 네 번째 수술 준비로 바쁘게 시간을 보내고 있었다. 어느 날, 전화벨이 쉴 새 없이 울렸다. 알고 보니 바로 그 시간에 달라이라마의 주치의인 예시 돈덴이 허브를 이용해 말기 암 환자들을 치료하는 내용이 NBC 텔레비전 쇼 「데이트라인」에서 방영되고 있었다. 사란은 그 쇼를 보지 않았지만 친구들이 보고서 당장 그를 만나러 가보라고 전화를 한 것이었다.

예상할 수 있듯이 그날 밤 그 쇼를 본 사람들은 너나없이 돈덴과 약속을 잡으려고 난리였다. 사란도 대기자 명단에 오른 수천 명 중 한 명이 되었다. 그런데도 사란은 끝끝내 희망을 버리지 않고 만나는 모든 이에게 달라이라마의 주치의를 만나도록 도와줄 수 있는지 물었다. 어디를 가든 누구와 이야기하든 사란은 돈덴 박사와 아는 사이인지 반드시 물어보았다. 이렇게 몇 달이 지난 뒤 새로 암 진단을 받은 환자와 코미디치료 및 암과 함께 지내는 전략에 대해 이야기를 나누게 되었는데, 그녀가 끈기 있게 밀어붙이던 일이 마침내 성공을 거두었다. 이 사람은 돈덴 박사의 지인과 친한 사이였고 사란을 위해 약속을 잡아주었다. 수술을 불과 며칠 앞둔 시점이었다.

소변을 가지고 오라고 하더군요. 저는 금식을 하고 뉴욕 시로 가서 달라이라마의 주치의를 만났어요. 그는 제 상태가 어떤지 전혀 몰랐죠. 저에 대한 기록을 아무것도 갖고 있지 않았거든요. 그와 무릎을 맞대고 앉았어요. 제 맥을 짚더니 혼란스러운 듯 얼굴을 찡그렸어요. 그러고 나서는 웃더군요. 저도 웃었어요. 그는 이내 다시 얼굴을 찡그리고 저를 쳐다보며 통역사를 통해 "당신은 아주 건강해요"라고 말했어요. 저는 심각한 4기 암 환자인데, 그런 제게 아주 건강하다고 했어요!(웃음) 그래서 그의 눈을 보며 말했지요. "저도 알아요." 그가 다시 말하더군요. "당신은 아주 건강해요!" 저도 대답했어요. "알고 있어요!"(웃음)

사란은 치료사가 한 말에 용기를 얻었다. 왜냐하면 실제로 그녀는 몸 상태가 좋았기 때문이다. 매일 행복하고 기뻐하는 것에 최우선 순위를 두었기 때문에 그 어느 때보다도 행복했다. 이렇게 짧은 대화가 오간 후 돈덴 박사는 입을 꾹 다문 채 그녀의 몸 여기저기를 짚어보았다. 그를 보면서 그녀는 경외심이 들기 시작했다. 그는 믿을 수 없을 정도로 정확하게 이전에 혹은 현재 암이 있는 모든 지점을 찾아냈다. 그녀는 "그는 검사로 알 수 없었던 곳까지 알아냈어요"라고 말했다. 그 즉시 이 사람이 자신을 도와줄 수 있을 거라는 희망에 부풀었다.

그때 그는 얼굴을 다시 찌푸리더니 말했어요. "이것은 오래되었군요." 저도 대답했지요. "네." 그러고 나서는 "참을 수 있겠어요?"라고 묻더군요. 저는 아주 크게 웃으며 통역사를 통해 말했지요. "돈덴 박사님, 제가 참을 수 있었으면 지금 암에 걸리지 않았겠지요."(웃음) 그러자 그가 말했어요. "티베트의 허브는 서양의학과 같은 방식으로 작용하지 않아요. 당신은 참아야만 하고 허브들이 당신의 신체 조직 속에 흡수되기를 기다려야 해요. 서양의학은 매우 빠르게 반응하고 세포들을 파괴해요. 동양의학은 당신의 신체 조직을 회복시키고 면역체계에서 에너지를 만들어내요. 그런 다음 면역체계가 당신의 장애와 싸우는 것이지요."

아주 흥미로운 것은 예시 돈덴은 한 번도 그녀의 병을 '암'이라 칭하지 않았고 단지 몸의 '장애'라고만 했다. 그때 사란은 돈덴의 허브를 복용하고 싶은 마음이 간절했다. 사란이 시간은 어느 정도 예상하면 될지 물어보자 그는 한 달 정도 후면 증상이 사라지기 시작할 것이고, 석 달까지는 검사를 해도 감지가 안 될 것이라고 했다. 암이 실제로 사라질 수도 있다는 생각에 흥분했지만 비용 문제가 남아 있었다. 그러나 놀랍게도 항암화학요법 비용이 하루에 1200달러 정도 들었던 반면 허브는 하루에 1달러밖에 들지 않았다.

> 그가 자신의 허브를 복용해보겠냐고 물었을 때 저는 당장 대답했어요. "선생님, 만약 지금 당장 자유의 여신상에게 벌거벗고 매달려 미국 국가를 부르라 하셔도 저는 그렇게 할 수 있어요."(웃음) 그는 웃으며 말했어요. "아니요, 저는 단지 제 허브를 복용했으면 하는 거예요." (웃음) 그래서 허브를 먹기 시작했고 서른여섯 시간 만에 주된 증상이 사라지기 시작했어요. 한 달가량 지나야 한다고 했는데 말이에요!

사란은 자신이 직접 경험한, 암이 커질 때마다 몸에서 나타나는 스물여섯 가지의 미묘한 증상을 자세히 기록해두었다. 의사는 증상에 대한 목록을 대수롭지 않게 생각했지만 사란은 그것들이 몸 상태를 나타내는 것이라 여겼다. 놀랍게도 돈덴 박사의 허브를 복용하고 하루 반나절밖에 지나지 않았는데도 극심한 피로, 입술이 타는 느낌, 암세포가 있는 부위의 타는 듯한 느낌과 가려움 등 주된 세 가지 증상이 사라졌다.

예상보다 빠르게 호전되자 사란은 용기를 내어 네 번째 수술을 미루고 허브를 복용하면서 면밀히 관찰해보겠다고 의료진에게 말했다. 처음엔 극구 반대했지만 그들은 사란의 결정을 받아들였고 3주 후에 검사를 했다. 검사 결과, 암이 자라는 속도는 느려졌지만 여전히 암은 있었다. 적어도 진행 속도가 늦춰졌다는 사실에 큰 의미를 부여하며 사란은 계속해서 허브를 복용했다. 6주 후 실시한 검사 결과는 모두를 놀라게 했다. 여전히 암이 관찰되었지만 성장을 멈춘 것이다. 즉 더 커지지 않은 것이다. 이제 그녀는 허브가 왜 효과를 보이는지에 대해 자신의 이론을 발전시켜나가고 있다.

> 허브는 제 면역체계를 깨워서 제 몸이 암과 싸우게 했어요. 서양의학 치료는 암에 충격을 주어 기절시키지만 몸이 거기서 회복될 때쯤이면 암은 더욱 맹렬해져서 돌아오지요. 그것은 치료가 아니에요. 온갖 항암화학요법을 받다 보니 제 암세포에는 내성이 생겼어요. 이전에 의료진들은 암이 자라나면 제 면역체계가 무너질 거라고 설명했지요. 암에 가속도가 붙으면 면역체계는 제 기능을 하지 못하기 때문이에요. 면역체계가 일단 모든 항암화학요법에 의해 억제되면 암은 신나게 돌아다니고, 면역체계는 더 나빠져요. 제가 허브를 소개받았을 때 면역체계가 깨어난 것이지요. 그 결과 제 면역체계는 더 강력해졌어요. 방법을 바꾼 후에는 면역체계가 증진되고 암은 줄어들었어요.

허브를 복용하고 3개월이 지나자 돈덴 박사의 예견대로 올바른 방향으로 흘러가고 있었다. 검사 결과 사란의 종양은 작아지고 있었고, 그녀는 기뻐서 어쩔 줄 몰랐다. 사란이 믿고 기다렸던 일이 드디어 이루어진 것이다. 15개월이 지나자 건강 상태가 계속 좋아지면서 동시에 코미디치 유재단도 번창했다. 그러던 2001년, 허브를 복용한 지 18개월 뒤에 실시한 검사에서는 그녀가 고대하던 결과가 나왔다. 암이 흔적도 없이 사라진 것이다. 여전히 경외심이 묻어나는 목소리로 사란은 종양학자가 했던 운명적인 말을 떠올렸다. "당신이 하고 있는 것을 **멈추지 마세요.**"

사란은 멈추지 않았다. 처음에는 잠도 거의 자지 않고 일에 매달렸으며, 지금도 점점 커지고 있는 재단을 위해서 밤낮 없이 자신의 에너지를 쏟아붓고 있다. 다른 활동과 함께 재단에서는 입원 환자들을 즐겁게 해주려고 최고의 코미디언들을 초빙해 갖가지 무료 웃음 오찬회를 마련한다. 사란은 자신이 아플 때 했던 것처럼 암 환자들에게 웃음으로 가득한 즐거움을 바탕으로 어떻게 삶을 재정립해나갈 것인지 조언한다. 비록환자들이 그녀처럼 완전치유를 경험하지 않았을지라도 그녀는 그들의 삶에서 감정적, 영적 질을 높이기 위한 도움을 줄 수 있다는 사실에 여전히 기뻤다. 사란은 매일 웃음과 허브라는 약을 복용하고 있다.

암 증상이 다시 나타나면 저는 예시 돈덴 박사의 팀을 만나러 가거나 편지를 써요. 그러면 그들은 허브를 바꾸어줘요. 그런 다음 제 몸이 어떻게 반응하는지 함께 지켜보죠. 지금은 으레 그렇게 해오고 있어요. 증상이 줄어들지 않으면 1년에 한 번 혹은 두 번 정도 허브를 다시 바꿔요. 면역체계가 매우 높은 수준으로 기능하도록 유지하면서 암을 앞질러나가는 거죠.

어떤 사람들은 사란의 이야기를 듣고 티베트의 허브 덕분에 회복되었다고 생각할 것이다. 이 점은 사란도 동의하겠지만 그녀는 그 이전에 스스로 다각적으로 접근한 것이 돈덴의 입에서 "당신은 매우 건강해요"라는 말을 끌어낼 수 있었다고 생각한다.

저는 질문을 자주 받아요. "당신은 정말로 코미디치료가 효과가 있다고 보나요?" 그러면 저는 항상 코미디가 제 영혼을 치유해주고 물리적으로 싸울 힘을 준다고 대답해요. 노먼 커즌스의 연구와 가르침, 그리고 삶에 대해 알고 있어요. 첫 번째 주말에는 긍정적인 것에 주목했고 몸 상태를 뛰어넘는 마음 특히, 기쁨과 희망의 힘에 대해 더 조사했어요. 저는 그것이 단순히 완전치유와 치료를 돕는 그저 하나의 요소일 뿐이라고 생각하지 않아요. 제 마음과 영혼이 매우 견고했고 제가 감정적, 영적, 의학적, 사회적으로 충분하고 풍부하며 건강하고 기쁨이 넘치는 환경을 만들었기 때문에, 면역체계가 허브 덕분에 깨어날 때 몸의 나머지 부분은 따라갈 준비가 되었던 것이지요.

유방암 4기 진단을 받고 13년이 지난 지금 사란은 암 징후가 전혀 보이지 않고 있으며 재혼해서 세 자녀를 두었고, 행복한 결혼생활을 누리고 있다. 그리고 싱어송라이터인 자신의 딸 라우리엘이 생애 첫 앨범 발매를 앞두고 있는 것을 살아서 볼 수 있게 된 것에 흥분하고 있었다.

사란은 몸과 마음, 영혼을 강화하기 위해 현대의학 치료와 보완적인 기술을 함께 적용한 아주 좋은 사례다. 이러한 다각적인 접근은 수년간 지속된 고된 치료를 견딜 수 있게 해주었고, 항암화학요법과 수술, 방사선치료가 더 이상 효과를 발휘하지 못할 때 웃음치료 및 티베트의 허브와 같은 다른 선택을 가능하게 했다. 사란은 아무리 아프고 두려워도 하루에 적어도 5분은 웃고 행복한 시간을 가진 후 잠자리에 들었다. 그녀는 자신이 수년간 감당하기 힘든 치료를 받는 와중에도 몸과 마음, 영혼이 생기 있었던 이유가 이러한 습관이 생활화된 덕분이라고 생각했다.

실행 단계

단순히 암을 예방하려는 사람뿐 아니라 많은 암 환자는 사란과 같은 이야기를 접하고 과연 삶을 위협하는 질병 앞에서 매일 행복을 느낄 수 있는지 의심한다. 안타깝게도 실제로 우리 중 많은 사람이 행복을 느끼지 못하고 있다. 해마다 2000만 명이 우울증으로 고통받고 있다는 보고가 있다.[9] 더 심각한 점은 수백만 명의 사람이 우울증 진단을 받지는 않았더라도, 삶에 심한 권태를 느끼고 불만을 갖고 있다는 것이다. 이러한 감정적 상태는 면역체계가 질병과 싸우는 데 전혀 도움을 주지 못한다.

긍정적인 부분은, 사란의 경우와 마찬가지로 암과 사투를 벌이는 중에도 다소나마 행복감을 누릴 수 있는 것은 큰 노력 없이도 가능하다는 점이다. 그렇더라도 사란이 매일 딸과 웃기로 약속한 것처럼 일관성이 있어야 한다. 병상에 가만히 앉아 있으면서 건강을 되찾을 수 없듯이 아무것도 하지 않으면 더 행복해질 수가 없다. 대신 매일 의도적으로 행복과 기쁨을 느낄 수 있는 무언가를 시도해야 한다. 처음에는 번거로울 수도 있지만 행복하기 위해 하루하루 노력하면 세로토닌이 더 빠르고 쉽게 분비될 것이다.

다음은 많은 완전치유 생환자가 긍정적인 감정을 증진시키기 위해 시도했던 간단한 방법들이다.

즐거움을 위한 처방

- **하루를 웃음과 감사하는 마음으로 시작하라.** 당신이 가장 좋아하는 유튜브 동영상을 보거나 매일 유머를 보내주는 이메일 서비스를 신청해도 좋고, 보기만 해도 웃음이 나오는 사진 앨범(인화된 사진 혹은 사진 파일)을 훑어보는 것도 좋은 방법이다. 침대 밑에 감사 일기장을 두고 매일 아침 잠자리에서 일어나기 전에 당신이 감사하게 생각하는 일 다섯 가지를 적어라.

- **당신이 접하는 대중매체를 체크해보라.** 오늘날 우리는 끊임없이 쏟아지는 정보의 홍수 속에 살고 있다. 대부분 부정적이고 두려운 것들이다. 매일 새로운 정보를 읽거나 보기 전에 웃음을 주거나 감사하는 마음이 들게 하는 것인지 확인하라. 그리고 나서 당신이 흡수하는 정보의 양을 줄여나가라. 이렇게 하면 감정을 더 쉽게 전환할 수 있고, 지금 자신에게 일어나는 일에 집중할 수 있다.

- **오락거리를 찾아보라.** 뉴스 외에 TV 쇼와 영화 중에서도 볼 만한 것이 있는지 살펴보라. 코미디와 달리 범죄 수사 드라마와 살인 추리물들은 흥미진진하지만 면역력을 높여주지는 않으며 오히려 스트레스를 받아 암이 활성화되는 경우도 있다. 따라서 오락거리 목록에 코미디 쇼를 하나 이상 넣도록 해라.

- **재미있는 친구들을 찾아라.** 놀라운 소식과 드라마틱한 오락물은 치유에 도움이 되기는커녕 오히려 스트레스를 줄 수 있다. 친구들과 가족도 마찬가지다. 그러므로 사란처럼 대인관계를 냉정하게 관찰한 다음 스스로에게 물어보라. "이 사람을 만나면 에너지를 느끼는

가? 아니면 진이 빠지나?" 진이 빠지게 하는 사람과는 함께 있는 시간을 줄여나가고 당신에게 기운을 불어넣어주는 사람과는 더 많은 시간을 보내라.

- **활동적인 사람이 되어라.** 당장 일상에서 할 수 있는 즐거운 활동을 찾아보라. 운동, 자연에서 걷기, 정원 가꾸기, 사진 촬영, 요리, 오래된 친구에게 전화하기, 누군가에게 선물하기, 지역 합창단에 가입하기, 음악 강좌 듣기, 자원봉사 하기 등이 있다. 적어도 일주일에 세 번은 즐거움을 줄 수 있는 실제 활동(TV 시청은 제외)에 힘을 쏟아라.

  활동적인 일과 담을 쌓고 사는 사람이라면 종이를 한 장 꺼내서 당신이 행복한 순간을 적어보아라. 아주 오래전 일이라도 괜찮다. 그런 다음 목록을 점검하고 자신에게 물어보라. "이 중 어떤 것을 다시 시작하고 싶은가?" 사정이 있어 그렇게 하기 어렵다면(예를 들어 몹시 아파서 여행을 할 수 없다면), 그와 비슷하게 행복감을 느낄 수 있는 다른 활동을 생각해보라. 예를 들면 여행 대신 매주 지역 행사나 새로 생긴 식당에 가볼 수도 있다.

- **밤마다 점검하라.** 매일 잠들기 전에 스스로 생각해보라. "오늘 하루 적어도 한순간이라도 행복했는가?" 만약 그렇다면 그 순간을 마음에 새기고 감사하라. 그렇지 않다면 첫 번째로 얘기한 내용을 다시 한번 읽어보고 잠들기 전에 웃거나 감사하려고 노력해라.

이 장에서 살아 있음을 증명하는 메시지는 의외로 아주 간단하다. 만성적으로 스트레스를 받고 있다면 당신의 몸은 스스로 치유될 수 없다.

대신 하루에 최소한 5분이라도 행복한 시간을 가지면 면역체계에 로켓엔진을 달아주는 것이나 다름없다. 나는 개인적으로 사랑, 기쁨, 행복의 순간을 매일 발견하려고 노력한다. 그리고 당신도 그렇게 하기를 적극 권한다. 5분의 시간이라도 매일같이 행복을 느끼는 것은 당신이 복용하는 그 어떤 약보다도 건강에 지대한 영향을 미치기 때문이다.

제7장

사회적 지지를
받아들이기

> 가난과 불운의 시기에 진정한 친구는 확실한 피난처가 된다.
>
> 아리스토텔레스 Aristoteles

인간은 본래 사회적 존재다. 물론 만나서 하소연이나 하고 수다를 떨고 싶어한다는 뜻으로 하는 얘기는 아니다. 기본적으로 인간은 생존하기 위해 서로를 필요로 한다. 젖먹이 아이도 이를 본능적으로 안다. 인간은 태어나면서부터 수개월 아니 수년간 엄마에게 온전히 의지해야만 살아남을 수 있는 지구상에서 가장 연약한 포유류다. 이에 반해 새끼 말은 태어난 지 5분 만에 걷는 법을 익힌다. 인간은 평생 서로 기댈 수밖에 없다. 함께 힘을 합쳐야 더 안전하게 지낼 수 있고 식량도 더 많이 확보할 수 있다는 것을 오랜 시간에 걸쳐 알게 되었기 때문이다.

하지만 몸이 아프면 그 어느 때보다도 다른 이의 도움이 절실하다. 아플 때 사랑하는 이가 곁에서 돌봐주며, 죽을 끓여주고 직장 상사에게 대신 전화해 아파서 결근한다고 말해준다면 더 바랄 게 없을 것이다. 실제로 몸이 아프면 친구와 가족들이 이런 식으로 도움을 준다. 최근 연구에 따르면 사랑하는 사람들은 좀 더 세밀한 방식으로 도움이 된다고 한다. 사랑하는 사람들이나 심지어 애완동물이 곁에 있어도 사랑받는다고 느끼며 이때 긍정적인 기능을 하는 호르몬이 혈류로 엄청나게 분비된다.[1] 이 호르몬은 기분을 좋게 만들어줄 뿐만 아니라 면역체계를 눈에 띄게 강화시킨다.[2] 아플 때 다른 사람들로부터 받는 사랑은 그 자체로도 우리 몸을 치료하는 효과가 있다.

그렇기 때문에 다른 이들에게 사랑받는다는 것, 즉 '사회적 지지'가 나의 완전치유 연구의 아홉 가지 핵심 요소 중 하나가 되는 것은 당연하다. 이 장에서는 사회적 지지의 중요성을 세 가지 측면에서 심도 있게 다루어볼 것이다. 지지의 중요성에 대해서는 다들 직관적으로 알고 있겠지만 이를 뒷받침하는 연구도 살펴볼 것이다. 이어서 캐서린이 어떻게 암을 치유했는지에 대해 알아보겠다. 주변 사람들의 사랑과 지지가 없었더라면 그녀는 결코 말기 간암을 극복하지 못했을 것이다. 마지막으로 당신의 삶을 더 많은 사랑과 지지로 채울 수 있도록 하는 몇 가지 방법을 간단히 제시하면서 이 장을 끝맺겠다.

사랑받으면 몸이 치유된다

내가 연구하는 모든 완전치유 생환자는 아플 때 다른 사람들로부터 받은 사랑이 실제로 자신의 몸이 치유되도록 도왔다고 믿는다. 어떤 이들에게 이는 놀라움 그 자체였다. 사실 그 효과가 눈에 띄게 나타날 줄은 예상하지 못했던 것이다. 가까운 친구들과 가족뿐 아니라 오랫동안 연락이 끊어진 친구나 때로는 잘 알지 못하는 사람들까지 아낌없는 사랑을 보여주어 놀라기도 했다. 그러한 생환자 중 한 명인 낸시 매케이는 헌신적인 아내이자 어머니인 동시에 목사였다. 낸시는 림프절에 전이성 흑색종이 있다는 진단을 받았을 때 45세였고, 의사들은 길어야 1, 2년밖에 살지 못할 거라고 했다. 하지만 그녀는 의사의 진단을 받아들이지 않았고, 당장 시급한 수술 및 임상 단계에 있는 암 백신 치료와 더불어 중국 약초를 복용하며 기도로 암을 이겨내기로 계획했다. 하지만 그녀가 미처 예상하지 못했던 것은 주변에서 베풀어준 넘치는 사랑이었다.

오랜 친구 한 명이 제게 암을 극복하게 된 요인이 무엇인지 물었어요. 저는 그의 눈동자에 비친 제 모습을 보고 대답했어요. "사랑과 기도, 임상시험 신약의 효과 덕분이지." 그는 제가 한 말을 되뇌며 엷은 미소를 짓더군요. 그리고 이내 물었어요. "그 순서대로니?" 그제야 저는 잠시 생각했어요. 그리고 고개를 끄덕였어요. "그래, 그 순서대로." 사랑은 여러 곳에서 왔어요. 남편이 나를 지켜주었고, 딸아이는 내가 죽기 전에 손자를 볼 수 있도록 곧바로 임신할 거라고 말해주었으며, 10년간 제가 담임목사로 있던 교회의 모든 교인이 편지를 쓰거나 전화를 걸어왔고 전국에서 손수건을 보내왔는데, 거기에는 이런 메모가 들어 있었어요. "이 손수건이 멀리서나마 사랑의 손길이 되기를 바랍니다." 심지어 소파에 있을 때면 고양이 두 마리까지 절대 저를 혼자 두지 않겠다는 듯 제 품을 파고들었지요. 제가 가장 힘겨울 때 따스하게 보살핌을 받는다는 느낌이 제 주변을 감돌았어요. 사랑받지 못했다는 말을 절대로 다시 하지 못하리라는 사실을 알게 됐어요. 비로소 알게 된 거예요. 저는 제 자신에게서도 사랑받고 있었어요.

낸시의 담당 의사들이 1, 2년밖에 살지 못한다고 말한 뒤로 어느덧 20년이 훌쩍 지났다. 그녀는 현재 암을 극복하고 사랑이 충만한 삶을 살고 있다. 비슷한 맥락에서, 내가 인터뷰했던 대체요법 치료사 상당수가 아픈 사람에게 사랑을 보내면 환자의 건강 상태가 눈에 띄게 좋아질 수 있다고 믿는다. 하와이의 카후나 치료사인 데인 실바도 그런 사람들 중 하나로, 환자들에게 사랑을 보내는 것과 관련하여 일어난 에피소드를 들려주었다.

제 환자에게 의사가 이렇게 말하는 순간 때마침 제가 안으로 들어갔어요. "이 기기를 이용하길 거부한다면 당장 오늘 밤에라도 죽을 수 있어요." 환자의 심장과 폐가 활동을 멈추지 않게 하려면 그 방법밖에 없었는데 그 환자는 한사코 거부했어요. 의사가 병실 문을 나서자 저는 그를 따라 나가 붙들고 물어봤어요. "다른 방법이나 대안은 없습니까?" 그가 대답했어요. "없습니다. 환자분이 기기를 이용하지 않는다면 오늘 밤에 사망할 거예요." 그래서 제가 다시 말했어요. "그래서 오늘 밤에 환자와 시간을 함께하려고 친구들을 불렀습니다. 저희는 다른 방법이 있다고 생각하거든요." 그날 우리는 병실에 두 시간 정도 머물다 집으로 돌아왔어요. 친구들 모두 거기서 노래하고 농담하고 음악을 연주하는 등 재미있는 시간을 보냈지요. 다음 날 아침 그녀도 그곳을 떠났어요. 재활시설로 갔다가 집으로 돌아갔지요. 제가 자리를 뜰 때 그녀는 병원 침대에서 정상적으로 숨을 쉬고 심박수도 좋았으며 산소포화도도 거의 완벽했어요. 가족과 사랑하는 이들이 그런 식의 심리사회적인 치유가 가능하도록 에너지를 전해준 겁니다.

카후나 치료사인 데인은 사랑을 건강해지도록 돕는 일종의 고주파

에너지로 본다. 그러므로 아픈 사람에게 사랑을 주는 것, 또는 고주파 에너지를 전달하는 것은 막혀 있던 에너지를 뚫어서 환자 몸이 균형을 찾도록 해주는 일이다.

타인의 사랑이 우리 몸에 좋은 영향을 미친다는 사실은 과학적으로도 입증되었다. 일반적인 경우를 보더라도 사회적 유대가 많은 사람일수록 적은 사람들보다 훨씬 더 오래 살고,[3] 암 발병률도 낮다[4]는 연구 결과가 계속해서 나오고 있다. 사회적 유대가 건강에 미치는 영향력이 운동과 식이요법보다 훨씬 더 유익하다는 사실은 굉장히 놀랍다. 심지어 음주와 흡연을 하는 경우에도 효과를 볼 수 있다.[5] 다시 말해, 규칙적으로 식사하고 함께 쉬는 친밀한 공동체의 구성원들은 지방이 많은 음식을 먹거나 술을 마시거나 흡연을 하거나 운동을 그다지 많이 하지 않더라도 보통 사람들보다 오래 산다는 것이다(물론 건강한 삶을 누리려면 되도록 건강한 식단을 유지하고 음주와 흡연을 줄이면서 운동을 병행하는 동시에, 사회적 지지를 강화하기 위해 노력하는 것이 확실한 방법이다).

암과 싸우고 있다면 강한 사회적 유대가 생존 기간을 크게 늘려준다는(평균 25퍼센트 정도) 사실이 도움이 될 것이다.[6] 최근의 한 연구는 암 투병 중 사회적 지지를 많이 받을 수 있었던 유방암 환자들의 사망 위험이 70퍼센트나 줄었다는 놀라운 사실을 밝혀냈다.[7] 암에 걸린 독신자도 걱정할 것은 없다. 사회적 지지를 통한 치료 효과를 보기 위해 결혼을 하거나 아이를 낳을 필요는 없다. 사회적 지지는 양보다는 질이 더 중요하다. 다시 말해, 지지를 보내는 이들이 친한 친구 두 명이든, 서른 명의 지인이든 아니면 배우자 한 명뿐이든 강력한 지지를 받는다면 그 숫자는 아무 상관이 없는 것이다.[8]

연구자들은 암 환자의 생존율에 대한 이러한 대규모 연구에서 한 걸음 더 나아가 환자들이 친구와 가족으로부터 사랑과 지지를 받을 때 몸 안에 어떤 변화가 일어나는지도 관찰했다. 뇌 MRI와 혈액 검사 및 타액 분석의 결과, 사랑과 지지를 받으면 도파민과 옥시토신, 세로토닌 및 엔도르핀과 같은 치유호르몬이 강력하게 분비된다는 사실이 밝혀졌다.[9] 이들 호르몬은 염증을 줄이고 혈액순환과 산소 공급을 원활하게 해주어 백혈구와 적혈구, 보조T세포 및 자연살해세포의 수를 늘림으로써 면역체계를 강화시킨다.[10] 이러한 일련의 변화들은 몸이 암세포를 발견해 죽이도록 돕는다. 이들의 연구 결과는, 완전치유 생환자와 대체요법 치료사들이 이미 지녔던 믿음, 즉 다른 사람에게 사랑을 받으면 몸이 치유된다는 믿음이 사실이라는 것을 밝혀주었다.

혼자라고 느끼지 않는 것을 목표로 삼아라

사람마다 방법이 다를 수는 있겠지만, 사랑과 지지를 받는 데 있어 두 번째 요소는 혼자라는 생각을 갖지 않는 것에 종합적인 목표를 두어야 한다는 점이다. 예를 들어 가족과 친구들이 늘 곁에 있으면 혼자서 외롭게 암과 투쟁한다는 느낌을 받지 않는 경우도 있다. 그러나 어떤 환자들은 친구와 가족의 위로나 도움을 받을 수도 있겠지만 여전히 혼자라는 생각을 가질 수도 있다. 이런 사람들은 흔히 암 환자 지지 모임에 가입하거나 동병상련의 사람들과 유대감을 느끼기 위해 암 환자를 위한 단체운동 강좌에 참여하기도 한다.

많은 완전치유 생환자는 자신과 비슷한 선택을 한 암 환자들과 함께 있고 싶어한다. 그들은 완전치유 사례에 대해 이것저것 찾아보거나 기회가 되면 완전치유 생환자들을 직접 만나 혼자라는 느낌을 떨쳐내려 노력한다. 내가 상담한 이들 중 몇몇은 기도에 열중해 있거나 깊은 명상에 빠져 있을 때와 같이 혼자 있을 때 오히려 가장 외롭지 않았다고 말한다. 이처럼 여러 방법이 있겠지만 어쨌든 공통된 목표는 혼자라는 생각을 갖지 않게 하는 것이다.

4기 비호지킨 말트 림프종MALT(점막 연관 림프조직형 림프종) 진단을 받은 리타는 도서관에서 사서로 일하고 있었는데, 혼자라는 생각을 떨쳐낼 수 있는 여러 방법을 찾아냈다. 그녀는 곧바로 지지 모임을 찾아 가입했다.

지지 모임에 가면 수명을 연장할 수 있다는 글을 읽어서 그곳에 가입했어요. 나를 암 환자로 대하는 사람들에게는 차마 말하기 어려운 많은 애기를 털어놓을 기회이기도 하고요. 계속해서 사람들 이야기를 들어봐야 한다고 생각한 이유도 있었어요. 자신만의 치유 이야기를 갖고 있는 사람들을 만나보니 암에 걸렸을 때나 어떤 일이 벌어질지 잘 모르는 상태일 때는 무엇보다 일이 진행되는 상황을 이해하는 게 크게 도움이 된다는 것을 알았거든요. 말하자면 사람들이 그런 상황에서 어떻게 대처하는지와 같은 거요.

3개월 동안 리타는 다른 의사를 찾아가기도 하고 사회적 지지를 강화하면서 스트레스를 줄이려고 노력을 하다 보니 림프종이 거의 완벽하게 사라졌다. 갑자기 증세가 호전된 것을 보고 리타는 물론 그녀의 주치의도 놀랐다. 이후에도 리타는 계속 사회적 지지 체계를 잘 유지하고 있으며, 8년이 넘도록 암은 재발하지 않고 있다.

　내가 만나본 많은 치료사도 마찬가지로 외로움이 개인의 건강에 미치는 악영향에 대해서 강조한다. 예를 들어, 뉴질랜드의 전통 마오리 치료사인 아타랑기 무루는 공동체의 사랑이 담긴 지지야말로 건강의 기본 요소 중 하나라고 말했다.

> 대다수의 마오리 사람들은 건강을 다음과 같이 정의합니다. 화나우(가족)가 번영하는 방법이자 삶의 균형이며, 지역사회에 기여하는 방법, 인생에서 연장자의 영향력, 우리 자녀들이 얼마나 행복하고 균형 잡힌 삶을 사는가 하는 것이 포함되지요. 현대 마오리족의 건강은 카파 하카(공연 예술)라든가 와카 아마(아웃리거 카누 경주), 지역 스포츠 같은 부족 행사를 통해 유지됩니다. 개인 스포츠를 즐기는 마오리 사람은 거의 없습니다. 그보다는 단체활동을 더 즐기는 편이지요.

　마오리족은 강하게 결속된 공동체 안에서의 삶이 병을 치유해준다고 믿는다. 뉴질랜드에서 연구를 진행할 때, 나는 마오리족이 굉장히 깊은 유대감을 갖고 있으며 공동체 안에서 밀착된 삶을 살아가는 것을 보고 놀랐던 적이 있다. 이는 담장 너머 이웃에 누가 사는지도 모르는 경우가 대부분인 미국의 문화와는 매우 대조적이다. 내가 만났던 마오리 치료사들은 이런 미국인들의 모습을 이상하게 여기고 외로울 것이라 생각했으며 결국에는 건강을 해치게 된다고 보았다. 이는 다른 사람들로부터

치유에너지를 거의 받지 못한다는 것을 의미하기 때문이다.

마오리족이 우리를 이상하게 생각하는 것은 어쩌면 당연한 일일지도 모른다. 사회적 유대가 부족해 외롭게 지내면 사실상 수명이 단축된다는 결과가 수없이 나오고 있기 때문이다.[11] 외로움이 사망의 위험성을 최대 50퍼센트나 높인다는 보고도 있다.[12] 유방암 환자들을 대상으로 광범위하게 실시한 연구를 보면, 유방암 진단 이전에 사회적 유대가 거의 없었던 여성들은 강한 사회적 유대를 맺고 투병을 시작한 여성들보다 사망할 확률이 두 배나 높은 것으로 드러났다. 이 연구에서 혼자 암투병을 계속했던 여성들이 10명 이상의 친구들로부터 도움을 받았던 여성들에 비해 유방암으로 사망할 확률이 4배나 높은 것으로 드러났다는 사실은 우리를 더욱 두렵게 한다.[13] 그리고 연구자들은 고독한 사람들의 혈액과 타액을 검사해본 결과 외로움이 코티솔 수치(스트레스 호르몬) 증가[14] 및 면역력 저하[15]와 연관되어 있다는 사실을 밝혀냈다. 다시 말해 우리 몸에서 암세포를 제거할 능력이 떨어진다는 뜻이다. 이러한 연구 결과를 종합해볼 때 사회적 유대가 강력한 면역촉진제 역할을 하듯 외로움이 소리 없는 살인자가 될 수도 있다. 그러므로 살면서 외롭다고 느낀다면, 신체 건강을 위해 채소를 먹고 규칙적으로 운동하는 것과 마찬가지로 외로움을 덜 느끼기 위한 행동을 하는 것이 필수적이다.

신체 접촉의 중요성

사랑이나 지지와 관련해서 세 번째로 중요한 부분은 신체 접촉이 치유에 굉장히 중요하다는 점이다. 여기서 말하는 신체 접촉이란 성적인 친밀감이 아니라 포옹이나 어깨를 팔로 감싸거나 안아주는 일, 통증을 완화시켜주는 마사지 같은 것이다. 연구에 참여한 완전치유 생환자 가운데 많은 사람이 주기적으로 다른 이의 손길을 받는 것이 치유과정에 중요한 기여를 했으며, 특히 고통 속에 있거나 병상에 누워 있을 때 더 큰 도움이 되었다고 말했다.

61세에 자궁경부암 4기 진단을 받은 다이애나도 신체 접촉을 통해 크게 효과를 본 사례다. 그녀는 기존의 치료법을 시도하면서 여덟 차례에 걸쳐 여러 항암화학요법을 받았으나 치료에 진척이 없었다. 하지만 다행스럽게도 남편의 정서적인 지지와 신체 접촉 덕분에 이 어려운 시기를 헤쳐갈 수 있었다.

저는 115일 동안 병원에서 지내다가 집으로 돌아와 요양을 하며 생을 마감하기로 했어요. 그때 남편은 제 곁을 한시도 떠나지 않았어요. 남편은 매일 밤 저와 한 방에서 잤어요. 그는 온종일 제 옆에 있었어요. 제가 통증으로 고통스러워할 때마다 남편은 제가 누워 있는 침대로 들어와서 저를 꼭 안아주었습니다. 저는 그 누구도 제 남편만큼 지극정성을 다했다는 얘기는 들어본 적이 없어요. 그가 곁에 있다는 사실만으로도 안정이 되었어요. 남편이 제 곁을 어떻게 지켰는지를 생각하면 지금도 고마워서 눈물이 나요.

다이애나는 결국 호스피스에 들어가기 위해 집으로 보내졌고, 그녀는 신의 뜻에 자신을 온전히 맡기면서 친구와 가족들 모두에게 자신을 위해 기도해달라고 부탁했다. 놀랍게도 그녀의 병세는 점점 호전되더니 5년이 넘은 지금은 암의 흔적은 찾아볼 수도 없이 깨끗해졌다. 그녀는 특히 육체적으로 편히 지내며 정서적으로 지지를 받고 가족과 친구들이 그녀를 위해 기도해준 것에 대해 감사하고 있다.

부드러운 신체 접촉을 통해 병을 치료하는 한 치료사를 만난 적이 있는데, 그녀는 1986년부터 기 치료사로 일하고 있는 패멀라 마일스다. 기 치료는 일본에서 처음 시작되었는데, 환자가 옷을 입은 상태에서 신체 부위를 부드럽게 만져 기혈의 흐름을 원활하게 해주는 치료법이다. 머리와 몸통의 앞과 뒤, 환자가 통증을 느끼는 신체 부위를 접촉하여 고통을 주지 않고 치료하며, 부드럽게 손을 갖다 댐으로써 환자 몸에서 자연치유 반응을 끌어낸다. 패멀라는 기 치료의 힘을 이렇게 표현한다.

왜 또는 어떻게 이런 일이 일어나는지 우리는 아직 모르지만, 기 치료는 환자의 영적 유대감을 높여줍니다. 즉 개개인의 존재는 그보다 더 큰 어떤 것의 일부라는 인식을 하게 해주지요. 영적 유대감을 느끼면 우리를 사로잡고 있는 일상적인 패턴에서 벗어나 깊은 이완 상태로 빠져들 수 있게 됩니다. 이런 상태에서는 몸의 자가치유 메커니즘이 스스로 재조정되어 스트레스 때문에 불균형 상태가 된 신체 부위를 좀 더 효과적으로 다룰 수 있습니다.

관련 연구를 통해 이와 같은 사람 사이의 접촉이 우리가 사랑과 지지를 얻을 때 나오는 것과 동일한 치유호르몬(예를 들어 세로토닌, 도파민, 엔도르핀 등)을 많이 내보낸다는 사실이 밝혀졌다. 일상적으로 '사랑' 호르몬이라 알려진 옥시토신은 특히 신체 접촉의 결과 상당량이 분비되는 것으로 알려져 있다.[16] 옥시토신은 여러모로 몸에 이로운 호르몬으로, 염증과 통증을 가라앉히고 혈압과 코티솔 수치를 낮추며 소화력을 증진시켜 영양 성분의 흡수가 촉진되게 하고, 면역 기능을 개선하는 호르몬이다.(아마도 암 환자에게 가장 효과적인 호르몬일 것이다.)[17] 건강에 유익한 옥시토신의 이토록 놀라운 효능을 보면, 내가 연구 대상으로 삼은 수많은 사람이 치유와 관련해 신체 접촉의 중요성을 왜 강조했는지 충분히 이해할 수 있다.

지금 애정을 쏟아부을 상대가 없다 하더라도 걱정할 필요는 없다. 애완동물도 마찬가지 역할을 한다. 연구에 따르면 친구나 가족과 함께 있을 때와 마찬가지로 애완동물과 함께 있을 때도 동일한 종류의 놀라운 치유호르몬이 분비되며, 애완동물을 기르는 사람들은 그렇지 않은 사람들보다 훨씬 더 오래 사는 것으로 밝혀졌다.[18] 내가 가장 좋아하는 애완동물 연구 중 하나에서 콜레스테롤 수치가 높은 먹이를 먹은 토끼 두 그룹을 관찰했는데, 그중 한 그룹의 토끼는 매일같이 사람이 쓰다듬어 주었다. 연구가 끝날 때쯤 사람이 쓰다듬어준 토끼들은 혼자 내버려둔 토끼들보다 60퍼센트 정도나 동맥경화가 적었다.[19] 다시 말해, 신체 접촉 덕분에 토끼는 과잉 섭취한 콜레스테롤을 더 잘 제거할 수 있었던 것이다. 사람 역시 하루에 단 10초만 끌어안아도 혈압을 낮추고 코티솔 분비를 줄이는 동시에 옥시토신은 증가시킬 수 있다는 연구 결과가 나와 있다.[20] 그러니 하루에 한 개의 사과를 먹으면서 한두 번의 포옹을 곁들이는 것도 좋을 것이다.

사회적 지지의 주요 측면을 살펴보았으니, 이제 캐서린의 이야기를 들어보기로 하자. 암을 고치기 위해 다양한 시도를 했음에도 불구하고, 캐서린 알렉산더는 친구와 교회라는 공동체로부터 받은 엄청난 사랑과 지지가 없었더라면 절대 나을 수 없었으리라고 확신한다. 그녀의 이야기는 사랑을 주는 것뿐 아니라, 아마도 더 중요한 사랑을 받는 것이 가진 치유력을 보여주는 훌륭한 사례가 될 것이다.

캐서린의 이야기

당시 63세였던 캐서린 알렉산더는 어느 날 아침 화장실로 가다가 기절했다. 이혼한 독신 여성이자 독자적으로 일하며 살아온 캐서린은 아무도 도와줄 사람이 없었다. 다행스럽게도 몇 분 만에 정신을 차렸지만 어지러웠고 머리에 혹이 나서 욱신거렸다. 여태껏 이런 적이 한 번도 없었기 때문에 캐서린은 즉시 지역 병원 응급실의 초진 간호사에게 전화했다. 그 간호사는 단순한 탈수증일 수도 있으니 일단 응급실로 그녀를 데려다줄 사람을 찾아보라고 권했다.

캐서린은 가기가 좀 꺼려졌다. 당시 개인 건강보험을 들 만한 여유도 없었던 데다가 65세에 시작되는 메디케어Medicare 적용 대상자가 되려면 아직 좀 더 기다려야 했기 때문이다. 그러나 가볍게 넘길 일은 아니라고 생각해 친구에게 전화하자 친구는 흔쾌히 근처 응급실로 데려다주겠다고 말했다. 당시 그녀에게는 가까운 친구들과 교회 공동체가 주요한 지지의 원천이었다. 더 이상 전남편과 연락하지도 않았고 유일한 혈육인

딸은 수천 킬로미터 떨어진 곳에 살고 있었기 때문이다.

가벼운 졸도 때문에 병원을 찾은 캐서린은 인생 최악의 위기에 맞닥뜨리게 되었다. 예방 차원에서 CT촬영을 했는데 간에서 커다란 종양이 발견됐기 때문이다. 의사들이 확실한 진단이 필요하다고 판단함에 따라 그녀는 일주일간 병원에 있어야 했고 의료비는 매일 눈덩이처럼 불어났다. 혈액 내 간암 지표가 다소 올라간 점과 CT촬영에서 나타난 대형 종양을 고려하여 의사들은 암이 될 가능성이 있는 종양을 수술로 즉각 제거해야 한다고 권했다. 수술로 간의 절반 내지 3분의 2 정도를 제거하면 되었다. 간은 우리 몸에서 재생력이 있는 유일한 기관이기 때문에 생각만큼 위험한 수술은 아니었다.

하지만 캐서린은 수술이 지나치게 성급한 결정이라는 직감이 들었다. 그녀는 간의 3분의 2 정도를 잘라내기 전에 암이 맞는지 확실히 해두고 싶었다. 그래서 먼저 간단한 수술을 통한 조직검사를 요청했다. 그녀는 이 조직검사를 맡아줄 외과 의사를 추천해달라고 부탁했고, 한 의사의 이름이 계속해서 거론됐다. 그러나 그는 그때 출장 중이라 캐서린은 한 주 뒤에 진료 약속을 잡고 병원에서 퇴원했다. 그녀는 출장에서 돌아온 의사와 만나 중요한 수술을 받기 전에 조직검사를 먼저 해보고 싶다고 말했다.

조직검사를 해보고 싶다고 했더니 그가 말했어요. "좋습니다." 그리고 우리는 조직검사 일정을 잡았어요. 원래는 외래 환자를 위한 절차였더군요. 저는 조직검사 예정일 하루 전에 병원에 전화해서 얼마나 오래 병원에 입원해 있어야 하는지 물어봤어요. 그래야 절 데리러 오는 사람

에게 시간을 알려줄 수 있으니까요. 담당자가 그러더군요. "2주 정도
요." 그래서 제가 말했어요. "조직검사 하나 하는데요?!" 담당자 얘기
를 들어보니 그 의사가 저한테 말도 없이 수술 계획을 잡아놨더군요.
의사가 생각하기에 조직검사는 수술 전 단계에 불과했던 거예요. 뭘 할
지 알아보기 위해 하는 것이었어요. 저는 검사를 취소해버렸어요! 결
국 다른 의사를 찾아서 조직검사를 받았지요.

캐서린의 조직검사 결과는 좋지 않았다. 그녀는 3B기 간 세포암 진단
을 받고 종양 크기는 자몽만 했다. 그녀는 세상이 무너지는 것 같았
다. 최악의 시나리오가 벌어진 것이다. 게다가 생각보다 일찍 죽을 수도
있다는 두려움에 휩싸였다.

병실 창문 옆에 서서 살고 싶은지 아닌지 질문을 받았던 기억이 나요.
그래서 말했어요. "당연히 살고 싶지요." 저는 아직 삶에서 완전함을
느껴보지 못했다는 걸 분명히 알고 있었기 때문에 내 삶을 불완전한 채
로 마무리하고 싶은 생각이 없었어요. 죽음이 두렵지는 않았어요. 하지
만 아직은 아니라고 느꼈고, 제가 죽지 않을 거라는 걸 그 자리에서 바
로 알았어요. 그런 선택을 할 때 자신의 본모습을 돌아보게 되잖아요.
말이나 생각의 문제가 아니에요. 이건 정말로 나의 핵심적인 본질에서
오는 거예요. 정확히 어떤 일이 일어날지 확신하는 거지요.

그러나 캐서린이 살아야겠다고 결심한 순간 무엇보다 시급한 문제는
바로 돈이었다. 대학 부교수인 그녀는 특별 혜택을 받지 못해 얼마 되지

않는 강의료로 매달 생활비를 충당해야 했다. 메디케어를 통해 건강보험 혜택을 받으려면 2년만 기다리면 됐지만, 별도로 건강보험에 가입하려면 아주 많은 돈이 들었다. 그래서 그녀의 영혼은 살고 싶다는 선택을 했지만, 치료비 때문에 걱정이 많았다.

> 보험이 없는 데다 뭘 해야 할지 몰랐기 때문에 병실에서 대화를 나누면서 이런 말을 했어요. "이 어려움을 헤쳐나가게 된다면 그건 다른 사람들이 날 아껴주기 때문이야." 그러자 사람들이 나타났어요! 그때 저는 일을 할 수 없는 상태였거든요. 저축한 돈도 없었고, 보험도 없었어요. 그렇지만 어떻게든 일이 풀려갔어요. 제 사정을 솔직히 털어놓았고, 거기에 사람들 마음이 움직였기 때문에 가능했던 일이지요. 사람들은 제게 필요한 것이 있으면 뭐든지 도와주겠다고 나섰거든요.

캐서린의 친구와 교회 교인들 사이에 그녀가 3기 간암을 앓고 있다는 말이 돌자마자, 바로 그녀에게 온갖 금전적·정서적 지원이 쏟아졌다. 당시 그저 얼굴만 알고 지내던 어떤 사람은 캐서린에게 도움이 된다면 자기가 월세를 계속 내주겠다고도 말했다. 그녀는 눈물을 글썽이며 이를 감사히 받아들였다. 건강 문제에 온전히 집중하려면 당분간 강의를 그만둬야 한다는 걸 알았기 때문이다. 그녀는 예전에 교회를 위해 모금을 한 적이 많았는데, 이제 교회 교인들이 그녀를 위해 모금 행사를 마련해 그 호의에 답했다. 그렇게 마련된 기금은 엄청난 병원비를 지불하는 데 쓰였다. 그녀는 이러한 경제적 도움에 놀라움을 금치 못했고 더욱 겸손해졌다.

제 친구가 자기 지인에게 제 얘기를 했는데, 그 사람이 제게 1000달러를 보내왔어요. 저는 그 사람을 만난 적도 없는데 말이지요! 저는 그를 알지도 못하고 이름을 들어본 적도 없고, 만난 적도 없었어요. 그일을 겪고 저는 우리가 어떤 사람이라서 사랑받는 것이 아니라 존재한다는 사실만으로도 사랑받는다는 교훈을 얻었지요. 그는 나를 몰랐어요. 개인적으로 저를 알지 못하니 개인적으로 저를 도와준 건 아니지요. 그는 그냥 타인을 아끼는 마음에서 도와주었던 거예요.

생판 모르는 사람이 베풀어준 온정에 캐서린은 고마움에 겨워 절로 고개가 숙여지며 가슴이 벅찼다. 사랑받고 있다는 느낌이 점점 커졌다. 그녀는 이메일로 매일 친구들에게 자신의 근황을 알리기 시작했다. 단순히 친구와 교인들에게 자신의 상태를 알리고자 한 것이었는데 이메일을 보내고 나서 사랑과 지지가 담긴 뜻밖의 답장을 받고 늘 놀라움을 금치 못했다. 용기와 격려의 말들이 담긴 답장에 가슴이 뭉클해졌고 그녀는 기운을 차리고 싶을 때마다 다시금 읽어보기 위해 답장을 모두 컴퓨터 폴더에 저장했다.

이러한 정서적·경제적 지원으로 인해 그녀는 사랑과 보살핌을 받는다고 느꼈을 뿐 아니라, 자신이 선택한 치료과정이 옳았다는 것을 직관적으로 알았다. 비록 그녀는 이제 공식적으로 암 환자이긴 했지만, 대체의학과 관련한 오랜 경험 덕분에 외과적으로 종양을 제거하고 화학요법과 방사선치료를 받는다고 해서 영구적으로 문제가 해결되는 것은 아니라는 사실을 알고 있었다. 몸에서 해독 작용을 하는 장기를 독으로 다스린다는 전략이 그녀는 도무지 이해가 가지 않았다. 그래서 캐서린은 다른 방법을 시도하겠다고 의사들에게 말했다.

대체의학을 고려할 때에도 캐서린은 사회적 지지를 우선순위로 놓았다. 그녀와 얘기를 나눈 친구들마다 비타민과 허브 보조제를 복용하거나 특별한 치료법을 찾아보라고 권했다. 제안받은 것들에 대해서 직접 조사해보고 다양한 보조제를 섭취해본 다음 그중 눈에 띄게 몸에 변화를 가져오는 것들만 골라서 복용했다. 이 중 하나가 바로 앰브로토스Ambrotose라 불리는 알로에 보조제였고, 다른 하나는 바이탈 PSP Vital PSP라는 쌀겨로 만든 보조제였다. 한편 그녀는 이미 건강한 식습관을 유지하고 있었기 때문에 지나치게 엄격한 식단 변화로 과도한 스트레스를 받지는 않겠다고 결정했다.

> 식단에까지 변화를 주는 건 제겐 무리였어요. 어쨌든 식습관이 나쁘다고 생각하지 않았거든요. 백색 밀가루도 먹지 않고 흰 설탕도 먹지 않았어요. 거의 채식 위주로 먹었죠. 고기는 닭고기만 먹어요. 식재료도 가능한 한 유기농을 고집했고요. 그래서 식단 조절까지 할 필요는 없었어요. 마이크로바이오틱 식사법을 시행할 수도 있었겠죠. 그 식단으로 유방암을 고친 친구가 있거든요. 실제로 그렇게 한 사람도 몇 명 알아요. 하지만 저는 그렇게까지 식단 변화를 줄 수는 없었어요. 지나치게 엄격한 식단이라 제 능력 이상의 절제력이 필요하니까요.

캐서린은 자신의 직관에 따라 식단을 크게 변화시키지는 않았지만, 시도해보고 상당히 유용하다고 생각했던 바디토크와 같은 에너지치유 요법은 해볼 필요가 있다고 느꼈다. 한 친구가 현지 한의대 학생 인턴이 무료로 시술해주는 침술을 받아보라고 제안해서, 그녀는 매주 침을 맞으러 다니기 시작했다. 또한 우연히 자신이 속한 비즈니스 그룹으로부터 꽤 유명한 에너지치료에 대해 듣게 됐다. 애리조나 주에서 실시 중인 라이프 베슬Life Vessel로, 주파수를 이용하는 치료였다.

> 라이프 베슬의 접근 방식은 주파수를 이용하는 거예요. 이 치료법을 개발한 사람은 누울 수 있는 박스를 만들고, 거기서 음악을 들으면 박스 안이 음악에 맞춰 진동하게 했어요. 그러면 아주 완벽한 공간에 있게 되는 셈이지요. 우리 몸도 음악과 같은 주파수로 울리게 되는데, 물론 이론상 건강한 세포는 특정 주파수 대역에서 떨리고, 건강하지 못한 세포는 다른 대역에서 진동한다는 것을 전제로 해요. 그래서 건강한 상태에서 울리는 주파수를 계속 내보내면 건강하지 못한 세포, 그러니까 병든 세포가 사라지게 되는 거예요.

라이프 베슬 치료는 앞서 몇 개의 장에서 언급되었던, 살아 있는 모든 것은 원자 상태에서 진동한다는 사실과 맞물려 있다. 많은 대체요법 치료사는 이런 사실을 암 치료의 근거로 삼아, 직접 손을 이용한 에너지 치료나 음악치료, 또는 전자기기를 이용해 환자의 세포를 건강한 진동 상태에 맞추려 한다. 그러한 주파수치료는 현대의 과학적인 진단 도구로는 연구하기 어렵다. 다시 말해 현재로서는 이러한 치료를 실시하는 중에 실제 무슨 일이 일어나는지 관찰할 수 있는 적합한 '현미경'이 없다는 뜻이다. 그러나 몇십 년 후에는 기술 개발을 통해 이처럼 흥미로운 신개념 치료법을 평가할 수 있게 될 것이다.

비용이 꽤 들었지만, 캐서린은 라이프 베슬이야말로 최선이라 생각했고, 치료를 단 한 번 받았을 뿐인데도 상당히 기분이 좋아진 데 대해 놀라움을 감출 수 없었다. 친구들 역시 그녀의 건강이 호전됐다고 생각했다. 그러나 돈도 돈이지만 한 달에 일주일가량 애리조나로 직접 가야 한다는 게 문제였다. 물론 다녀와서 3주는 아주 편안하게 지낼 수 있어서 좋기는 했다. 캐서린은 이렇게는 안 되겠다고 생각했지만, 친구들은 그녀가 치료를 계속 받고 싶어한다는 걸 알고 급히 모금 행사를 마련해 넉넉한 재정적 지원을 해주었고 그녀는 기적적으로 치료를 계속할 수 있었다. 캐서린은 자신의 모든 시간과 에너지를 치료에 집중할 수 있게 해준 친구들의 선물을 받고 고마워서 어쩔 줄 몰랐다. 그녀는 모든 암 환자가 자신처럼 이런 선물을 받을 수 있기를 진심으로 빌었다.

사실 캐서린은 암 진단을 받기 전에는 남의 도움을 받는 데 그리 익숙하지 않았다고 순순히 인정했다. 그녀는 늘 모든 것을 혼자 하는 타입이었다. 그렇지만 암에 걸리고 나자, 혼자서 하려다간 암과의 싸움에서 살아남지 못하리란 사실을 곧바로 깨달았다. 경제적으로든 정서적으로든 말이다. 처음에는 그렇게 많은 도움과 지원을 받는 것이 부담스러웠지만, 마침내 새로운 시각으로 그런 과정을 바라보게 되었다.

몸이 아프게 되면서 얻은 가장 큰 교훈 중 하나는 서로 돕는 관계가 가진 힘이에요. 이런 관계는 주고받는 흐름이 있을 때 가능하지요. 준다는 건 사람을 조종하거나 뇌물을 주고 강요하는 것이 아니에요. 받는다는 것도 빼앗는다거나 술수를 부리는 게 아니지요. 우리는 주는 데 아주 익숙해요. 왜냐하면 일종의 파워 게임이거든요. 주면 기분이 좋고 마치 내가 '한 수 위'인 것 같은 그런 기분이 들지요. 그렇지만 상대가 받지 않으면 줄 수 없어요. 그것이 제가 얻은 큰 교훈이었어요. 그 흐름을 생각해야만 했어요. 줄 수 있다는 건 특권이고, 받을 수 있다는 것도 특권이란 사실을 배웠어요.

그래서 캐서린은 친구와 교인들이 그녀에게 선물로 준 라이프 베슬 치료라는 선물을 고맙게 받았고, 기꺼이 주파수치료를 위해 한 달에 한 번씩 애리조나로 갔다. 이 기간 동안 혈액 수치를 모니터링하기 위해 주기적으로 암 전문의를 찾아갔다. 겉으로 보이는 몸 상태와 혈액검사 결과 모두 꾸준히 좋아졌지만, 의사는 그녀의 치료법에 별 관심이 없었다.

저를 지켜본 사람이라면 누구나 제가 라이프 베슬 치료를 받고 돌아왔을 때 얼굴이 얼마나 좋아졌는지 알 수 있었을 거예요. 계속 좋아 보인다는 말을 들었어요. 게다가 암 전문의까지도 이렇게 말하더군요. "환자라고 하기엔 무척 건강해 보이는군요." 동시에 그는 제게 화학색 전술을 받으라고 했지만, 저는 응하지 않았어요. 기본적으로 제가 의사의 조언을 하나도 따르지 않아서 좀 짜증이 난 듯했어요. 그는 제가 뭘 하는지 절대 묻지 않았고, 제가 여러 가지 시도를 한다고 말할 때도 그는 이렇게 말하곤 했어요. "글쎄요, 뭘 한다는 건지 모르겠군요."

그녀의 암 전문의는 캐서린이 하는 것들이 간암에 실제로 영향을 줄 수 있다고 믿지 않았지만, 캐서린은 일상에 변화를 줌으로써 확실히 더 건강해졌다고 느끼고 있었다. 마음과 몸이 연결되어 있다고 오랫동안 믿어온 그녀는 라이프 베슬을 통해 자신의 삶에 대해 깊이 명상하고 과거의 선택과 정서적 습관들을 되짚어보면서 왜 암에 걸리게 되었는지 자문해보았다.

분명한 건 마음과 몸이 연결되어 있다는 사실이에요. 결혼생활 15년간 정말 화가 났던 어떤 상황이 있었지만, 정확히 이해가 되진 않았어요. 그 화를 어떻게 표현해야 할지도 몰랐어요. 나 자신이 아주 한심하다고 생각했기 때문에 화가 난 거였어요. 그 화는 내 간 속에 자리 잡게 된 것이지요. 라이프 베슬 치료를 받다 보니 제가 경험을 이해하고 해석하는 방식을 알 수 있게 되더군요. 그래서 이제는 제 생각과 느낌이 어떻게 병을 키우게 됐는지 이해할 수 있어요. 그런 유형을 이해한다고 해서 병이 사라지는 것은 아니지만, 그런 패턴이 나타나면 당장 알아차리게 되고 조절할 수도 있죠. 이전에는 상상도 못 할 일이에요.

전통 중국 한의학에서는 간이 화를 처리하는 기관이라고 한다. 일단 마음과 몸에 대한 이해가 생기자, 캐서린은 라이프 베슬 치료를 받고 남는 시간에 억눌린 화를 표출해봐야겠다고 결심했다. 그런 여러 방법 중 하나는 창작 공연작품을 통해 억눌린 감정을 해소하는 감정표현 수업에 등록하는 것이었다. 이런 것들을 하는 동안 친구들은 한결같이 그녀를 돕거나 아니면 안부 인사차 들르곤 했다. 이들의 지지를 받으며 그녀는 자신이 혼자가 아니고, 다른 사람들이 그녀가 살아 있길 바란다는 사실을 변함없이 느낄 수 있었다. 캐서린에게 이는 치료과정에서 알게 된 아주 중요한 사실 중 하나였다.

암 투병 중에 진정으로 배우게 된 것 하나는 내가 가치 있는 사람이라는 사실이었어요. 우주가 놀랍게도 그 점을 확인해준 것 같았지요. 모든 생명은 가치 있다는 사실도요. 나라서 가치 있는 게 아니었어요. 꼭 나라는 사람 자체가 그렇다기보다는 내 삶이 가치가 있기 때문이었던 거예요. 모든 생명은 가치가 있고, 거기에는 저도 포함되는 거지요. 더 이상 "사람들이 나를 아끼지 않는다"고 말하지 않게 되었어요.

친구들뿐만 아니라 낯선 사람들로부터 넘치는 사랑과 지지를 받으면서 캐서린은 좀 더 영적인 차원에서 자기 안의 사랑을 발견하겠다는 용기를 갖게 된 것이다. 암 투병 중에 어떤 식으로든 영성이 변했는가 하고 묻자, 그녀는 이렇게 대답했다.

이 모든 과정을 겪으며 갖게 된 인생의 철학이 있다면, 사실상 암의 진정한 목적은 자신의 참된 모습과 만날 수 있게 한다는 거예요. 제가 아는 사람 중에 암을 겪은, 그것도 잘 극복한 사람들은 주도권을 쥐었을 뿐만 아니라, 자기 스스로를 정말 진실하게 대하기로 마음먹은 이들이에요. 그들은 "의사가 나를 고쳐주겠지"라고 말하지 않았어요. 그렇게 말한 사람들은 살아남지 못했어요. 그래서 저는 어떤 방법을 택하느냐의 문제라기보다는 진정한 나 자신과 만난다는 그 자체가 중요하다고 생각해요. 그것이 바로 진정으로 영적인 영역입니다.

이처럼 18개월 동안 육체적·정서적·영적·에너지 측면에서 다양한 치료법을 시도한 결과, 라이프 베슬은 캐서린의 면역체계가 마침내 정상으로 돌아오도록 했다. 바로 이때 캐서린은 CT촬영을 다시 한번 해보기로 결심했다. 그러나 매우 실망스럽게도 스캔 결과 자몽 크기의 종양은 아주 조금밖에 줄어들지 않았다. 종양이 완전히 사라진 게 아니어서 실망했지만 그래도 제대로 치료해왔다고 애써 믿으며, 캐서린은 종양 제거 수술에 마지못해 동의했다. 그런데 의사들은 그 누구도 예상하지 못했던 걸 발견하게 되었다.

의사가 수술실에서 제 배를 열어보고 간에 더 이상 암 덩어리가 없다는 걸 알았던 거예요. 종양이 간 한쪽에 매달려 있었던 거죠! 그래서 의사가 그 종양을 싹둑 잘라냈어요. 아주 간단한 수술로 끝났죠. 저는 3일 만에 퇴원했어요! 이렇게 말한 건 그 외과 의사가 유일했어요. "환자분이 뭘 하셨는지 모르겠습니다만, 그걸 계속하시는 게 좋겠군요." 그렇지만 그 역시 제가 뭘 하고 있었는지는 묻지 않았어요.

간단한 수술 후 마취에서 깨어났을 때, 캐서린은 여러 명의 의사가 믿을 수 없다는 표정으로 병실에 몰려와 있는 것을 발견했다. 이런 일을 처음 목격한 게 분명했다. 그러나 캐서린은 사랑과 지지, 라이프 베슬 치료, 감정의 분출, 비타민 보조제 등 모든 것이 있었기에 자신의 면역체계가 최상의 상태에 이르면서 암을 다스릴 수 있게 되었다고 확신했다. 3B기 간암 진단을 받은 지 7년이 넘은 지금, 캐서린은 건강하고 행복한 생활을 하면서, 무엇보다도 지난 18개월간 친구와 가족들이 보여준 사랑과 지지에 한없이 감사하고 있다. 라이프 베슬 치료가 끝난 지 한참이 흘렀지만, 캐서린은 다른 사람들로부터 사랑을 받는 것에 대해 새롭게 깨달은 힘을 언제까지 간직하며 살아갈 것이다. 그녀는 이렇게 말했다.

> 암은 제 인생 최고의 경험이었어요. 많은 것을 배웠고, 특히 살면서 모른 척했던 중요한 것들도 알게 되었어요. 사람들은 사랑을 한다는 사실을요. 사람들은 사랑하고 싶어해요. 그건 우리 유전자에 이미 내재된 성향이에요. 사람들은 베풀 수 있는 기회를 찾아요. 하지만 그런 사랑이 흘러가려면 받는 사람이 있어야 하죠. 그래서 저는 사랑을 받는 법을 배웠어요.

가까이 사는 가족도 없었고 독자적으로 일하고 있었기 때문에 캐서린은 암 진단을 받았을 때 대다수의 사람에 비해 더 외롭다고 느꼈을 것이다. 이런 경험 때문에 그녀는 필요할 때 도움받기 위해서는 친구를 비롯해 공동체와 강한 유대를 유지하는 것이 더욱 중요하다고 여기게 되었다. 이러한 정서적·실제적·금전적 지원 덕분에 그녀는 다른 대체치료법을 찾을 수 있었다. 친구와 교인들이 도와주지 않았더라면 아마 그 어떤 치료도 불가능했을 것이다.

실행 단계

암 환자들과 상담을 할 때 나는 항상 환자들이 지지를 얻을 수 있는 관계망을 확인해보고 이를 강화할 방법을 함께 생각해보려 한다. 남에게 부담이 되고 싶지 않아서 누군가에게 부탁을 한다는 것이 멋쩍을 수도 있겠지만, 캐서린이 경험을 통해 분명히 깨달은 것처럼 사람들은 남에게 도움을 주고 싶어한다. 이것은 사람을 사람답게 해주는 마음이기도 하다. 특히 자기가 아는 사람이나 사랑하는 이가 아프면 도와주고 싶은 마음이 더 강하다. 나를 따로 불러내서 정말 도와주고 싶지만 방법을 모르겠다고 말하는 친구와 가족들이 몇이나 되는지 굳이 밝히지는 않겠다. 여기서는 도움이 될 만한 아이디어를 소개해보고자 한다.

내가 암 환자라면

- 당장 전화기를 들어 사랑하는 사람에게 연락하자. 그냥 생각이 나서 어떻게 지내는지 궁금하다고 말한다. 그 사람이 당신이 암 환자라는 걸 모른다면 일부러 말할 필요는 없다. 그 사람이 이미 알고 있다고 해도 어떻게 지내는지 궁금해서 연락했다고 말하는 쪽을 택한다. 사람들은 당신이 건강 문제에 대해 말하고 싶어하지 않는다는 걸 이해하고, 암과 상관없는 얘기에 집중하려 할 것이다. 내일은 다른 이에게 전화를 걸어서 매일 이 과정을 반복하면 된다.
- 살고 있는 지역의 가벼운 단체 운동 강좌에 등록하거나 암 환자들을 위해 특별히 고안된 운동 강좌가 있으면 그런 곳에 등록하는 것도 방법이다.
- 마음에 드는 곳이 있다면 암 환자들을 위한 후원회에 가입하자. 다니고 있는 병원을 통해 후원회를 찾아볼 수도 있고, 지역 내 미국

암학회 지부나 아니면 온라인 후원회 정도는 찾아서 가입할 수 있을 것이다. 다른 암 환자들과 얘기하는 것이 너무 우울할 것 같다면 집 밖에서 할 수 있는 다른 단체활동에 참여해서 새로운 사람을 만나보는 것도 좋다. 사진 강좌나 하이킹 동호회, 아니면 브리지 게임 같은 모임에 참여하는 것도 한 방법이다.

- 필요할 때 도움을 요청하는 것을 두려워하지 말아야 한다. 친구들과 가족, 심지어 단순히 아는 사이라 해도 가능한 한 어떻게 해서든 당신을 도와주고 싶어할 것이다. 하지만 당신이 먼저 요청하기 전까지는 도움이 필요한지 알 도리가 없다. 직접 도움을 요청하는 게 불편하다면 친한 친구에게 어떤 것을 도와주기를 원하는지(식사 준비, 잡다한 일처리, 지인 방문 등) 말하고, 가족과 친구 등 더 많은 사람에게 당신이 필요한 것을 요청하는 이메일을 대신 보내달라고 부탁하면 된다.

내가 암 환자의 가족이나 친구라면

- 사랑하는 사람이 암에 걸렸다면 그냥 생각나서 전화했다고 말하자. 그렇게만 해도 충분하다. 상대는 몸이 좋지 않기 때문에 전화를 받지 못할 수도 있다. 그럴 경우 생각이 나서 전화를 했고 그런 마음을 알아줬으면 한다고 메시지를 남긴다. 일부러 다시 전화해줄 필요는 없다고 설명하고 전화를 끊으면 된다. 이런 간단한 행동 하나만으로도 상대는 치유호르몬이 많이 분비되어서 몸 전체에 퍼

지게 될 것이다. 일주일에 한 번은 이렇게 해보자.

- 건강식을 챙겨주도록 하자. 사랑하는 사람에게 요즘 뭘 먹는지(예를 들어 완전채식주의 같은 엄격한 식단을 따르고 있을 수 있기 때문에) 확인한다. 그러고 나서 그 사람의 식단에 거스르지 않는 음식을 만들어 냉동실에 넣을 수 있는 용기에 담아서 갖다준다.
- 심부름을 해준다거나 집안일을 도와주자. 장보기와 청소, 세탁 등 집안일을 밀리지 않고 하려면 시간과 에너지가 꽤 필요하기 때문에 암 환자들에게는 벅찰 수 있다.
- 하루 정도 날을 잡아 하고 싶은 것을 즐기게 해주거나 기분전환을 시켜주자. 오후에 스파를 즐기거나 여유롭게 스포츠 경기를 관람하는 것이 암 환자들에게 괜찮은 방법이 될 수 있다.
- 암 환자에게 힘이 되어주기 위해 항상 무언가를 해야 한다는 강박관념을 가질 필요는 없다. 내 사랑을 보여주면 되는 것이므로, 가벼운 전화 통화나 며칠에 한 번씩 이메일을 보내 그 사람 생각을 한다고 말해주는 것만으로도 기운을 내고 면역체계를 강화하는 데 큰 도움이 된다.

이 장을 읽고, 다른 이들로부터 사랑과 지지를 받는 것이 채식을 하거나 항산화제를 섭취하는 것만큼이나 건강에 필수적이라는 사실을 독자 여러분이 이해했기를 바란다. 정서적인 느낌이 면역체계를 강화하거나 약화시키는 화학반응과 호르몬으로 즉각 나타나기 때문이다. 다른 사람들이 나를 사랑하고 아낀다고 느끼면, 뇌하수체가 치유호르몬을 분비함으로써 갑자기 면역체계 에너지가 회복되면서 세포를 재생시키고 독성을 제거하며, 가장 중요하게는 암세포를 제거하게 된다는 것이다. 그러니 매일 잊지 말고 비타민을 먹되, 자신에게 두 가지 질문을 던지는 것도 잊지 마라. 오늘 나는 누구에게 사랑을 주었는가? 그리고 누구에게 사랑을 받았는가?

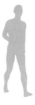

제8장

|

영적 교감의
심화

> 병 치료와 관련하여 가장 크게 잘못된 것은
> 몸과 마음이 분리되어 있지 않은데도,
> 몸을 치료하는 의사와 영혼을 치료하는 의사가 따로 있다는 사실이다.
>
> 플라톤Plato

수 세기에 걸쳐 서로 어긋난 종교적 신념 때문에 수많은 전쟁과 학살이 자행되어온 것만 보더라도 영성은 다루기에 예민한 주제임에 틀림이 없다. 그래서 나는 영성이라는 주제와 더불어 육체적인 치유와의 잠재적인 관계를 각별히 조심스럽게 다루려고 한다. '영적 치유'라는 말을 언급하기만 했을 뿐인데도 의견이 극과 극으로 갈리는 경우가 흔하다. 확고한 신념을 가지고 영적 수행을 하는 사람들은 즉각 반색하겠지만 그 어떤 영적 믿음도 없고 수행을 하지 않는 사람들은 말만 들어도 귀를 닫아버릴 것이다. 혹 여기에 등장하는 이야기의 일부나 또는 전부가 진짜가 아닌 것처럼 들릴지라도 나는 독자 여러분이 다른 사람들의 경험을 받아들이는 포용력을 가지고 이 장을 읽어주기를 바란다.

이 장에서는 깊은(또는 높은 정도의) 에너지에 연결되어 신체가 치료된다는 생각을 가장 단순한 형태로 다루고 있다. 이런 에너지에 대해 '신' 혹은 '영혼'이라 부르는 경우도 있고, 시공간에 두루 편재하는 생명력이라 일반화하면서 이를 '에너지', '기' 또는 '프라나'로 부르기도 한다. 이 장에서는 편의상 이를 '영적 에너지'라 지칭하겠으나, '영적'이라는 말에 거부감이 드는 독자라면 머릿속에서 '영적 에너지'라는 단어를 '깊고 평화로운 에너지'로 바꿔도 무방하다.

먼저 완전치유 생환자들과 대체요법 치료사들이 자주 이야기하는 영적 에너지의 다섯 가지 측면을 구체적으로 알아볼 것이다. 이어 뇌종양을 앓던 청년이 영적 에너지를 이용해 완전히 치유된 경험을 자세히 다루고, 마지막으로 영적 교감 수행에 필요한 초기의 몇 가지 단순한 실행 단계를 소개하겠다.

하나의 경험으로서의 영성

내가 연구하는 완전치유 생환자와 대체요법 치료사들은 영적 에너지를 육체적 감각과 격렬한 감정을 동시에 느끼는 어떤 것으로 묘사한다. 이는 보통 따뜻하고 평화로운 에너지가 머리에서 발끝까지 아래로 흐르는 느낌으로 표현되는데, 마치 깊은 평화와 무조건적인 사랑이라는 이불이 육체와 감정을 덮어주는 것과 같다. 흔히 영적 에너지를 느끼려면 영적이거나 종교적인 믿음이 있어야 한다고 생각하지만 실제로는 전혀 그렇지 않다. 더없이 행복한 영적 에너지의 느낌은 믿음이 아니라 정신적·육체적 훈련을 통해 영적 에너지를 격렬하게 체험함으로써 도달할 수 있다.

예를 들어, 훌륭한 요가 수업이나 오래달리기, 몸을 이완시켜주는 마사지나 오후에 낮잠을 잔 후에도 시시각각 영적 에너지를 경험할 수 있다. 또한 이런 경험을 끌어내기 위해 특별히 고안한 영적 수행법들도 있다. 깊은 기도나 명상, 찬송 등이 그 예다. 삶에서 대체로 그러하듯, 사람들은 상황에 제각각 다르게 반응한다. 어떤 이들은 요가 수업 후에는 영적인 '울림'을 한 번도 느낄 수 없을지 몰라도 매주 기도회에서는 강렬한 영적 체험을 할 수도 있다. 마찬가지로 명상을 통해서는 영적 에너지를 경험하기 어려울 수 있으나 자연에서 걸을 때 쉽게 느끼는 경우도 있다. 내가 만나본 사람들의 말에 따르면 어떤 식으로 영적 에너지와 연결되는가는 중요하지 않다. 치유 효과를 누리기 위해 가능하다면 매일 그런 에너지와 연결된다는 사실 자체가 중요한 것이다.

자얀티 수녀는 많은 입문자가 명상을 통해 영적 교감을 할 수 있도록 이끄는 일을 해왔으며 현재 브라마 쿠마리스 세계영성단체의 수장이다. 브라마 쿠마리스는 주로 여성이 주도하는 영성 집단으로 특정 종교와 상관없이 영성과 명상을 가르치는 데 혼신을 다한다. 자얀티 수녀는 영적 에너지를 경험하는 한 가지 방법으로 명상을 소개하고 있다.

깊은 교감이나 대화, 또는 깊은 침묵 속에 빠져 있지만 신성한 존재 안에 있을 때, 그것이 바로 명상이지요. 그런 합일의 상태에서는 빛과 에너지를 영혼 속으로 끌어당길 뿐만 아니라 반대로 영혼으로부터 끌어내 빛줄기가 몸으로까지 뻗어가는 겁니다. 태양의 온기와 비슷하지요. 그 에너지를 그저 피부 표면에서만 느끼는 게 아니라 몸이 그런 온기를 흡수해서 에너지가 몸 안에 있는 걸 느낄 수 있는 거예요. 그게 사실상 치유과정입니다. 실제로 몸이 치유되도록 도와주지요. 이런 이유에서 질병을 앓는 사람들에게 명상을 하고 모든 생각과 행동을 의식하라고 조언하는 거예요. 이렇게 수련하면 신성한 에너지의 근원과 다시 연결될 수 있어요. 이 신성한 에너지는 바로 존재의 근원 같은 것이죠.

완전치유 생환자인 브리짓 딘스모어도 영적 에너지와 교감함으로써 암을 치유했다고 얘기한다. 브리짓은 자궁암 진단을 받고 5년밖에 살지 못할 거라는 말을 들었다. 그나마도 즉시 자궁절제술을 받고 항암화학 요법과 방사선치료를 집중적으로 받아야만 가능하다고 했다. 그녀는 루이스 헤이의 『자가치유Heal Your Body』를 읽고 나서 우리 몸의 자가치유 능력에 대한 저자의 설명에 용기를 얻어 몇 달간 의학적 치료를 미루고 이른바 '영적 치료'를 시도해보기로 했다. 특히 내면에 몰입하기 위한 주기적인 심상유도 훈련과 기 수련을 병행했다.

> 처음에 저는 영적 존재가 대체 뭘 말하는 건지 감도 못 잡았어요. 아주 엄격한 믿음을 강조하는 가톨릭 집안에서 자랐지만 수행까지는 안 했거든요. 그래서 저 스스로 모험을 해보기로 했지요. 제 자신이 바로 영적 치유자라는 걸 전혀 몰랐던 거예요! 그다음 해에 암이 깨끗이 사라졌다는 진단을 받고 나서야 그 사실을 알게 됐어요. 제가 시도한 치료 방법은 대부분 그저 제 내적 자아를 들여다보고 교감하는 것이 전부였어요.

브리짓은 특정한 믿음을 강조하는 집안에서 자랐지만, 이러한 영적인 믿음이 매일 평화로운 영적 에너지를 경험하기 위해 그녀가 익힌 영적 수행과 딱 들어맞는 것은 아니었다. 그녀는 오늘날 대부분의 사람이 매주 행하는 종교 의식이 기계적이고 진부하다는 생각에 환멸을 느끼며 의무감 때문에 어쩔 수 없이 참석하고 있는 반면, 요가나 달리기 같은 체험을 기반으로 한 활동은 점점 인기를 얻고 있다는 사실도 알게 되었다. 실제로 우리 몸과 마음을 관통하는 영적 에너지가 생기면 머릿속으로만 영적 믿음을 갖는 것보다 훨씬 더 우리를 풍요롭게 하기 때문일 것이다.

사랑의 세 번째 유형

우리는 이미 앞에서 즐거움과 사랑(6장), 다른 사람으로부터 받는 사랑과 지지(7장)와 같은 긍정적인 감정을 느끼는 것이 왜 중요한지에 대해서 살펴보았다. 그러나 이런 유형은 모두 개인적 차원의 사랑과 관련이 있다. 예를 들어 긍정적인 감정은 보통 개별적인 자아에게 좀 더 긍정적이고 다정한 느낌을 갖게 하는 활동과 생각에 치중하고, 사회적 지지는 다른 사람들로부터 사랑받는 법에 관심을 쏟을 것이다.

이 장에서는 사랑의 세 번째 유형에 대해 살펴보겠다. 내가 만나본 대부분의 사람은 그것을 '무조건적이고 범우주적인 사랑'이라 지칭했는데 나는 이를 '영적 에너지'라 부르겠다. 이것을 느낄 때, 사람들은 다른 모든 것과 분리되어 존재한다는 감각을 잃게 된다고 말한다. 개별적인 하나의 존재가 아니라 모든 사람, 모든 것과 융합되어 있는 느낌이 든다는 것이다. 영적 수행을 할 때 이런 느낌이 온몸으로 밀려들어오기 시작하는데, 그런 느낌은 어느 한 곳에서 오는 것이 아니며 또한 모든 것으로 향한다. 이렇게 깊고 범우주적인 사랑은 어떤 상황에서나 존재하지만 우리가 능동적으로 다가갈 때에만 느낄 수 있다고 했다. 마치 치유의 강물이 항상 땅 밑으로 흐르는 것과 같다. 강물은 언제나 그곳에서 흐르고 있지만 치유되고 싶다면 잠시 멈춰 서서 구멍을 파고 그 물을 마셔야 하는 것이다.

세 번째 유형의 사랑을 발견한 완전치유 생환자 가운데 한 명인 헨리의 예를 들어보겠다. 헨리는 70세에 전립선암과 남성 유방암 진단을 받았으나, 수술과 항암화학요법을 받으라는 권고를 거부하고 다른 형태의 치료법을 찾았다. 그렇게 알게 된 것이 통렌 수행이라는 전통 중국 한의학의 한 갈래인 영적 수행법이었다. 헨리의 스승은 세계가 인정하는 침술사 톰 탐으로, 누구나 암과 같은 자신의 육체적 질병을 치유하도록 교감할 수 있는 범우주적이고 영적인 에너지가 있다는 개념을 헨리에게 처음 알려주었다. 헨리는 이렇게 설명한다.

> 톰은 우리에게 좀 더 큰 문화적 정신이 있다고 했어요(그는 이를 집단 무의식이라 불렀어요). 그는 우리가 그러한 집단 무의식에 참여할수록, 또는 수행자가 그러한 집단 무의식의 통로 역할을 할수록 더 큰 의식이 치유력을 갖게 되며, 이는 치유에 대해 얘기하는 다른 모든 문화에 거의 동일하게 존재한다고 생각하지요.

통렌 수행은 헨리가 암을 치료하려는 목적으로, 이 세 번째 유형의 사랑(무조건적이며 범우주적인 사랑)과 연결되기 위해 수련하던 수행법이었다. 그는 어떠한 현대의학 치료도 받지 않았고, 83세에 사망하긴 했지만 두 종류의 암 진단을 받고도 13년이나 생존함으로써 의사들을 놀라게 했다.

우리는 개인주의가 지배하는 문화에 살고 있다. 우리는 이웃으로부터 독립적이고 분리된 삶을 사는 개인적인 시민이 되도록 교육받는다. 그러나 전통적인 영적 수행은 하나같이 정반대의 얘기를 하고 있다. 즉 우리는 모두 눈에 보이지 않지만 내밀하게 연결되어 있으며, 사실 우리는 모두가 같은 영적 에너지로 이루어져 있다는 것이다. 개인이라는 느낌이 사라지고 모든 것과 하나로 평화롭게 어우러지는 느낌인 범우주적인 사랑을 경험해본 적이 없다면, 이 세 번째 유형의 사랑을 온전히 경험해보지 못한 것이다. 완전치유 생환자들은 이 세 번째 유형의 사랑을 가리켜 '가장 깊은 사랑'이라고 말한다.

육체와 정신의 관계

영적 에너지와 관련해 내 연구에 자주 거론되는 한 가지 개념은 인간이란 육체를 빌려 그 안에서 잠시 잠깐 물리적인 경험을 하는, 본디 영적인 존재라는 것이다. 이런 생각은 환자의 치료과정에 영향을 주기 때문에 암 치료에 중요하게 작용한다. 예를 들어 우리가 물리적인 유기체에 불과하다고 여긴다면, 암의 물리적 원인과 그에 따른 물리적 치료만을 찾게 될 것이다. 그러나 물리적인 육체 안에 있는 영적 에너지도 그에 못지않게 보살핌을 받아야 한다고 믿는다면, 물리적인 것 이상을 보는 것이다.

내가 연구한 사람들 상당수는 인간의 영혼이나 영적 에너지의 측면이 우리 자신의 가장 중요한 부분이라 믿고 있기에 주기적으로 영적인 부분과 교감하지 않는다면 우리 몸은 결국 지치거나 병들게 될 것이라 생각한다. 대체요법 치료사인 스와미 브람데브는 북인도의 요가 및 명상센터의 설립자로서, 그 역시 같은 생각을 하고 있었다. 그는 어떤 물리적인 치료과정에서도 각자 내면의 영적 에너지와 깊이 교감하는 것이 선행되어야 한다고 여겼다. 그는 리드미컬한 목소리로 이렇게 설명한다.

> (자기 몸을 가리키며) 이 몸은 신을 위해 만들어졌어요. 그래서 신은 우리 모두 안에 살고 있지요. 지금 병으로 고통받고 있고, 적어도 지금 그것을 알게 되었다면, 그러한 신성神性을 일깨우고 불러들여서, 자신을 돕고 보호하고 지키고 치료해달라고 간청해야 합니다. 그렇게 신성을 불러들이는 겁니다. 자기 안의 신성에 대한 믿음을 키워야 해요. (자기 몸을 가리키며) 이것은 내 집이 아니에요. 내 몸도 아니고요. 바로 신의 것입니다. 그런데 이제 이 집이 위험해졌어요. 즉, 병이 생긴 거지요. 그러니 지금이라도 집주인에게 말해야 합니다. "부디 가르쳐주소서. 내 안에서 당신을 잘 모실 수 없으니, 부디 나와서 저를 도와주소서."

다시 말하면, 스와미 브람데브는 여러 종교가 몸을 영혼의 그릇으로 보는 것과 마찬가지로 인간의 몸을 신성한 에너지를 담는 그릇이라 생각한다. 그의 말에 따르면, 각자의 내면에 자리 잡고 있는 이 신성한 에너지와의 유대를 새롭게 하고 강화하는 것은 특히 아플 때, 물리적인 신체인 '몸'을 보살피는 최고의 방법이다. 내가 인터뷰했던 모든 사람이 신체에 대한 정신의 우월함을 브람데브만큼 강하게 확신한 것은 아니었다. 그러나 대다수는 우리를 인간으로 만들어주는 중요한 요소 중 하나가 바로 영적 에너지라고 생각하며, 주기적으로 영적 에너지와 교감하는 것이 신체를 치유하는 데 상당히 도움이 된다고 말했다.

주기적인 수행의 중요성

대부분의 사람은 영적 에너지가 충만해지고 '일체감'을 갖게 되어 얼마 지나지 않아 치유된다는 이야기를 들으면 속으로 이렇게 생각할 것이다. '그런 일이 일어났을 수도 있겠지만, 나한테는 절대 일어나지 않을 거야.' 나도 그런 사람들 중 한 명이었다. 내 몸으로 흘러들어오는 영적 에너지를 좀 더 뚜렷하게 느낄 수 있는 수행법을 서서히 익히는 게 가능하다는 사실을 몰랐기 때문이다. 우리가 접해온 영적 치유에 관한 많은 이야기 속에는 한순간에 영적 에너지가 충만해진 사람들이 등장한다. 그렇다고 이들이 딱히 엄청난 노력을 한 것도 아니었다.

그런데 완전치유 생환자들로부터 알게 된 한 가지 사실은 어떤 이들은 한순간에 영적 에너지로 충만해지는 운 좋은 경험을 하기도 하지만, 대다수는 주기적이고 꾸준한 수련을 해야 서서히 영적 에너지를 경험할 수 있다는 것이다. 나는 이를 역도에 비유한다. 5년간(또는 그 이상) 아무것도 들어보지 않은 상태로 체육관에 가서 갑자기 벤치프레스 90킬로그램을 들어 올릴 수는 없다. 마찬가지로 명상을 한 번도 해본 적이 없는 사람이 명상용 쿠션에 앉아서 갑자기 영적 에너지가 충만해질 거라 기대할 수는 없는 노릇이다. 오히려 역도선수처럼 작은 것부터 시작해 주기적으로 수행하면서 능력을 키워나갈 필요가 있다(매일 하는 것이 이상적이다). 뿐만 아니라 역도에서 그렇듯이 한 달 정도 쉬어버리면 수행을 멈췄던 바로 그 지점으로 돌아갈 수 없다. 오히려 처음부터 다시 시작해야 할 것이다.

자얀티 수녀는 대다수의 사람이 요즘 주기적으로 영적 수행을 하지 않는 이유는 우리 문화에서 영적 수행을 '일을 깔끔하게 해치우는 것' 만큼 중요하게 생각하지 않기 때문이라고 했다.

오늘날 우리는 존재론적 인간이 아닌 행동적 인간이 되어가고 있어요. 우리는 행동, 그러니까 행위에 사로잡혀 살고 있는 거예요. 영성이 깨어나려면 내면을 들여다보고 우리 영혼에 무슨 일이 일어나는지 볼 수 있어야 해요. 그런 다음 나 자신과 평화롭게 지내는 상태로 돌아갈 수 있지요. 그래서 저는 원래의 제 존재 상태로 돌아갔다는 걸 인식할 때 평화로움을 느껴요. 그리고 내가 누군지를 잊어버렸을 때는 그 평화로움도 사라지고 나 자신과의 교감도 끊어지게 되지요.

다시 말하면, 자얀티 수녀는 건강한 인간이란 행동 지향적인 육체를 평화 지향적인 영혼과 주기적으로 교감하게 만드는 사람이라 생각한다. 규칙적으로 명상할 때면 평화로운 영적 에너지가 내 육체에 즉시 가득 차고 그 상태가 온종일 지속된다는 걸 느낄 수 있다. 하지만 너무 바쁘다는 핑계로 간헐적으로 하면 그러한 교감을 만들기가 어려워져서 평화로운 에너지가 몸으로 조금씩 흘러들어가는 느낌밖에는 받지 못한다. 자얀티 수녀를 비롯해 내가 인터뷰했던 많은 사람은 영적 에너지와 주기적으로 연결되지 못하는 데서 오는 결과를 가볍게 넘기면 안 된다고 했다. 처음에는 단순히 삶에서 평온함이 부족하다고 느끼기 시작할지 모르지만, 몸이 주기적으로 '배터리 재충전'(즉, 영적 에너지와 연결되는 것)이 되지 않아 결국 육체적으로 질병이 생길 수 있기 때문이다. 그러므로 다른 장에서와 마찬가지로 여기서 가슴에 새겨둘 것은 연습하고, 연습하고 또 연습하는 것뿐이다.

생각을 비우는 것의 중요성

영성을 심화하는 다섯 번째 요소는 기도, 명상, 달리기, 요가 등 어떤 영적 수행을 하든 상관없이 마음을 고요하게 만드는 것이 영적 에너지와 교감하는 첫 번째 단계라는 점이다. 이 두 가지는 상호 배타적인 것처럼 보인다. 영적 에너지는 마음속의 생각이 잠잠해지기 전까지는 몸을 통과해 흐를 수 없기 때문이다. 이는 영적 수행을 할 때마다 부딪히는 어려움 중 하나로 특히 매일같이 엄청난 양의 정보가 넘쳐나는 오늘날은 많은 사람이 생각을 멈추는 데 어려움을 겪는다. 48퍼센트의 미국인이 때때로 불면증에 시달리며 4000만 명의 미국인이 불안증을 겪는다는 사실만 봐도 우리 마음을 고요하게 만드는 것은 확실히 어려운 일인 듯하다.[1]

각각의 영적 수행에는 생각을 멈추는 몇 가지 요령이 있다. 예를 들어, 명상에서는 마음을 고요하게 만들기 위해 애쓰기보다는 한 걸음 물러나 그저 요동치는 생각을 관찰하는 식이다. 이런 식으로 자신의 생각과 거리를 두면 생각은 서서히 잦아들고 결국 사라지게 된다. 생각을 멈추는 다른 요령으로는 기도를 반복하거나 만트라를 외우거나 이미지 또는 숨소리 등 다른 것에 집중하는 방법이 있다. 많은 이가 이런 훈련을 기도나 명상 등의 영적 수행을 시작하기 전에 마음을 비우는 좋은 방법이라 생각한다. 다시 말해 생각을 멈추게 하는 일반적인 방법이 중요한 것이 아니라 요동치는 마음을 다스릴 수 있는 자기만의 방법을 찾는 것이 중요하다. 그래야 영적 에너지를 진정으로 경험할 수 있게 된다.

리타는 직업이 연구원이기 때문에 끊임없이 생각을 한다. 그녀는 유방암 진단을 받고 현대의학 치료를 받았으나 불행히도 몇 년 후에 암이 재발했다. 그녀는 암이 재발한 것을 알고 신에게 몹시 화를 냈다. 그렇게 화를 내면서 사실상 머릿속에 가득한 생각에서 벗어날 수 있었다.

저는 거리로 나가 소리쳤어요. "신이시여, 당신이 정말 신이라면, 어디 한번 해보시지." 화가 머리끝까지 치밀었지요. "날 살리든가 죽이든가 하라니까. 할 거면 빨리 하라고." 제 직업이 연구원인데 이렇게 말했어요. "다른 일은 아무것도 안 할 거야. 아무하고도 얘기하지 않겠어. 도서관이고 책이고 뭐고 다 필요 없어. **신이시여** 할 테면 해보시지."(…) 그리고 열흘 정도 지났을 무렵, 뭔가 달라지기 시작했어요.

한 주가 지나고 이상한 우연이 겹치면서 리타는 새로운 에너지치료법을 시도하게 되었고 명상 수행에 집중했다. 그러면서 현대의학 치료를 좀 더 미루기로 했다. 명상과 에너지치료를 받은 지 한 달이 지나자 유방 종양이 더 이상 만져지지 않았다. 이런 식의 치유과정은 계속됐고, 기존의 의사들에게 치료받지 않기로 했기 때문에 암이 실제로 사라졌는지는 확인할 길이 없었지만 그녀는 현재 —그로부터 24년도 넘은 지금까지— 삶을 즐기며 아주 건강하게 지내고 있다. 리타의 경우, 영적 수행을 심화하는 일은 생각하고 조사하는 데서 벗어나는 것부터 시작됐다. 내가 만나본 완전치유 생환자와 대체요법 치료사들은 하나같이 우리 내면의 영적 에너지에 닿고자 한다면 이 같은 단계가 반드시 필요하다고 얘기한다.

영성 연구

이 장의 끝에 가서 영적 에너지와 교감을 시작하는 몇 가지 방법을 소개하겠지만 여기서는 우선 최근 연구를 몇 가지 다뤄보고자 한다. 상대적으로 최신 발명품인 fMRI(기능적 자기공명영상), EEG(뇌파전위기록술) 및 혈액원심분리기 덕분에, 연구자들은 이제 영적 수행이 뇌와 몸에 끼치는 영향을 연구할 수 있게 되었는데 지금까지 도출된 결과는 매우 흥미롭다.

예를 들어, 연구자들은 명상 수행이 몸에 상당량의 멜라토닌을 만들어낸다는 사실을 알아냈다.[2] 멜라토닌은 수면을 돕는 건강하고도 필수적인 호르몬이다. 우리의 면역체계는 잠을 잘 때만 세포를 재생하고 체내 독소를 배출하기 때문에 숙면은 건강에 반드시 필요하다.[3] 흥미로운 것은 많은 암 환자에게서 멜라토닌 수치가 위험할 정도로 낮게 나타났다는 사실이다.[4] 그러므로 이러한 연구를 통해 명상과 같은 영적 수행이 우리 몸이 암과 싸우는 데 어떻게 도움이 되는지 설명할 수 있을 것이다.

또 다른 연구에서는 8주간 하루에 30분만 명상해도 뇌에서 불안 및 스트레스를 관장하는 영역의 밀도가 낮아지는 반면, 공감과 기억력을 관장하는 영역은 밀도가 높아진다는 사실을 알아냈다.[5] 이 연구가 암 환자들에게 중요한 이유는 수없이 많은 연구에서 스트레스를 낮추면 면역체계가 활성화된다는 사실이 밝혀졌기 때문이다.[6] 명상이 스트레스를 완화시킨다는 사실이 입증되었기 때문에 면역체계 역시 명상을 통해 강화될 수 있는 것이다.

명상이 면역체계에 직접적으로 미치는 영향을 관찰한 연구들도 있다. 그중 한 연구에서는 명상을 많이 할수록 우리 몸이 바이러스 항체를 더 많이 만들어낸다는 사실을 밝혀냈다.[7] 많은 암이 바이러스와 연관되기 때문에(예를 들어 인유두종 바이러스는 자궁경부암과 연관된다) 이는 암 환자들에게 중요하다. 면역체계에 관한 다른 연구에서는, 명상이 면역세포 내의 말단소체복원효소 활동을 크게 증진시키는 것으로 나타났다.[8] 이 연구에서 알 수 있듯이 명상은 몸이 암과 싸울 수 있도록 면역세포의 수명을 늘리는 좋은 일을 한다.

마지막으로 후성유전학epigenetics은 인간의 행동이 유전자 발현에 어떤 영향을 줄 수 있는지를 연구하는 새로운 과학 분야로 매우 흥미로운 학문이다. 한마디로 후성유전학은 부모로부터 물려받는 유전자를 바꿀 수는 없지만 그런 유전자의 스위치가 켜지는지 그렇지 않은지(즉 유전자가 발현되는지 혹은 발현되지 않는지) 여부는 우리 행동을 통해 바꿀 수 있다는 사실을 보여주었다. 결함이 있는 유전자는 발현될 때에만 나쁜 영향을 준다는 사실을 기억하기 바란다. 영적 수행과 관련한 최근 연구에서는 명상을 갓 시작한 사람들이 8주간 주기적으로 명상을 계속한 뒤 유전자 발현이 현저하게 변화되면서 건강이 개선되었다는 사실이 밝혀졌다.9 다시 말해 명상과 같은 영적 수행은 실제로 건강한 유전자를 발현시키고 건강하지 않은 유전자의 발현은 억제하는 것이다. 이는 암 환자들에게는 가히 놀라운 발견이다. 유방암 환자들에게서 나타나는 BRCA 변이 유전자[유방암과 난소암의 발생률을 높이는 유전자]와 같은 암 유전자(예를 들어 발암유전자)를 보유하고 있다 하더라도 두려워할 필요가 없다는 얘기다. 대신 이런 발암유전자를 보유한 암 환자들은 발암유전자의 발현을 억제할 가능성이 있는 특정 행동들, 식이 조절, 영적 수행, 운동 등에 집중하면 된다.

지금까지 영적 수행에 관한 신뢰할 만한 연구는 대부분 명상과 요가, 태극권을 중심으로 이루어졌고 기도는 제외되었다. 기도의 강도나 질을 측정하기가 매우 어렵다는 이유에서다. 명상 연구가 상대적으로 쉬운 것은 사람들에게 구체적인 단계를 통해 명상하는 법을 익히도록 하면 되기 때문이다. 다시 말해, 명상이 현존하는 최고의 영적 수행이라는 의미가 아니라 다만 측정하기가 더 수월한 영적 수행 중 하나라는 말이다. 나로서는 앞으로 연구자들이 기도가 신체에 미치는 영향을 측정하는 더 좋은 방법을 발견해주었으면 하는 바람이다. 그때까지는 명상과 요가, 태극권과 관련된 좀 더 심도 있는 연구들이 계속 쏟아져 나오면서 이런 영적 수행이 신체 건강(예를 들어 혈액순환 개선, 수면의 질 개선, 면역체계 강화)과 마음의 건강(예를 들어 스트레스 감소, 공감능력 증진)을 향상시킨다는 점이 분명해질 것이다.

다음으로 매슈의 치유 이야기를 소개하겠다. 매슈는 27세의 젊은 나이에 말기 뇌종양 판정을 받았고, 서양의학으로 할 수 있는 모든 방법을 다 동원했으나 결국 호스피스를 위해 집으로 보내졌다. 밑져야 본전이라는 생각으로 그는 영적 수행이라는 뜻밖의 방법을 선택했고 그 결과 상상도 할 수 없었던 일이 벌어졌다.

매슈의 이야기

2002년 매슈는 대학을 갓 졸업하고 그동안 푼푼이 모아둔 돈을 형이 사는 곳 근처에 위치한 콜로라도 산의 작은 땅에 투자했다. 한적한 지역이었으나 그는 로키 산맥 하이킹 코스의 야영지 관리 일과 고등학교 농구부 코치를 병행하느라 몹시 바빴다. 그는 당시 자신이 얼마나 바쁘게 살았는지를 이렇게 회상한다.

> 매일 아침 5시만 되면 한 시간가량 차를 몰고 직장에 갔어요. 종일 일하고 나서 또 한 시간을 운전해서 고등학교로 달려가 농구팀을 코치했어요. 그리고 연습이 끝나면 다시 한 시간쯤 차를 몰아 집으로 돌아오곤 했지요. 그러니까 길에 내다 버린 시간이 상당했어요. 나 자신을 너무 몰아붙였던 것 같아요. 제가 견딜 수 있는 한계를 넘어섰던 거죠.

매슈는 일을 하면서 운동도 하고 매일 자연 속에서 지낼 수 있다는 사실에 감사했지만 동시에 상당한 체력 소모를 감당해야 했다. 매일 장작과 같은 무거운 장비를 지고 높은 고도에 위치한 야영지까지 몇 마일씩 걸어서 올라가야 했기 때문이다. 게다가 빠듯한 출퇴근 시간으로 인해 사람들을 만나거나 잠을 충분히 잘 수도 없었다. 그는 대학에 다닐 때처럼 친구들과 어울릴 시간도 없었고, 여자 친구와 헤어진 지 얼마 되지 않아 마음을 추스르는 중이었기에 대체로 우울한 기분에 빠져 있었다고 했다.

매슈의 두통이 시작된 건 그 무렵부터였다. 하루는 아침 10시쯤 극심한 두통이 몰려왔지만 몇 시간이 지나자 사라져서 대수롭지 않게 넘겼다. 다음 날 아침이 되자 똑같은 증상이 나타났다. 그렇게 10시경만 되면 이상하리만치 심하게 머리가 아팠다가 몇 시간 후에 괜찮아지곤 했다. 이렇게 며칠 반복되더니 두통은 점점 심해지고 시간도 길어졌다. 그는 마사지 치료사와 척추지압사를 찾아갔으나 둘 다 일시적으로 통증만 가라앉혀줄 뿐이었다. 의사는 그에게 편두통 진단을 내렸지만 더 강력한 진통제도 두통을 가라앉히지 못했다. 2주가 지나자 두통이 24시간 내내 지속되었고 몹시 심해져서 급기야 토하기까지 했다. 안타깝게도 매슈는 당시 가진 돈을 모두 땅에 투자했기 때문에 건강보험에 가입할 경제적 여유가 없었다. 마침 상사는 그에게 충고가 될 만한 이야기를 해주었다.

상사가 그러더군요. "이보게, 병원에 가서 MRI를 좀 찍어보는 게 어떻겠나? (…) 검사비를 내기 위해 남은 평생 매년 10달러씩 낸다고 생각하면 되지 않겠나. 그래도 일단 가보고 최악의 사태를 방지하는 게 좋을 걸세."

매슈는 근처 병원에서 당일에 가까스로 MRI를 찍을 수 있었다. 대기실 소파에 앉아 극심한 통증으로 몸부림쳤던 기억이 난다고 했다. 마침내 결과가 나왔다.

의사가 말했어요. "머릿속에서 뭔가가 발견됐습니다. 아직 뭔지 말씀드릴 수는 없습니다만 즉시 손을 써야 합니다. 오늘 밤 당장이요. 이런 수술을 할 수 있는 시설이 우리 병원에는 없지만 지금 당장 제거해야 합니다. 그렇지 않으면 생명이 위험할 수도 있습니다."

인터뷰 도중 그 순간이 떠올랐는지 매슈의 눈에 눈물이 고였다. 분명히 그런 충격적인 소식을 들은 일은 수년이 지나도 절대 잊을 수 없는 강력한 기억일 것이다. MRI를 찍고 나서도 심한 통증으로 괴로워하면서 그는 동부에 살고 있는 부모님과 친한 친구, 한 시간 거리에 사는 형에게 이 사실을 알렸다. 그 즉시 어머니가 비행기를 타고 그를 보러 왔고 형도 한 시간 만에 그에게 달려와서 다시 8시간을 운전해 덴버에 있는 더 큰 병원으로 데려갔다.

덴버의 의사들은 종양의 위치를 확인하기 위해 두 번째 MRI를 찍었고, 마침내 가장 두려워했던 일이 사실로 나타났다. 종양은 뇌의 정중앙에 있었는데, 그 말은 수술이 불가능하다는 뜻이었다. 의사들은 종양으로 인해 뇌척수액이 제대로 흐르지 못한 탓에 뇌척수액 공급이 심각하게 적체되어 두통이 생긴 것이라고 설명했다. 매슈의 뇌에 드릴로 구멍을 뚫어서 응급으로 션트shunt[뇌척수액 통로에 넣는 유연한 튜브. 뇌척수액이 신체의 다른 부위에서 흡수되도록 만들어줌]를 삽입하기로 했다. 그런식으로 종양 주변의 척수액의 흐름을 바꿔서 뇌압을 낮추려는 것이었다. 수술하지 않으면 척수액으로 인한 뇌압이 더 높아져서 뇌혈관이 터져 며칠 안에 죽게 될 상황이었다. 다시 말해 이 수술은 선택의 여지가 없었다. 병원 내 사회복지사들의 도움으로 매슈는 생명이 위태로운 환자들을 위한 콜로라도 주 응급건강보험에 즉시 가입할 수 있었다.

24시간 후 수술실로 실려갈 때쯤 어머니와 형, 친구들이 그의 옆을 지켰다. 그때의 고마움을 생각하자 울컥했는지 매슈는 잠긴 목소리로 당시 상황을 이렇게 묘사했다.

> 형은 제 곁에서 내내 자리를 지켰고 근처에 사는 친한 친구도 와줬어요. 그리고 어머니가 한달음에 날아오셨어요. 거의 형제나 다름없는 두 친구도 왔어요. 대학 때 룸메이트였는데 지금은 평생 친구가 되었지요. 그 친구들은 하던 일을 다 팽개치고 제 곁을 지켜주러 왔어요. 아주 강렬한 경험이었죠. 살면서 처음으로 이렇게 많은 사람이 나를 진심으로 사랑해주는구나 느꼈습니다. 결국 저를 치료한 건 사랑의 힘이었어요. 저는 정말 그렇게 믿어요. 그 사랑은 수많은 모습으로 찾아왔지요. 그중 하나가 바로 가족과 친구들이 보여준 사랑이었어요.

수술 자체는 상당히 위험했지만 다행히 실력 있는 의사들이 수술을 잘 마쳤고, 매슈는 아무런 합병증이나 두통 없이 깨어날 수 있었다. 그러나 그의 뇌 정중앙에는 여전히 커다란 종양이 남아 있었다. 수술 도중에 의사들은 종양의 일부를 잘라낼 수 있었는데, 인체에서 발견된 뇌종양 중 가장 공격적인 형태인 '수술이 불가능한 4기 교모세포종'으로 확진했다.

며칠 후 매슈는 두 번째 수술을 받았다. 임시 외부성 션트를 영구적인 내부성 션트로 바꾸는 수술이었다. 퇴원하기 전에 의사는 그를 불러 치료 계획에 대해 논의하고, 의료계에서 이런 유형의 암에 대한 연구가 아직 끝난 것은 아니라고 설명했다. 그는 계속해서 항암화학요법과 방사선치료를 통해 종양이 자라는 속도를 늦춰 몇 달이라도 생명을 더 연장하는 게 지금으로서는 최상의 방법이라고 말했다.

의사 선생님이 말했어요. "도움을 받을 수 있도록 가족들이 사는 곳 근처로 이사 가시길 권합니다. 솔직히 말씀드리면 서너 달 안에 호전될 확률이 1~2퍼센트밖에 안 돼요." (…) 있는 그대로 얘기해주어서 오히려 고마웠어요. 그분은 션트를 삽입해서 제 목숨을 구했고, 그 점에 대해 저는 한없이 감사하고 있어요. 그런데 몇 년 뒤 제가 알게 된 사실은 그 의사 선생님이 최선을 다하긴 했지만, 뭘 해야 할지 모르는 상황이 되자 손을 놓았다는 거예요. 그리고 어떤 거대한 존재가 저를 돕기 시작한 건 그때부터인 것 같아요.

매슈는 그날 밤 늦게야 의사가 했던 말이 무슨 의미인지 비로소 이해가 되었다고 한다. 그리고 그의 마음속에 서서히 치밀어 오르는 게 있었다. 바로 저항감이었다.

표현이 거칠어서 죄송합니다만 그 의사한테 이렇게 말하고 싶었어요. "당신이 뭘 알아? 헛소리 작작해. 난 죽을 준비가 안 됐다고! 1~2퍼센트의 가능성이라도 좋아. 해보지 뭐! 나는 그래. 내가 바로 그 1~2퍼센트가 돼서 암을 이겨낼 거라고. 아무도 그런 적이 없었다 해도 상관없어. 당신이 틀릴 수도 있잖아." 더 많은 사람이 그런 태도로 스스로에게 믿음을 가졌으면 좋겠어요. 오히려 그런 태도야말로 세상에서 가장 강력한 치료제가 될 수 있어요. 그냥 믿고 희망을 갖는 거지요.

매슈는 의사가 권고한 대로 방사선치료와 항암화학요법을 병행하면서, 가족과 친구들이 사는 동부 지역으로 이사했다. 수술에서 회복된 후 몸을 움직일 수 있게 되자마자 그는 매일 감마나이프 방사선치료를 받기 시작했다.

세 군데서 레이저로 제 머리를 쏘더군요. 레이저가 하나로 모이면서 그 지점을 태우더라고요. 그러니까 거기 있는 종양을 태워 없애려는 거였어요. 칼을 대지 않는, 비침습적 방식으로 종양을 제거하려는 것 같았어요. 어쨌든 신체에 고통을 덜 주는 거라고 말해야 옳겠네요.(웃음) 방사선 수치가 상당히 높은 데다가 아주 세요. 다시 또 그걸 하라고 한다면 글쎄, 할 수 있을지 모르겠네요.

동시에 친구와 가족들이 건강을 위해 필요한 온갖 조언을 쏟아냈고 매슈는 도움이 될 만한 것이라면 뭐든 가리지 않고 시도했다. 침도 맞아보고 두개 천골치료도 받아보고 에너지치료도 해보았다. 모두 처음 시도해보는 것이었다. 의사들은 감마나이프 방사선치료와 함께 항암화학요법도 병행하자고 했지만 그는 주저했다. 왜냐하면 몸에 원래 있는 혈액뇌장벽 때문에 30퍼센트도 안 되는 화학요법 항암제만이 종양에 도달할 수 있다는 말을 의사에게 들었기 때문이다. 그러니까 나머지 70퍼센트는 몸의 다른 부분에 흡수되어 불필요하고 고통스러운 부작용을 일으킨다는 것이었다. 게다가 항암화학요법에 쓰이는 항암제가 실제로 종양의 크기를 줄일 수 있는 확률도 30퍼센트밖에 되지 않았다. 사실 항암화학요법에 대한 연구는 명확하지 않아서 매슈는 시도해보고 싶은 항암화학요법을 직접 고를 수 있다는 말도 들었다. 그럼에도 의사들은 그 외에 다른 대안이 없다는 이유로 항암화학요법을 권장했는데, 그는 결국 알약 형태로 복용할 수 있는 것을 시도해보기로 했다.

그로부터 2주가 지나고 저는 그런 항암화학요법 따위는 집어치우기로 했어요! 비참했거든요. 내가 느끼는 감정이 방사선치료의 부작용인지 혹은 항암화학요법의 부작용인지, 아니면 그 둘 다인지 알 수 없었지만, 입속에 집어넣는 게 모두 젖은 마분지처럼 느껴지는 지경이 됐어요. 소금을 한 숟갈 입안에 털어넣어도 아마 그게 소금인지 몰랐을 거예요. 그래서 말했어요. "이 치료를 견뎌내지 못한다 하더라도 나 자신은 지키고 싶었어요. 음식 맛도 분간 못 하고 사람들도 알아보지 못하게 되는 이런 짓은 계속하고 싶지 않네요."

이내 매슈는 인체에 허용 가능한 방사선 노출 한계치까지 도달했다. 안타깝게도 종양은 계속 자라고 있었지만 그 속도는 다소 줄어들었다. 의사들은 정밀검사를 통해 모니터링하는 정도 외에는 해줄 수 있는 게 거의 없다고 했다. 매슈는 방사선치료가 끔찍한 부작용이 있긴 해도 해볼 만한 가치는 있었다고 생각하며 퇴원했다. 적어도 약간이나마 시간을 벌었기 때문이었다. 나머지는 그의 몫이었고 어떤 대체 치료든 해봐야겠다고 마음먹었다.

매슈의 친구가 자신이 아는 페루의 어느 주술사에 대한 이야기를 들려줬는데, 그는 소규모로 사람들을 모아 치료하고 있으며 상당히 의미 있는 성공을 거두었다고 했다. 친구는 매슈에게 주술사를 만나러 함께 가자고 말했고, 매슈 역시 해보고 싶다는 생각이 들었다. 그러나 그동안 치료비를 대느라 빌려 쓴 돈도 어마어마했고, 페루까지 갈 여행 경비가 없었다. 친구와 가족들은 이 사실을 알고 즉시 그를 위해 모금을 했다. 매슈는 이들이 베푼 친절과 더불어 모금 행사에서 직접 경험한 일을 통해 크게 감동을 받았다.

한 낯선 사람이 거리를 지나가다가 무슨 일인가 궁금해하더라고요. 그러더니 다가와서 무슨 일이냐고 물었어요. 친구들이 설명을 해주자 이렇게 말하더군요. "얼마 안 되지만 제가 갖고 있는 돈을 다 드릴게요. 도움이 되기를 바랍니다." 그 여성은 전혀 알지 못하는 생면부지의 남이었는데 길을 가다가 모금하는 걸 보고 자선을 베푼 거예요. 물질적인 돈 외에 그보다 훨씬 더 강력한 사랑이라는 자선도 베푼 것이죠. 그것은 아무런 편견 없는 무조건적인 사랑이었어요. 그런 도움은 제게 정말이지 굉장한 힘이 되었어요.

모금이 끝난 후에 매슈는 페루행 비행기 표를 사서 예정대로 몇 주 후에 떠날 수 있었다. 그동안 그와 함께 동행하기로 했던 여성이 치유여정에 합류하려던 친구 한 명에게서 전화를 받았다. 그 친구는 강력한 직감이 들었다면서 이런 말을 했다는 것이다. "매슈가 굳이 우리랑 같이 페루에 갈 필요는 없겠어요. 브라질에 있는 '천주의 성 요한'을 만나보라고 하세요." 매슈는 이 말을 듣고 난감했다. 천주의 성 요한이 대체 누구지? 그는 인터넷에서 검색을 해봐야겠다고 생각했다. 가능성 있는 다른 치료법을 찾기 위해 수많은 치료사를 이미 조사했으나 그중 상당수는 '그냥 가짜 같았다.' 그런데 호앙 테세이라 데 파리아(천주의 성 요한은 환자들이 붙여준 애칭)라는 치료사는 치료 행위에 대해 돈을 요구하지 않는다는 사실이 눈길을 끌었다.

> 이 남자에게 관심을 갖게 된 것은 무료 진료소를 운영한다는 사실 때문이었어요. 무료로 치료를 해준다는 거예요. 일단 저는 뭔가를 해보기 위해 수천 달러를 낼 만큼 돈이 많지 않았고, 게다가 그는 돈을 벌려고 치료하는 게 아니었거든요. 아, 이 사람은 진짜 치료해주려는 거라는 확신이 들었지요.

무료라는 점이 매슈의 마음을 사로잡았지만 호앙의 치료는 상당히 이상해 보였다. 확실히 이 남자는 육체를 떠나 트랜스 상태[최면 상태와 비슷한 가수假睡 상태]로 들어가는 능력이 있는 듯했다. 그렇게 되면서 초월적인 존재의 영이 그의 몸속에 들어가 에너지치료를 한다는 것이었다. 정신 나간 소리 같았지만 매슈는 이 남자로 인해 확실하게 치유됐다는 수많은 암 환자의 이야기에 마음이 움직였다. 이미 호기심이 생긴 그는 페루에서 브라질로 행선지를 바꿀 수 있는지 알아보았으나, 그가 산 비행기표는 환불도 교환도 안 되는 표였다. 그래서 일단 예정대로 페루에 가기로 하고 천주의 성 요한은 나중에 만나보기로 했다.

페루로 떠나기 2주 전 친구들과 시간을 보내다가 문득 이것이 친구들을 볼 수 있는 마지막 순간이 될지도 모른다는 생각이 강하게 들었다. 살고자 하는 의지가 강한 만큼 당시 매슈의 좋지 않은 예후가 그를 무겁게 짓누르고 있었다. 어느 날 아침, 친구의 이웃 한 명이 —만나본 적은 없지만 매슈의 처지에 대해 들어 알고 있던 여성— 그에게 전화를 걸어 천주의 성 요한이 자신의 유방암을 고쳐줬다고 얘기했다. 매슈는 완전히 낯선 사람에게서 성 요한의 얘기를 들은 것이 이번이 두 번째였고, 그런 우연의 일치에 마음이 흔들렸다. 그녀는 매슈를 초대해 자신의 이야기를 들려주었고, 누군가에게 치유의 에너지를 보내는 성 요한의 동영상도 보여주었다.

이웃의 이야기를 듣고 동영상을 보자 매슈는 성 요한을 만나고 싶다는 마음이 잠시 고개를 들었으나 환불이 안 되는 페루행 비행기표 때문에 그럴 수가 없다고 대답했다. 그는 시간을 내줘서 고맙다고 말하고 여유가 되면 곧장 성 요한을 꼭 만나보겠노라고 했다. 그때 그 여자는 이렇게 대답했다고 한다.

그분에게 정말 놀라운 사랑이 담긴 얘기를 들었어요. 그녀가 그러더군요. "가고 싶다면 지금이라도 당장 내가 비행기 표를 사줄게요. 거기서 만남을 주선해볼게요. 사정이 나아지면 갚도록 해요. 치료받기 위해서 이렇게 하라고 마음이 시킨다면, 돈 때문에 망설이는 어리석은 일은 없었으면 좋겠어요." 그래서 브라질 중부로 가는 비행기 표를 들고 집으로 걸어오게 됐어요. 준비할 시간은 고작 3주밖에 없는데 말이에요! 이런 일들이 일어나다니 믿기지가 않았어요. 물론 저는 돈을 갚았습니다. 처음으로 제가 돈을 갚은 분이었어요. 그것도 가능한 한 빨리요. 저는 이런 사랑의 힘으로 함께 연결되어 있는 소소한 모든 것에 강력한 치유력이 있다고 믿습니다.

그다음 주에도 매슈는 계속해서 모르는 사람들에게서 직접 성 요한을 만나러 갔다거나 아니면 자신의 친구가 그곳에 갔었다는 얘기를 들었는데, 한결같이 긍정적인 내용이었다. 브라질로 가는 비행기 안에서 옆자리에 앉은 남자도 성 요한을 만나러 가는 길이었다. 매슈는 이 모든 것이 마치 '그래. 결국 내 말을 듣고 있구나. 마침내 내 말을 듣고 있어'라고 말하는 것 같았다. 이렇게 그는 2003년 11월, 4기 뇌종양을 앓으면서 성 요한이라는 치료사를 만나기 위해 아바디아니아라는 브라질의 한 시골 마을 한가운데에 있는 조그만 호텔방까지 가게 되었다.

새벽 2시쯤 잠에서 깬 그는 욕실에 불이 켜져 있는 것을 알게 되었다. 몹시 지쳐서 눈을 감고 애써 무시하며 돌아누웠다. 그러나 빛 때문에 다시 잠이 들 수 없어서 결국 불을 끄려고 자리에서 일어났다. 매슈는 그 후 이런 일이 있었다고 했다.

눈을 뜨고 주위를 둘러보니 욕실에서 나오는 불빛이 아니더라고요. 뭔가 움직이는 게 보였어요. 누군가가 있었어요. 거기서 어떤 여성이 걸어 나왔는데 빛에 둘러싸여 있었어요. 어떻게 생겼는지 얼굴을 제대로 볼 수 없었지만 아주 아름답게 빛났어요. 그 색깔이 어땠는지 묘사할 수는 없지만 마치 완벽한 빛 같았어요. 저에게 천천히 걸어오더니 아무 말 없이 손을 내밀었어요. 바로 제 옆에 있었는데 손을 내밀더니 제 머리 위에 손을 얹었어요.

그 순간 제 머리 아래쪽으로 서서히 뭔가가 흘러내리는 것 같았어요. 마치 몸 위로 페인트가 흘러내리는 것처럼, 내 몸의 안과 겉에서, 모든 신경과 몸의 모든 부분이 느끼는 것 같았어요. 그리고 제 안으로 밀려들어왔어요. 저는 그냥 눈을 감은 채 꼼짝 없이 내 자신을 맡겨버렸어요. 그러고 나니 이런 감정이 들더라고요. 제 생각에 그건 완벽함이라는 느낌이었어요. 아주 순수한 사랑의 느낌이랄까요. 자애로움이 넘치고 행복이 충만한, 황홀경에 가까운 완벽한 느낌. 그 느낌이 몇 초간 밀려들었고 저는 그것을 놓치지 않았어요. 눈을 떠보니 그것은 이미 사라지고 없더군요.

그리고 제가 앉아 있다는 것을 알았고 완전히 잠에서 깼다는 사실과 함께 이것이 꿈이 아니라는 것을 알았어요. 정말 생생했어요. 아직도 몸에 얼얼한 느낌이 들 정도에요. 살면서 그렇게 강렬한 느낌은 처음이었어요. 그때는 잘 몰랐지만, 그건 분명 사랑이었어요. 그런 게 바로 사랑이죠. 그런 게 바로 신이고요.

이런 경험은 난생 처음이었다. 매슈는 종교적인 집안에서 자란 것도 아니고 교회에 다녀본 적도 없었다. 그 일이 있기 전에는 특정 종교를 믿어본 적도 없었다. 신이라는 느낌에 가장 가까운 것을 꼽자면 자연 속에서 나무와 햇빛 사이에 있을 때 받았던 느낌이 전부였다고 그는 설명했다. 역사에 기록된 수많은 전쟁과 추문으로 인해 종교는 늘 그의 관심밖에 있었다. 그러나 욕실에서 '영적인 경험'을 한 뒤 자신의 근원을 들여다보게 되었고, 그는 이제 '믿음'이라는 것을 깨닫게 됐다.

믿음이란 모든 인간의 내면에 존재하는 것이라는 생각이 들어요. 그렇지만 때로는 발견하지 못하기도 하고 절대 깨닫지 못하기도 해요. 다른 사람의 잘못 때문이 아니라 바로 우리 자신의 잘못 때문에요. 때로는 그 존재를 무시하기도 하지요. 그렇지만 우리 모두는 믿음을 갖고 있다고 봐요. 저도 그 첫날밤 믿음에 눈뜨게 되었고, 아바디아니아에 머무르면서 그런 믿음이 점점 더 강해졌어요. 죽지 않고 살아남겠다는 결심도 그와 함께 더 커져갔지요.

이튿날 아침 매슈는 성 요한을 만나기 위해 줄을 선 500여 명의 사람들 틈에 있었다. 한 사람씩 10초간 성 요한과 면담을 했다. 성 요한을 만나면 터져나오는 듯한 강력한 에너지를 받는다는 것이다. 지시대로 모두가 흰옷을 입고 있었으며(흰옷을 입으면 '영혼'이 에너지 장을 더 빨리 읽을 수 있다고 했다) 줄을 따라 조금씩 앞으로 이동하기 시작해 천천히 움직이다가 두 곳의 명상실을 거쳐 마침내 성 요한을 만날 수 있었다. 차례가 되어 성 요한에게 (통역사를 통해) 뇌종양을 고치고 싶다고 말하자, 성 요한은 잠시 그를 뚫어져라 쳐다보더니 ─동시에 매슈의 에너지장을 읽고 그에게 강력한 에너지를 전달하면서─ 그에게 (통역사를 통해) 두 가지를 하라고 알려주었다. 첫째, 매일 시계풀을 달여 마시고, 둘째, 매일 명상실 본관(성 요한이 앉아서 환자를 보는 바로 그 방)에서 명상하라는 것이었다.

성 요한이 환자를 보는 매주 3일간 100여 명의 사람이 그가 앉아 있는 방으로 초청되어 명상을 한다. 이 방을 '흐름의 방'이라 부르는데 에너지의 강한 흐름이 그 방에 존재한다고 생각되기 때문이다. 매슈처럼 성 요한의 지시에 따라 방에 앉아 있는 사람들은 치유가 필요하기 때문이며, 건강한 자원봉사자들은 성 요한의 부탁으로 방에 앉아서 강한 에너지가 '유지'되도록 돕는다. 성 요한의 권고에 따라 매슈는 일주일에 3일은 환자가 있는 흐름의 방에서 명상을 했고, 시계풀을 달인 물을 마시기 시작했다. 한 달여 간 힐링센터에서 머물기로 마음을 먹고, 낮에는 성 요한과 함께 명상하고 밤에는 작은 호텔에서 쉬거나 음식을 먹으며 일과를 보내게 되었다. 아바디아니아의 호텔들은 호텔이라기보다는 호스텔에 가까워 가격이 저렴하고 하루에 세 번 가정식 식사가 나온다. 얼마 되지는 않았지만 호텔 비용을 가족과 친구들이 부담해주었고, 무엇보다 성 요한의 치료에는 전혀 돈이 들지 않았기 때문에 매슈에게는 다행이었다.

그곳에서 보낸 첫날, 그는 가르침을 받은 대로 눈을 감고 흐름의 방에서 명상을 하고 있었는데 그 옆에 있던 사람이 부드럽게 매슈의 손을 잡아 매슈의 머리 위에 올려놓았다. 당황스러워 눈을 감은 채 그대로 몇 초간 있다가 서서히 손을 무릎 위로 내려놓았다. 그러자 즉시 그 낯선 사람은 매슈의 손을 다시 들어 올려 머리 위로 가져갔고 이번에는 손을 쓰다듬었다. 매슈는 머리 위에 손을 계속 올려놓아야 한다는 무언의 메시지를 이해했다.

그러자 놀라운 일이 벌어졌다. 얼마쯤 지나자 그는 신비로운 기분을 느끼기 시작했다. 새어나오는 빛이 손에서부터 몸을 타고 내려가는 듯한 환희의 감각은 호텔에 도착한 첫날밤 느꼈던 것과 똑같았다. 이런 환희를 경험하고 몇 분이 지나자 그 낯선 사람이 매슈의 손을 머리에서 무릎으로 내려놓았다. 매슈는 방금 일어난 일에 경이로움을 느끼며 그대로 앉아 있었다. 몇 시간 후 명상의 시간이 끝날 무렵 눈을 뜬 매슈는 고마운 마음에 낯선 사람 쪽으로 고개를 돌렸다.

생전 처음 보는 사람 —그 후로 정말 소중한 친구가 되었지요— 한테 말했어요. "고마워요!" 그러자 그가 말하더군요. "뭘요?" 저는 손을 머리 위로 올리며 말했어요. "이렇게 해줘서요!" 문득 '아니 이 사람은 내가 뇌종양에 걸린 걸 어떻게 알았지? 대체 어떻게 이런 생각을 할 수가 있는 걸까?'라는 생각이 들더라고요. 그가 대답했어요. "아, 제가 그런 거 아니었어요. 영이 저보고 그렇게 하라고 시킨 거예요."

대부분의 사람은 성 요한을 1~2주 정도만 만나고 돌아가지만, 아주 가끔씩 성 요한이 환자가 완전히 치유될 때까지 아바디아니아에서 오래 머물라고 할 때가 있다. 매슈는 그런 사람 중 한 명이었고 온 지 첫 주 만에 그런 놀라운 일들을 경험했기 때문에 계속 머물러 있고 싶기도 했다. 더구나 고향으로 돌아가도 딱히 다른 치료법이 있는 게 아니었다. 그는 때때로 가족과 친구들이 미치도록 그리웠지만 성 요한이 있는 곳에서 몸이 점점 나아진다고 느꼈다. 고향에서 할 수 있는 건 호스피스 치료밖에 없었기 때문이다. 친구들과 가족 중에는 대체치료법에 회의적인 태도를 보이는 사람도 있었지만, 고맙게도 호텔에서 머무르는 데 드는 비용을 계속 지원해주었다.

매일같이 허브차를 마시고, 일주일에 3일씩 하루에 6시간 동안 흐름의 방에서 명상을 한 지 한 달이 지나자 성 요한은 매슈에게 첫 '에너지 수술'을 받으라고 지시했다. 외과적인 수술이 아니라 15분에서 30분 정도 에너지 수술을 받는 다른 사람들과 한 방에서 명상을 하는 것이었다. 성 요한을 거친 영들이 환자의 에너지 장을 조절하기 위해 이런 수술을 이용하는 것이 분명하다고 매슈는 설명한다. 이를 수술이라 부르는 이유는 영들이 에너지 자오선을 절개해서 막힌 곳을 뚫어 회복시키기 때문이다. 서양의학에서 외과 의사가 동맥을 절개한 다음 막힌 곳을 뚫어 제 기능을 하도록 만드는 것과 비슷한 이치다. 이런 에너지 수술은 비침습적이고 고통이 없으며 수술 후에 몹시 졸리는 증상만 있을 뿐이다. 예를 들어, 에너지 수술을 받고 나면 16시간에서 24시간 잠을 자는 것이 예사다. 매슈는 차분하게 수면을 유도하는 첫 에너지 수술에 즐겁게 임했고 지시대로 일주일에 3일간 흐름의 방에서 명상하고 매일 허브차를 마시는 일과로 돌아왔다.

잠깐의 만남이었지만 성 요한은 매슈의 건강 상태를 두고 단 한 번도 '암'이라 부르지 않았다. 그 대신 (통역사를 통해) '아주 강력한 것이 머릿속에 있다'고만 말했을 뿐이다. 또한 눈을 감은 채 흐름의 방에서 명상을 하는 동안 몇 번씩이나 매슈는 성 요한이 자신에게 다가오는 것을 느꼈다. 성 요한은 매슈의 머리 위에 손을 올려놓곤 했는데, 그때마다 다시금 황홀한 빛의 느낌이 즉시 그에게 쏟아져 내렸다.

이렇게 성 요한의 센터에 머문 지 석 달이 지나 방문비자가 만료되자 매슈는 다시 미국에 돌아와 가족을 만나고 비자도 갱신했다. 그해 말까지 그는 아바디아니아에서 3개월을 보낸 다음 비자를 갱신하러 되돌아오는 일을 반복했다. 가족들은 기쁜 마음으로 귀국 비행기 표 값을 지불했고, 그의 상태가 얼마나 좋아졌는지를 확인하고는 주저 없이 브라질행 비행기 표를 지원하거나 저렴한 호텔비를 계속 대주었다. 매슈에게 왜 그렇게 오랫동안 성 요한의 거처에 머무르기로 했는지 묻자 그가 대답했다.

저는 스스로에게 이렇게 말했어요. "하려고 하면 반드시 하게 될 것이다." 그때는 그게 무슨 뜻인지 몰랐지만 지금 생각해보니 믿음인 것 같아요. 어떤 것에 믿음을 가져야 해요. 그리고 반쯤 하다 말 순 없는 거지요. 그냥 해봐야 한다고 생각해요. 모든 걸 억지로 이것저것 해볼 필요는 없어요. 그냥 믿는 바를 선택하면 되는 거죠. 저는 이제 영혼을 믿고 신의 권능을 믿는지도 몰라요. 그러나 조슈아는 진심으로 항암화학요법을 100퍼센트 신뢰하는 것 같더라고요. 효과를 보는지도 모르지요. 그렇지만 저한테는 통하지 않을 것 같아요. '치료에 대한 믿음'에도 힘이 있어서 '믿음과 치료 중에' 어떤 것을 포기하는 게 좋은지 모르겠지만 믿음의 힘과 우리 능력은 생각보다 훨씬 더 큰 것 같아요.

한편 매슈의 담당 의사들은 MRI를 다시 찍어보길 권했지만 그는 이를 계속 미뤘다. 종양이 계속 자라고 있을까봐 두렵기도 했지만 사실은 친구와 가족들을 실망시킬까봐 걱정되었던 것이다. 결국 다른 치료를 시도해보라고 친구와 가족들은 돈을 더 모아주었다. 성 요한의 센터에서 강력한 무언가가 일어나고 있다는 걸 느꼈지만, MRI 결과가 나쁘게 나와서 새롭게 발견한 믿음이 흔들리는 일은 원치 않았다. 그래서 첫해에는 의사들의 말을 무시했다.

그러던 어느 날 거의 1년간 성 요한의 거처에서 지냈을 무렵, 매슈는 미국에 있는 가족을 방문했다가 갑자기 MRI를 찍을 준비가 됐다는 느낌이 들어, 어머니에게만 얘기하고 몰래 병원으로 향했다. 성 요한은 그가 공식적으로 "치유됐다"고 아직 말하지는 않았지만, 그는 매슈를 오래 지켜본 사람들에게 분명 그렇게 말할 것이다. 그럼에도 불구하고 매슈는 건강이 좋아졌다는 사실을 기존의 기술로 잡아낼 수 있을지 알고 싶었다. MRI를 찍고 나서 의사가 마침내 그에게 새로운 사실을 알려주었다.

실력 있는 방사선 전문의가 우리에게 와서 말했습니다. 그는 "좋은 소식이 있습니다!"라고 했어요. 이 순간 저는 종양이 사라지기라도 했나보다 하고 생각했지만 과하게 기대하고 싶지는 않았어요. 곧 그는 말했지요. "모든 각도에서 찍은 MRI 사진을 보니 종양이 아직 남아 있긴 하지만 현저하게 줄어든 것으로 나타났습니다."

이 소식을 들은 후 매슈의 믿음은 더 확고해졌다. 그러나 마찬가지로 놀라웠던 점은 그 소식을 들은 가족과 친구들의 확신도 커졌다는 사실이다. 그의 친한 친구 중 한 명은 의사 집안에서 자랐는데, 그녀가 자란 환경에서는 몸에 이상이 생기면 고치기 위해 의사를 찾아가는 게 당연한 순서였다. 그녀는 성 요한이 실제로 매슈를 도울 수 있을 거라고 털끝만큼도 믿지 않았지만 친구로서 변함없이 그를 응원해왔다. 매슈가 이 소식을 전하자 그녀는 전화를 걸어왔고 울먹이는 목소리로 말했다.

"잽싸게 왔던 곳으로 다시 가서 하던 거나 계속하라고!" 그날 모든 친구와 가족으로부터 들은 대답은 그의 표현에 따르면 "놀랍다"였다. 이 같은 응원의 물결에 힘입어 그는 재빨리 아바디아니아로 되돌아갔고 다시 일주일에 3일간 흐름의 방에서 명상을 시작했다. 매슈는 치유될 수 있었던 것이 상당 부분 명상 덕분이라고 믿는다.

치료에 도움이 된 것들 중 상당 부분은 흐름의 방에서 한 일이었다고 생각해요. 생각해낼 수 있는 그 어떤 수술만큼이나 강력했던 것 같아요. 센터에서 일하는 한 분이 언젠가 이런 말을 하더군요. "아는 사람들 모두에게 '용서한다'고 말해보세요. 그냥 말에 그치지 말고 진심으로요." 정말 괜찮은 방법이었고 내면에 갖고 있거나 아니면 다른 사람들과의 사이에서 남아 있을지 모를 부정적인 에너지를 없애는 데 좋은 방법이었어요. 특히 과거에 정말 미워했던 사람들에게 "정말 미안해요. 그리고 사랑해요. 좋은 일만 있길 바랍니다"라고 말할 수 있는 방법을 찾는 거예요. 그렇다고 그 사람들과 어울려야 한다는 뜻은 아니지만 그런 부정적인 에너지에 매달려 있을 이유는 없어요. 서로에게 모두 쓸데없는 감정 소모일 뿐이죠.

이 기간에 매슈는 성 요한 센터에서 한 브라질 여성을 만났다. 그녀는 몸을 치료하러 온 것이 아니라 정서적 치유를 위해 온 것이었다. 최근에 암으로 사망한 남동생의 죽음과 매슈가 앓고 있는 것과 똑같은 뇌종양으로 수년 전에 사망한 아버지의 죽음 때문에 슬픔에 잠겨 있었던 것이다. 그녀의 과거를 생각하면, 아버지의 목숨을 앗아간 것과 똑같은 암에 걸린 사람과 사랑에 빠지는 것은 우연치고는 아주 이상했다. 그러나 운명이란 종종 얄궂은 법이다. 그녀와 매슈는 순식간에 사랑에 빠졌고 매슈는 "자신들의 영혼이 즉시 서로에게 이끌렸다"고 말했다.

그러는 사이 매슈는 계속 좋아지고 있다고 확신했다. 한번은 성 요한이 그에게 또 한 번 에너지 수술을 받으라고 권했는데, 그 대신 외과적 수술을 받겠노라고 자진해서 나섰다. 말도 안 되는 소리지만 그 수술은 마취제가 필요 없는 수술로 친구의 이웃이 보내준 동영상에서 본 적이 있었다. 그는 성 요한이 해줄 수 있는 모든 것을 꼭 경험해보고 싶다는 수준까지 올라간 것이다. 이게 바로 외과적 수술을 자진한 이유다. 성 요한은 외과적 수술만큼이나 에너지 수술도 효과적이라고 재차 강조하면서도, 몸에 무슨 일이 일어났다는 일종의 증거가 필요하다고 느끼는 사람이 있으면, 에너지 수술 대신 외과적 수술을 자진해서 받을 수 있게 하고 있었다. 그래서 그날 에너지 수술을 받으라는 말을 들었던 50여 명의 사람 중 매슈와 다른 두 사람은 외과적인 수술을 받겠다고 했다.

제 차례가 되자 성 요한은 제 앞에 서서 말했어요. "안 됩니다. 아직 외과적 수술이 필요하지 않아요. 당신은 영적 노력이 필요하니 그 방으로 다시 들어가서 당장 앉도록 하고 여기 다시 오지 않았으면 좋겠군요." 저는 그 말이 무슨 뜻인지 아주 확실히, 제대로 이해했어요!(웃음)

흐름의 방에서 일주일에 3일씩 명상하고 매일 허브 차를 마시며 성 요한의 지시가 있을 때면 에너지 수술을 받기도 하면서 몇 개월이 더 지났다. 매슈는 처음 본 순간부터 자신의 마음을 사로잡은 사랑스러운 브라질 여성을 알아가는 데 나머지 시간을 모두 할애했고 1년간의 구애 끝에 브라질에서 조촐한 결혼식을 올리게 되었다.

어느 날 매슈는 흐름의 방에 앉아서 평소처럼 명상을 하고 있었다. 그날로 그가 처음 성 요한의 센터에 온 지 거의 2년이 다 됐었고 생일 다음 날이었다. 몸이 낫고 결혼까지 해서 브라질에서 삶을 시작하게 되어 행복하고 평화로웠다. 종일 명상을 끝내고 성 요한이 마지막 기도를 할 참이었다. 그러나 그 전에 성 요한은 지난 2년간 몇 번이나 그랬듯이 매슈에게 다가와 자신의 손을 그의 머리에 얹었다. 또 한 번 그 환희의 빛이 주는 놀라운 느낌이 성 요한의 손에서 매슈의 몸으로 쏟아져 내렸다. 그런데 이번에는 뭔가 새로운 일이 일어났다.

성 요한이 손을 뻗어 제 손을 잡고는 저를 일으켜 세웠어요. 방의 앞쪽으로 저를 데려가더니 돌려 세웠지요. 그리고 통역사를 통해 말하더군요. "이제 돌아서서 이 방을 보게." 그러고 나서 또 말했어요. "이제 이 방안의 모든 사람에게 2년 전에 정확히 어떤 병을 안고 왔는지, 그리고 지금은 더 이상 앓고 있지 않은 병이 뭔지 말해보게."(울음을 터트린다) 제 인생 최고의 날이었어요! 그리고 그 자리에서 저는 암이 완전히 나았다는 걸 알았어요. 계속해서 그가 말했어요. "가능한 한 빨리 병원에 가서 의사에게 MRI를 찍어보자고 하게. 그리고 다시 여기로 와서 종양이 사라졌다는 증거를 보여주게. 그래야 앞으로 많은 사람에게 큰 힘이 될 테니까." 그래서 저는 그의 말대로 의사를 찾아가 MRI를 찍었지요. 정말 제 머릿속에는 더 이상 뇌종양이 없었어요!(울음) 기적이었어요.

희소식을 접하고 매슈와 아내는 잠시 아바디아니아에 머물기로 했다. 아내가 좋은 직장에 다니고 있었기 때문에 당장 떠날 수 있는 상황은 아니었고 매슈도 성 요한의 센터에서 시간을 더 보낼 수 있어서 행복했다. 그는 센터에서 자원봉사를 시작했고 매일 길게 늘어선 줄을 정리하는 일을 도왔다. 어떤 날은 에너지를 잡아두는 데 도움이 되도록 흐름의 방에서 명상을 하기도 했다.

하루는 자원봉사 중이었는데 성 요한이 매슈 곁을 지나면서 말했다. "나는 여호수아의 영혼이오. 내가 당신을 낫게 했소." 또 어떤 날은 그의 몸에 밴 독특한 버릇을 보니 성 이그나티우스의 영혼과 소통하고 있는 것 같았다. 그는 매슈에게 '내가 당신을 낫게 했소'라고 말했다.(성 요한은 '실체'라 불리는 30명이 넘는 영혼과 소통할 수 있다고 한다. 이 실체는 특정한 환자가 무엇을 필요로 하느냐에 따라 바뀐다.) 서로 다른 두 영혼이 매슈의 병을 고쳤다고 하는 것에 대해 어떤 기분이 들었는지 물었더니 매슈는 이렇게 대답했다.

제 생각에는 둘 다 저를 고친 것 같아요. 성 요한의 센터에는 여호수아라는 영혼이 있는데 이상하게도 '사랑의 영혼'이라는 이름으로 불려요. 아무튼 사랑의 힘이라는 개념에 적합한 셈이에요. 여러 의미에서 저를 낫게 만든 건 사랑이라 생각해요. 모든 영혼이 다 함께 고쳐준 거예요. 그게 바로 사랑이고, 그게 바로 신이에요. 우리 모두 똑같이 생명의 일부인 것처럼 모두가 하나죠. 저는 늘 이런 실체가 신의 손가락이 아닌가 생각해왔어요. 신의 일을 하는 존재들이지요.

결국 매슈는 아바디아니아의 성 요한의 센터에서 총 4년을 지냈다. 첫 2년은 몸을 치료하는 데 집중했으며, 나머지 2년은 다른 사람들의 치료과정에 도움을 주고 봉사하며 보냈다. 지금은 아내와 함께 미국과 브라질을 오가며 둘째가 태어나길 기다리고 있다. 물론 몸 상태도 아주 건강하다. 미국의 담당 의사들은 뇌종양이 말끔히 사라진 그의 MRI 사진을 보고 놀라움을 금치 못했다.

처음 매슈를 인터뷰하면서 이 놀라운 치유의 이야기를 들었을 때는 모든 내용을 소화하느라 한 시간이나 산책이 필요할 정도였다. 연구차 출장을 갔을 때 성 요한의 센터에서 4주간 시간을 보내고 그곳에서 이루어지는 치유과정에 익숙해졌지만, 매슈의 이야기는 대단히 감동적이어서 들을 때마다 숨이 막힐 정도였다. 그의 선택에 동의하든 그렇지 않든 치명적인 뇌종양을 앓았던 한 젊은이가 이제는 암에서 해방됐다는 것은 이론의 여지가 없는 사실이다. 그리고 참으로 아름다운 이야기이기도 하다.

매슈의 이야기를 그토록 강렬하게 만든 요소는 많았지만 그중에서도 특히 성 요한이라는 치료사가 아주 인상적이었다. 내가 학위논문을 발표하자마자 수많은 사람이 브라질의 성 요한 센터를 꼭 방문해보라고 강력하게 얘기했다. 조사를 해보니 그곳에서 병을 완전히 치료했다는 환자가 수백 명에 달해서, 직접 가서 확인해보기로 했다.

그곳에 도착하기 전에 그 주제에 관해 가능한 한 많은 책을 읽었다. 그중 최고는 헤더 커밍과 캐런 레플러가 공동 집필한 『천주의 성 요한: 수백만 명을 손길 하나로 고친 브라질의 치유자John of God: The Brazilian

Healer Who's Touched the Lives of Millions』였다. 브라질에 도착하기 전, 두 곳을 들렀는데 하나는 잠비아였고 다른 하나는 짐바브웨였다. 이곳에서 도 대체요법 치료사들이 고차원의 영혼과 소통하면서 치유의 에너지를 전달한다는 믿음을 갖고 있었다. 그래서 브라질에 도착할 때쯤에는 트 랜스 상태에서 병을 치료한다는 생각이 그리 낯설지 않게 되었다.

예상치 못하게, 고요하면서도 당장이라도 손에 잡힐 듯 느껴지는 에 너지 장이 성 요한의 센터를 감싸고 있는 듯했다. 그 외에는 달리 표현 할 방법이 없다. 나를 비롯해 그곳에서 만난 다른 모든 사람은 모두 고 향에서와 비교해 훨씬 더 빠르고 깊게 명상에 들어갈 수 있었다. 물론 플라시보 효과에 지나지 않을 수도 있다. 다시 말해 성 요한의 센터에서 강력한 어떤 일이 일어난다는 우리 믿음 자체로 인해 더 깊은 명상 체험 을 할 수 있었던 것인지도 모른다. 아니면 수백 명의 사람이 한자리에 모 여 명상할 때마다 더 깊고 빠르게 명상 체험이 가능해지는 것일 수도 있 다. 이유야 어찌 됐든 우리가 농담 삼아 부르는 그 '힘의 장場'이 믿을 수 없을 정도로 차분하고 졸리게 만들면서 치유력이 있다는 사실을 알게 됐다.

그리고 성 요한을 만나고 나서 강력한 에너지가 물밀듯 쏟아질 거라 는 예상은 미처 하지 못했다.(인류학에서는 종교 의식을 연구할 때 충분히 이 해하기 위해 때로는 직접 참여해봐야 한다고 보는데, 성 요한의 센터에는 그 원 리가 확실히 적용되었다.) 나는 이후 약간의 소화 장애가 있어서 에너지 수 술을 받았는데, 수술 후 믿을 수 없게도 18시간이나 잠을 잤다. 전에는 한 번도 없었던 일이다. 소화가 좀 안 된 것뿐이긴 했지만, 결국 4주간 센터에서 지내는 동안 고질적이었던 소화 문제가 완전히 나았고 이후 소화 문제는 말끔히 사라졌다.

　그곳에 머무르면서 참 많은 얘깃거리가 생기긴 했지만, 요약하자면 천주의 성 요한이라 불리는 남자는 아주 강력하게 솟구치는 에너지를 전달할 수 있는 사람 같았고, 나를 포함해 대부분의 사람은 그 에너지를 통해 아주 편안하면서도 유익하고 육체적·정신적으로 도움이 되는 경험을 했다. 고차원의 영혼이 관여하는지는 알 수 없지만, 치유의 정확한 원리보다는 그 결과가 더 중요한 듯하다.

실행 단계

　그렇다면 건강해지기 위해 2년간 브라질로 이사를 가야 하는 건 아닌가 생각하는 독자분이 있다면 희소식을 알려드리고자 한다. 전혀 그럴 필요가 없다. 매슈의 이야기는 특별하고 놀라웠기 때문에 이 장에서 크게 다루었지만, 그 외에도 건강을 되찾기 위해 집에서 돈을 들이지 않고 편히 영적 수행을 한 경우도 많이 있다. 그것이 바로 영적 수행의 장점이다. 시간 외에는 비용이 따로 들지 않기 때문이다.

　기억할 것은 영적 수행을 통해 몸과 마음에 고요함과 평화로움에 대한 깊은 감각을 느끼게 된다는 것이다. 그렇게 되려면 먼저 마음에서 생각을 몰아내는 방법을 찾아야 한다. 많은 이가 처음에는 아주 약하게 영적 에너지를 느낀다. 석양을 본 후 찾아오는 느낌처럼 고요함이 부드러운 파도와 같이 밀려드는 것이다. 해가 진 후 찾아오는 이러한 감정을 증폭시키고 싶다면 매일 영적 수행을 하는 데 힘을 쏟아야 할 것이다.

그렇게 하면 그런 느낌은 시간이 지날수록 차곡차곡 쌓일 것이다.

당장 시작할 수 있는 몇 가지 영적 수행에 대해 소개하겠다.

- **심호흡** 지금 당장 잠시 모든 것을 내려놓고 눈을 감은 채 열 번쯤 심호흡을 해보라. 아랫배에 손을 올려놓고 심호흡을 하면서 손이 호흡과 함께 오르내리는지 느껴본다. 조용히 심호흡을 열 번 하고 눈을 뜬다. 마음이 좀 더 차분해졌는지 확인해보고, 그렇다면 이렇게 2주간 매일 심호흡을 빼먹지 말고 해보자.

- **야외 산책** 일단 10분만 산책을 해보라. 단 조용한 음악 외에 아무것도 갖고 나가지 마라. 걷는 동안 아무 생각도 하지 않도록 해본다. 대신에 주변을 가만히 둘러본다. 마음속으로 생각하느라 부산하다면 조용히 이런 주문을 외우도록 한다. 숨을 들이쉴 때 '내가 감사하는 것은'이라고 혼잣말을 한 후 숨을 내쉴 때 문장을 끝내보자. 타이머를 10분으로 맞춘다. 이렇게 걷고 난 후 더 평화로운 기분이 든다면 2주간 매일 빼먹지 말고 산책을 해보자.

- **심상요법** 아이튠즈에 접속하거나 동네 도서관에 가서 심상 유도 CD를 다운받거나 빌려보라. 심상이란 마음속으로 생각을 멈추기 위한 하나의 '요령'인데, 생각으로 마음을 어지럽히지 말고 이미지에 집중하도록 하는 것이다. 심상 유도 CD를 들은 후에 더 평화로운 기분이 든다면 2주간 매일 빼먹지 말고 들어보라.

- **명상요법** 아이튠즈에 접속하거나 동네 도서관에 가서 명상 지도 CD를 다운받거나 빌려보라. 나는 개인적으로 존 카밧 진 박사와 에크하르트 톨레의 CD를 좋아한다. 명상 지도 CD를 들은 후에

더 평화로운 기분이 든다면 2주간 매일 들어보라.

- **일일 기도** 기도가 맞는다고 생각되면 매일 시간을 할애해서 조용히 최소한 5분 이상 기도해보라. 그러면서 심호흡을 하고 평화로우며 신성한 에너지와 교감한다는 상상을 해본다.
- **영성 단체** 도움이 되는 수행의 요소를 갖춘(그냥 강의나 설교를 듣는 것과는 달리) 지역 영성 단체를 주변에서 찾아보라(예를 들어 주간 명상이나 기도 모임). 특히 이제 막 영적 수행을 시작한 경우, 단체로 수행하면 좀 더 책임감을 가질 수 있을 뿐 아니라 습관화하는 데 도움을 받을 수 있다.
- **온라인 그룹** 주변에 직접 만날 수 있는 그룹이 없다면 온라인 그룹에 가입하는 것도 방법이다. 수행을 주로 하는 그룹을 찾는 것이 좋다. 즉, 구성원끼리 매일 영적 수행이 잘되어가는지 점검해주는 곳 말이다.

이와 같은 방법의 영적 수행은 정서적인 행복을 위해서만이 아니라 신체 건강을 위해서도 꼭 필요하다는 사실을 명심하라. 생각을 비우고 영적 에너지가 나를 통과해 흐르기 시작하면 건강한 변화들이 내 몸에서 일어나며, 건강 호르몬이 송과선[척추동물의 두골 바로 밑에 위치한 내분비선]과 뇌하수체에서 분비되기 시작해 혈류를 타고 들어오게 된다. 그러면 체내 산소 공급도 증가하고 혈액순환도 개선되며 혈압이 낮아지게 된다. 뿐만 아니라 소화도 더 잘되고 체내 독소도 배출되며 면역체계가 더 강해진다. 그리고 건강하지 못한 유전자 발현을 억제하는 능력도 향상된다. 이러한 수행을 통해 몸이 훨씬 더 건강해질 수 있으며, 특히 나 매일 수행한다면 효과가 더 좋을 것이다.

　연구자들이 영적 수행의 효과를 발견하는 데 장족의 발전을 해왔으므로 언젠가는 왜, 어떻게 매슈가 명상이라는 영적 교감 수행으로 치유되었는지 설명할 수 있게 될 것이라 믿는다. 한편 이 장을 끝내기 전에 기억해야 할 중요한 개념은 영성이 명상이나 기도, 심지어 춤과 노래, 정원 손질 등과 같은 일상의 '교감' 수행으로부터 나오는 무조건적인 사랑을 몸으로 느낀 경험이라는 것이다. 다시 말해 영성이란 마음속에 품고 있는 일련의 종교적 믿음에 국한할 필요가 없으며, 오히려 매일 수행한 결과 몸으로 경험하는 환희의 에너지에 가깝다고 할 수 있다. 그렇기 때문에 나는 암 환자들에게 자기한테 맞는 교감 수행을 찾으라고 권하는 것이다. 그러한 수행을 통해 면역체계가 강화되었다는 사실이 밝혀졌을 뿐만 아니라 정말로 기분도 한결 좋아지기 때문이다.

제9장

살아야 하는
강력한 이유 찾기

> 사람들은 삶의 의미를 찾는다기보다는 살아 있다는 경험을 찾는다.
>
> 조지프 캠벨Joseph Campbell

연구를 위해 전 세계를 돌아다니며 완전치유 생환자와 대체요법 치료사들의 녹취록을 분석하던 초기에, 나는 "'죽고 싶지 않다'는 태도를 가지는 것"이라고 이름 붙인 요소가 반복적으로 등장하는 것을 알아차렸다. 그런데 연구가 계속되면서, 그 이름은 적절치 않다는 것을 깨달았다. 완전치유 생환자들이 죽고 싶지 않다고 생각한 건 사실이지만, 그건 정말 살고 싶어했기 때문에 그런 태도가 나온 것이다. 여기에는 미묘하지만 아주 중요한 차이가 있다.

예를 들어, 지난 10년간 상담 일을 하면서 죽음을 두려워하는 수많은 암 환자를 만났다. 이 사람들은 확실히 '죽고 싶지 않다'는 태도가 아주 굳건했다. 그런데 녹취록을 보니 뭔가 다른 것이 있었다. 이 사람들은 죽음을 몹시 두려워한다기보다는 삶에 대한 열망이 더 강한 것이었다. 사실 일부는 죽음을 전혀 두려워하지 않았고, 죽음이란 그저 다른 존재로 바뀌는 것에 불과하다고 여겼다. "때가 되면 언제든 일어날 수 있는 일"이라고 생각하는 것이다. 하지만 그전까지는 육신이 아직 살아 있을 때 하고 싶은 것들을 떠올리며 즐거워했다. 그러한 미묘한 차이로 인해 나는 아홉 번째 요소에 새로운 이름을 붙이기로 했다.

"살아야 할 강력한 이유 찾기"에 대한 세 가지 중요한 측면을 살펴본 후, 삶에 대한 열정으로 직장암 투병 중에도 의욕적으로 살 수 있었던 한 여성의 치유 이야기를 살펴볼 것이다. 이 장의 마지막에서는 삶에 생기를 불어넣어줄 간단한 실천 사항을 확인할 수 있을 것이다.

우리의 가장 깊숙한 곳에서 우러나오는 확신

완전치유 생환자와 대체요법 치료사들은 삶에 대한 열망이 존재의 가장 깊숙한 곳에서 나와야 하며 주저함이 없어야 한다고 말한다. 이러한 흔들림 없는 확신은 "그래! 나는 계속 살고 싶어"라는 생각으로 나타난다. 한 치의 의심도 없이 삶을 예찬하고 가능한 한 오래 이 지구에 머무르고 싶다는 마음인 것이다. 내가 연구 대상으로 삼았던 대체요법 치료사 중에 서지 카힐리 킹이라는 하와이의 카후나 치료사는 이런 개념이 공포와 관계있다고 설명했다.

몸이 완전히 이완된 상태일 때는 공포를 느끼지 않는다는 것이 경험을 통해 확인된 사실입니다. 긴장을 이완할 수 있는 수백 가지 방법이 있지만(예를 들어 마사지라든가, 명상, 놀이, 웃음, 허브 등) 그런 식으로 늘 문제가 해결되는 건 아니지요. 진짜 문제는 공포를 넘어선 긴장의 이면에 있어요. 이런 문제가 해결될 때, 공포가 사라지고…… 긴장감도 상당 부분 해결되지요. 기본적으로 분명히 말씀드리고 싶은 건 확신입니다. 근본적인 확신이랄까요. 제가 알기로는 이런 확신을 갖는 데 쉽고 빠른 방법은 없습니다. 내적인 자각과 한 번 혹은 그 이상의 내적 결단이 필요하죠.

이와 비슷하게, 오랜 투병 끝에 암을 물리친 리 포트슨은 자기 마음 깊숙한 곳에서 살고자 하는 신념을 발견했다고 털어놓았다. 리는 48세에 항문암 진단을 받았는데, 당시 두 자녀의 나이가 각각 열 살, 열두 살이었다. 이후 3년간 안타깝게도 암이 두 번이나 재발하는 바람에, 기존의 수술과 방사선치료 및 항암화학요법과 병행할 수 있는 대체치료법을 찾아 나설 수밖에 없었다고 했다. 그는 이런 파란만장한 투병생활 속에서도 살아남고 싶다는 근본적인 신념이 안정감을 주었다고 했다.

처음 암 진단을 받았을 때 내 자유의지가 회복에 얼마나 영향을 줄 수 있을까 의문이 들었어요. 누구나 그렇겠지만 처음에는 저도 아이들 생각이 났어요. 아이들을 생각하면 살고 싶었어요. 그런데 두 번째 재발되고 나니까 저 자신을 위해 살아야겠더라고요. 아직은 하고 싶은 게 많았거든요. 효과가 있었어요. 요즘은 나아졌다가 재발했다가를 반복하다 보니, 살고 싶다는 깊은 열망을 갖는 것은 우리가 어떤 목적을 갖고 태어났기 때문이라고 이해하게 됐어요. 그러니까 가능한 한 많이 사랑하며 사는 목적이오. 우리는 삶을 최대한 누리며 살려고 태어난 거예요. 제 인생에 화가 날 때, 저나 제가 사랑하는 사람에게 어려운 일이 닥칠 때, 종양과 방사선치료 때문에 멀리 가지도 우아하게 걷지도 못하게 되어 열 받을 때마다, 이 모든 것 때문에 고통스러울 때마다 자문해봤어요. "이런데도 살고 싶어?" 그러면 매번 제 몸은 묘한 환희를 느껴요. 마음 깊은 곳에서부터 "네!"라고 외치는 소리가 들려요.

리는 처음 암 선고를 받고 7년이 지난 지금까지 잘 지내고 있다. 살고 자 하는 확고한 의지 덕분에 강인함을 잃지 않고 건강을 회복할 수 있 는 새로운 방법을 계속 찾아 나서고 있다.

마음이 몸을 이끈다

우리는 이 책 전반에 걸쳐 이 두 번째 측면에 대해 수없이 살펴보았 다. 하지만 여기서 다시 한번 짚고 넘어가야겠다. 마음이 몸을 이끄는 것이지, 몸이 마음을 이끄는 것은 아니라는 점이다.

확고한 생각이나 감정을 느낄 때 강력한 호르몬이 즉각 혈류로 분비 된다는 사실은 과학적으로 이미 입증된 바 있다. 이들 호르몬은 생각이 나 감정의 종류에 따라 면역체계에 유익하거나 해로운 영향을 끼친다. 대체의학의 관점에서 보면 살아야 할 강력한 이유는 몸속에 기를 모아 준다. 대체요법 치료사들은 살아 있다는 사실에 신이 나고 행복하면 마 치 숨을 들이마실 때처럼 우리 안으로 생명이 공급되지만, 이 땅에 존 재한다는 사실에 기뻐하지 않을 때는 더 이상 우리 몸을 살아 있게 하 는 기를 충분히 끌어들일 수 없게 된다는 것이다. 여기서 기란 우리 몸 에 생명을 불어넣어주는 에너지다.

완전치유 생환자인 글렌 사빈은 마음이 몸을 이끌지만 몸이 마음을 이끄는 것은 아니라고 믿었다. 그는 아이를 낳아 자라는 걸 보고 싶다는 열망에, 만성 림프구성 백혈병CLL(불치병이라 여겨진다)에서 완전히 회복하려고 종합적이고도 통합적인 종양학적 치료 방식을 개발했다. 항암화학요법이나 골수이식과 같은 기존의 방법으로 치료하는 대신에 말이다. 이러한 과정에서 몸을 지배하는 마음의 힘은 그가 발견한 중요한 사실 중 하나가 되었다.

보통 70대에나 걸린다는 불치의 백혈병에 걸렸다는 말을 들었을 때가 스물여덟 살이 되던 해였어요. 결혼한 지 얼마 안 된 신혼이었고요. 주어진 선택지는 실험 단계인 골수이식을 받을 것이냐 아니면 '주의 깊게 지켜볼 것'이냐 둘 중 하나였어요. 기본적으로 병이 어느 방향으로 먼저 움직일지 기다려보자는 얘기였어요. 저는 말 그대로 지난 20년간 삶을 정말 사랑했기 때문에 치료를 위해 몸과 마음을 어떻게 하는 게 최선일까 고심했어요. 몇 년간 증거에 기반을 둔 정밀하고 통합적인 종양 치료 계획을 따랐어요. 그러니까 운동과 보조제, 식단 조절, 심신 단련 등을 병행한 거죠. 그 덕분에 완벽하게 나았어요. 이런 일들을 모두 겪으면서 저는 뇌야말로 가장 강력하면서도 정확히 규명하기 어려운 신체 기관이라는 생각이 들었어요. 뇌는 인간의 몸 전체를 관장하며 내재된 치유력도 엄청나다고 믿습니다. 어떤 병이든 치유는 고요하고 자유로운 마음 그리고 살고자 하는 강한 열망과 함께 시작되지요.

글렌이 처음 진단을 받은 것은 22년도 더 지난 일인데, 오늘날 그는 자신이 암을 이겨낸 생존자가 아니라 암에 걸렸다가 더욱 건강하게 살고 있는 암 '경험자'라고 생각한다. 그들 부부는 두 자녀를 두고 있는데,

아이들은 끊임없이 기쁨과 영감을 주는 원천이었다. 그의 사례는 보스턴의 데이나-파버 암 연구소에 의해 문서화되었고 하버드 의대 학장으로 재직 중인 종양학자이자 주치의인 리 M. 네이들러 박사도 그의 사례를 논문에 활용했다.

글렌의 사례와 유사하게, 짐바브웨에서 인터뷰했던 대체요법 치료사 한 명은 마음이 신체 건강을 좌우한다고 믿었다. 그는 자신의 영적 안내자가 환자의 건강 상태에 대해 하는 말을 듣는 식으로 주술적 치료에 비밀스러운 방법을 많이 쓰는데, 치료에 있어서 환자의 믿음이 다른 무엇보다 더 중요하다는 것을 굳게 믿고 있었다.

현대 의료체계에서 일하는 동료들이 환자를 치료하지 못하는 경우를 종종 봤습니다. 의사는 그런 환자들에게 곧 죽을 거라고 말하지요. 그렇지만 내 영혼은 환자들이 죽지 않고 살 거라고 말합니다! 몸을 낫게 하는 것은 스스로 살 거라는 믿음, 이 문제를 극복할 거라는 믿음입니다. 머리로 무언가를 믿으면 몸은 그걸 수용하고 자신의 문제를 빨리 극복하게 되지요. 그렇지만 극복하겠다는 사실을 머리에서 받아들이지 않으면 결국에는 죽게 됩니다. 병을 낫게 하는 것은 이처럼 강한 믿음의 힘이지요.

이 아프리카 치료사의 말에 의하면 몸은 마음이 하는 말을 따른다는 것이다. 마음이 산다는 사실에 기뻐하면 몸은 활력을 주는 에너지로 가득하게 되지만, 마음이 공포에 질려 있거나 무기력하면 몸은 그런 필수적인 에너지를 받지 못하고 마음과 단절된다.

내면의 부름을 발견하기

살아 있음에 기뻐하기 위해 사람들은 종종 자신의 가장 깊은 열망이나 부름과 다시 교감할 필요가 있다. '살아야 할 강력한 이유를 찾는 것'의 세 번째 요소는 삶에 다시금 창의력을 부여하는 것이라 생각하는 사람이 많은데, 안타깝게도 어른이 되면 창의력을 잃어버리기 때문이다. 대다수의 사람은 직업에서 창의력을 발산할 출구를 찾을 수 없고 그나마 저녁 시간도 요리와 청소, 육아와 잠깐의 휴식으로 다 지나가버린다.

그러나 암 진단은 경고음이다. 다시 말해, 직장이 됐든 연애가 됐든 혹은 가족 문제가 됐든, 영적인 삶이든, 공동체든 또는 취미가 됐든 간에 자신의 삶에 그다지 즐겁지 않은 부분이 존재한다는 사실을 깨닫게 되는 것이다. 암 진단을 받으면 지구상에 남은 시간을(그게 얼마나 오래 가든지 간에) 가능한 한 즐겁고 의미 있게 만들기 위해서 뭘 하면 가장 좋을지 되돌아보게 마련이다.

내가 만나본 이들 중에 장기적인 암 투병에 성공한 태미 베이머는 암 진단을 받고 내면 깊숙한 곳에서 부름을 찾게 됐다고 했다. 태미는 서른여덟 살에 초기 유방암 진단을 받았고 6년 후 유방암이 재발하면서 4기암 판정을 받자 현대의학에 보조제와 운동, 심상요법, 믿음, 유기농 식단을 결합한 통합적인 접근법으로 극복하고자 했다. 그러나 이 모든 노력에도 불구하고 그녀는 자신의 삶에 무언가가 빠져 있다는 생각을 떨칠 수 없었다.

온갖 노력을 다 해봤지만, 저는 죽는다는 생각에 우울해지고 두려워지기 시작했어요. 매일 아침 나는 암 환자라는 생각으로 눈을 뜨면서 살아야만 하는 강력한 이유를 찾게 됐어요. 제겐 남편이 있었고 특히 당시 아홉 살밖에 안 된 딸이 있었으니까요. 딸아이를 키우려면 제가 곁에 있어줘야 했으니까요. 그럴 수 있다는 희망이 필요했지만, 의사들은 정반대의 말만 했어요. 그러다가 어떤 계시를 받고 말기 암 환자들의 이야기와 그들이 어떻게 암을 극복했는지에 관한 책을 써야겠다고 생각했지요. 저 자신뿐만 아니라 다른 사람들에게도 도움이 되겠다 싶었어요. 그러자 마음속의 공허함이 사라지기 시작했어요. 이거야말로 제가 찾던 목적의식이었고, 나도 이 병을 극복할 수 있을지 모른다는 희망, 딸아이가 어른이 될 때까지 키울 수 있을지도 모른다는 희망을 갖게 됐어요.

태미는 자신의 책『불치병이 불가사의한 인생이 되기까지: 암을 극복한 사람들From Incurable to Incredible: Cancer Survivors who beat the Odds』을 통해 현재 자신을 포함한 다른 사람들에게 희망을 전해야 한다는 마음속 깊은 부름을 따르면서도, 남편과 딸아이와 함께 행복하게 사는 것을 가장 중요하게 여긴다.

태미와 비슷하게 조시 레이븐윙은 건강을 유지하기 위해 삶의 목표를 새로 세우는 게 얼마나 중요한지 강조하고 있다. 조시는 미국 태생의 에너지치료사로서 대부분 브라질에 머무르고 있다. 살아야 할 강력한 이유를 찾는 것과 생명력 사이의 관계를 그녀는 이렇게 설명한다.

은퇴증후군이나 빈둥지증후군에 대해 들어보셨을 거예요. 인생의 어떤 시점까지만 계획을 세우는 게 문제죠. 대부분 그 시점이 은퇴나 자식들이 성인이 되는 시기예요. 그래서 그 이후의 삶에 대해서는 아무런 목표가 없는 겁니다. 목표가 없으면 많은 경우 살아갈 힘이 싹 사라지고 자주 아프거나 머지않아 정말로 죽게 되는 거예요. 오히려 홀가분하고 자유롭게 삶을 즐기며 살 수도 있는데 말이지요. 아무런 목표를 정하지 않았기 때문에 생명력이 계속 향할 만한 방향이 없는 거예요. 그렇기 때문에 확고한 꿈을 가지고 이루고 싶은 강렬한 목표가 있는 사람들, 병에서 낫고 싶다는 강한 열망이 있는 사람들의 얘기를 하는 겁니다. 그런 성향이야말로 치유과정을 촉진시키는 강력한 요소가 될 수 있으니까요.

조시를 비롯한 대체요법 치료사들의 상당수는 우리를 자극하는 삶의 목표나 계획이 충분히 있어야 몸을 건강하고 활기 있게 만들어주는 기를 충분히 받을 수 있다고 믿는다.

살아야 할 강력한 이유를 찾는 데 대한 연구

살아야 할 강력한 이유를 찾는 것은 내 바람보다 일찍 죽을지도 모른다는 사실이 아닌 왜 계속 살고 싶은가에 주목하는 것이다. 일부 사례를 보면, 이런 이유를 찾는 게 죽음의 가능성을 완전히 부인하는 것처럼 비칠 수 있다. 우리는 '부인'이라는 단어를 흔히 부정적인 뜻으로 생각하지만, 암에 있어서는 어느 정도 부인하는 것이 실제로 건강에 도움이 된다는 연구 결과가 있다. 예를 들어, 유방암 환자들을 대상으로 5년간 진행했던 대표적인 한 연구에서 처음에 암에 걸렸다는 사실을 부인한 여성들은, 냉정하게 받아들이거나 어쩔 수 없다고 무기력하게 인정했던 사람들보다 암 재발 확률이 훨씬 낮았다.[1] 이와 유사한 3건의 연구에서도 부인의 정도가 높을수록 암 환자의 생존 기간도 길어진다는 상관관계를 밝힌 바 있다.[2] 그리고 폐암 환자를 대상으로 한 최근의 연구에서, 강하게 부인한 환자들은 부인의 정도가 낮은 환자들에 비해 신체에 부작용이 적게 나타났다는 사실이 드러났다.[3] 이상의 결과들을 종합해볼 때, 죽는다는 사실보다 살아야 하는 이유와 같은 다른 것에 더 집중하면 실제로 암을 극복하고 오래 생존할 수 있으며, 재발 위험이 줄고 부작용도 적게 나타난다는 것이 이들 연구로 뒷받침된 셈이다.

죽음을 부인하면 오래 살 수 있을지는 모르지만, 오히려 우울해하다가 더 일찍 죽을 수도 있다는 다른 연구 결과들도 있다. 우울증의 가장 큰 특징은 삶에서 기쁨을 찾지 못하는 상태다. 그렇기 때문에 살아야 하는 강력한 이유를 찾는 것과는 정반대인 셈이다. 우울증과 암을 대상으로 한 76건의 다양한 연구 결과를 분석한 메타분석을 포함해서 연구에 연구를 거듭한 결과, 우울증을 앓거나 무기력한 암 환자는 우울증을 앓지 않는 암 환자보다 사망 시기가 훨씬 빨랐다.[4] 뿐만 아니라 암 환자의 사망을 예측하는 데 있어 우울증은 암의 종류나 문화적 배경과 관계없이 잘 들어맞는 것으로 나타났다.[5] 우울증에 걸린 암 환자들은 "그냥 포기해버리고 싶다"는 식의 말을 하는데, 이런 말은 살아야 할 강력한 이유를 더 이상 찾지 못했음을 의미한다. 결국 이런 연구들이 시사하는 바는 우울증이 암 환자의 조기 사망을 불러올 수 있다는 것이다.

암으로 죽는다는 것을 부인하는 것이 환자의 수명을 연장시킬 수 있고 우울증이 사망 시기를 앞당길 수 있다는 연구 결과를 확인하긴 했지만, 살아야 할 강력한 이유를 찾는 것은 암 환자에게 어떤 영향을 끼치는가? 이 질문에는 답변하기가 다소 어려운데, 살아야 할 강력한 이유를 찾는 것이 암 환자의 건강에 어떤 영향을 주는지 구체적으로 다룬 연구는 아직 많지 않기 때문이다. 그보다도 연구에서 초점을 둔 것은 대부분 '투지'였는데, 이는 상당히 차이가 있다. 투지를 보인다는 것은 암과 싸우고 있다는 증거다.[6] 하지만 살아야 할 강력한 이유를 갖는다는 것은 반드시 어떤 것과 싸운다는 의미는 아니다. 그보다는 우리에게 기쁨과 의미, 행복을 가져다주는 것에 초점을 맞춘다는 뜻이다. 흥미롭게도 내 연구와 비슷한 연구들에서도 완전치유 생환자들이 남달리 강력한 삶의 이유를 내보인다는 사실을 밝혀냈다.[7]

암 환자가 강한 '투지'를 보이면, 싸움에 초점이 맞춰져 있기 때문에 몸에 끊임없이 낮은 수준의 투쟁-도주 반응이 나온다. 그렇게 되면 면역체계가 약해지고 혈류 속으로 꾸준히 스트레스 호르몬이 분비될 수 있다. 우리 수렵-채집인의 뇌는 마치 우리를 쫓아오는 호랑이와 싸워야 한다는 압박감을 끊임없이 느끼게 된다. 많은 훌륭한 연구에서 '투지'를 갖는 것이 암 환자의 수명 연장에 별로 도움이 되지 않는다고 결론을 내린 것도 바로 이 때문이라고 생각한다.[8] 한편, 살아야 할 강력한 이유를 찾는 것은 의미와 기쁨을 느끼게 하는 것들에 집중하는 것이기 때문에 사실상 투쟁-도주 반응은 사라지고 휴식-충전 반응이 나타나게 된다. 그러면 몸에서는 면역력을 높여주는 세로토닌과 릴랙신, 옥시토신, 도파민, 엔도르핀 등의 호르몬이 다량 분비된다.

아쉽게도 살아야 할 강력한 이유를 찾는 것이 암 환자의 수명을 늘려주는지를 구체적으로 다룬 연구는 없었지만, 이런 주제에 대해 한줄기 빛이 되는 두 건의 연구가 있다. 앞서 언급했듯이 우울증은 살아야 할 강력한 이유를 찾는 것과는 정반대 개념이다. 한 연구를 보면, 암 환자에게 우울증을 경감시키기 위한 심리치료를 할 경우 수명이 훨씬 더 길어지는 것으로 나타났다.9 다시 말해, 환자가 살아야 할 이유를 강화함으로써(즉 우울증을 경감시킴으로써) 연구자들은 환자들의 수명을 눈에 띄게 연장시킬 수 있었다. 이러한 결과는 살아야 할 강력한 이유를 찾는 것이 암 환자의 생명 연장에 실제로 도움이 된다는 하나의 간접적인 증거가 될 수 있다.

또 하나는 암 환자가 아닌 고령자의 살고자 하는 의지와 관련된 연구로부터 나온다. 그 연구에서는 살려는 의지가 강한 고령자는 나이나 성별, 이전에 어떠한 병력이 있든지 상관없이 가장 오래 사는 것으로 나타났다.10 다시 말해, 살아야 할 강력한 이유는 생존 기간과 관련해 앓는 병이 많다든가 다른 사람들에 비해 나이가 많다든가 하는 요소들을 압도해버린다는 것이다. 그러므로 살아야 할 강력한 이유가 있다는 사실이 암을 치료하는 데 분명히 도움이 될 수 있다는 연구는 아직 나오지 않았지만, 이 두 연구 결과에서 보는 바와 같이 살아야 할 강력한 이유를 가지면 ―우울증에 빠져 있거나 절망적인 상태와 반대― 일반적으로 수명 연장에 실제 도움이 되는 것 같다.

완전치유 생환자인 도나는 살아야 할 강력한 두 가지 이유가 있었다. 바로 그녀의 두 손자였다. 손자들이 자라는 모습을 지켜보고 싶다는 강렬한 열망을 갖게 되면서 도나는 의학적으로 치료 불가능하다는 암을 고치고자 기존에 시도해보지 않았던 다양한 치료법을 찾아 나서게 되었다. 도나의 이야기를 읽으면서 독자 여러분도 자신만의 삶의 이유에 대해 생각해보길 바란다. 아침에 무엇 때문에 일어나게 되는가? 살면서 늘 하고 싶었던 것이 무엇인가? 가령 2년밖에 살지 못한다면 과거에 하지 못해 후회한 일은 무엇인가? 이런 질문에 대한 대답에는 정신적 차원의 깊은 바람이 담겨 있기에, 완전치유 생환자들이 투병생활을 이겨낼 수 있는 원동력이 되어준다.

도나의 이야기

아무런 전조 증상도 없었던 도나로서는 이 모든 일이 엄청난 충격이었다. 2005년 도나는 58세의 생기 넘치는 여성으로서 하루하루 열심히 살아가고 있었다. 평생 교직에 있다가 교장으로 은퇴한 지 9개월 정도 되었을 때였다. 그녀는 첫 손자와 함께 많은 시간을 보냈으며, 곧 있으면 태어날 둘째 손자를 기다리면서 매주 집에서 명상 모임을 갖는 등 은퇴 후의 삶을 만끽했다. 그러던 어느 날, 갑작스럽게 그녀는 극심한 위경련으로 인해 응급실에 가게 되었다. 이혼하고 두 아이를 키우며 30년이 넘게 교사생활을 한 도나는 아이의 뼈가 부러지거나 머리에 타박상을 입어 가끔씩 응급실에 가는 상황에 익숙해 있었다. 하지만 커다란 종양이 결장을 완전히 가로막고 있어서 다음 날 아침 응급수술을 받아야 할 거라는 의사의 말은 그야말로 청천벽력과도 같았다.

도나는 응급수술에서 깨어나 직장암 3기라는 충격적인 소식을 들었다. 수술 도중 조직검사를 통해 확인된 결과라는 것이다. 암이 워낙 광범위하게 퍼져 있어서, 위에 결장조루용 주머니도 달고 있어야 했다. 결장조루술은 복부에 특수 용도의 비닐주머니를 달아 결장이 연결되도록 하는 외과적 수술로, 정상적인 장운동이 불가능할 때 시행하는 것이다. 직장암 3기라 암이 결장 외에 림프절 주변의 여러 곳으로 퍼진 상태여서 의사들은 수술에서 회복되면 즉시 항암화학요법 치료를 받아야 할 거라고 했다. 이런 암울한 상황에도 불구하고 도나는 타고난 낙천적인 성격 덕분에 필요 이상으로 겁을 먹지는 않았다.

상황이 비관적이라는 생각은 안 했어요. 병원에 있을 때도 마찬가지였고요. 의사 한 분이 오시더니 말하더군요. "이해가 안 되는데, 어떻게 그렇게 담담하실 수가 있지요?" 저도 잘 모르겠네요. 그냥 저는 그랬어요. 아직 살아서 할 일이 남았다고 느꼈거든요. 만나야 할 사람도 많고 가볼 곳도 많고요. 그리고 자식과 손자들도 있었지요. 문제가 있을 거라는 생각은 한 번도 하지 않았던 것 같아요. 제 상태를 완전히 부정한 건지 뭔지는 모르겠지만 효과는 있었던 것 같네요.

가능한 한 오래 살고 싶다는 도나의 신념 덕분에 오로지 수술에서 회복되는 것에만 집중할 수 있었고, 그로부터 몇 주 후에 항암화학요법을 받았다. 그런데 딱 5일간 항암화학 약물을 주입했을 뿐인데 도나는 중환자실로 옮겨지게 되었다. 몸에서 백혈구 생산이 중단됐기 때문이다. 이후 중환자실에 있는 6일 동안 중간 중간에 가족과 친구들이 찾아왔고, 침대에 누워 있는 그녀를 위해 기 치료를 하고 간 사람도 많았다.

도나의 몸은 서서히 다시 백혈구를 만들기 시작했으나, 의사들은 표준 용량을 투여하는 항암화학요법 치료를 계속할 수 없을 거라고 했다. 몸이 견뎌낼 수 없을 것이고, 그렇다고 용량을 줄이면 효과가 없기 때문이었다. 실험 단계에 있는 약물을 투여하는 방법이 유일한 대안이었는데, 그것을 적용한 다른 환자들의 경우에 그리 성공적이지 못했고 생명을 위협할 가능성마저 있었다. 이제 마지막으로 할 수 있는 일이라고는 집에 돌아가서 신변을 정리하는 것이었다. 다행히 매주 참여했던 명상 모임의 친구 한 명이 다른 의견을 냈다.

> 5일간 항암화학요법 치료를 받고 나니 정말로 105세는 되어 보이더라고요! 머리카락은 다 빠지고 얼굴은 창백하고 퀭하더군요. 죽음이 나를 집어삼키고 있는 것 같았어요. 그때 친구가 그러더군요. "이 항암제부터 좀 해독해야겠어. 엘리자베스에게 가보자. 몸 밖으로 빼줄 수 있을 거야."

도나는 신변을 정리할 생각은 털끝만큼도 없었고 손자들을 지켜볼 수만 있다면 뭐든 할 마음이어서 해독은 좋은 대안인 듯싶었다. 친구는 지역의 침술사이자 허브 전문가인 엘리자베스 파즈지에르스키가 쿠거 마운틴 치료센터라 불리는 근처의 아름다운 산장에서 열흘간의 요양 서비스를 제공한다고 알려주었다. 귀가 솔깃해진 도나는 몸에 치명적일수도 있는 실험 약물 치료를 하고 싶지 않다고 밝히고는 치료센터에 등록했다. 그다음은 마음속에 자리한 죽음에 대한 공포를 억누를 방법을 찾는 것이 급선무였다.

아주 잠깐 동안이지만 혼란스러웠어요. 세상에나 내가 죽으면 어쩌지 싶더군요. 병원에서 집에 돌아온 직후였어요. 그리고 생각했어요. '나한 테는 두 아들이 있고 며느리와 손자가 있어.' 만약의 상황에 대해서도 생각했죠. 그러다가 제 뺨을 찰싹 때리고는 다시 정신을 가다듬었어요. **아무 데도 안 갈 거야. 그러니 이쯤 하자. 거기는 발도 들여놓지 않을 거라고.** 막 내아들이 했던 말을 떠올렸어요. "엄마, 그런 마음 먹지 마세요." 그래 서 제가 말했어요. "그런 마음은 이미 다 지나갔단다. '만약에'라는 생 각을 왜 안 해봤겠니." 그러고 나서 저는 생각했어요. **아니야. 나는 이겨 내야 해. 여기 남아서 할 일이 있어. 아무 데도 가지 않을 거야.**

다시 말해 도나는 죽을지도 모른다는 사실에 맞서, 자녀와 손자들 곁 에 머무르기 위해 할 수 있는 일에 혼신의 힘을 다하기로 결단했던 것이 다. 머리카락이 다 빠지고 약해진 몸을 이끌고 브리티시컬럼비아 산자 락에 위치한 쿠거 마운틴 치료센터에 갈 수 있었던 것도 바로 이처럼 새 롭게 결의를 다졌기 때문이다. 몸 안에 있는 항암제 성분을 배출시키고 면역체계를 강화하는 것이 그녀의 목표였다. 가격은 고급스러운 휴가를 보내는 비용과 비슷했다. 열흘간 5000달러 정도였는데, 치료비에 숙식 이 포함된 금액이었다. 서양의학을 공부한 의사들이 생이 얼마 남지 않 았다고 말해준 것을 생각하면, 인생의 마지막 순간에 건강이 좋아지게 끔 성모 마리아 같은 존재에게 의지하면서 저축액을 좀 쓴다고 해서 크 게 나쁠 건 없다고 생각했다. 적어도 꽤 괜찮은 휴가를 보낼 수는 있을 테니까.

쿠거 마운틴에 갔을 때 몸이 굉장히 약해진 상태였어요. 멀리까지 걸을 수도 없었고요. 대문까지 가는 것조차 힘들 정도였지요. 그런데 그곳을 떠날 때쯤엔 몇 킬로미터 정도는 너끈히 걷게 되었어요. 단 열흘간 머물렀을 뿐인데! 엘리자베스는 의사 자격으로 훈련을 시작했고 전인적 치료(심신통합적 치료)를 하겠다고 했어요. 그리고 중국 한의학과 침술, 식이요법도 해보기로 했지요. 몸 상태를 끌어올리기 위해 적어도 하루에 한 번 또는 두 번씩 침을 맞았어요.

도나는 매일 침을 맞으면서 자신을 비롯해 치료를 받으려고 온 다른 7명의 손님을 위해 마련한 건강식을 먹었다. 주로 알록달록한 채소가 어우러진 엄격한 채식주의 식단으로 생선이 약간 곁들여졌다. 도나는 고기를 즐겨 먹는 편이었고, 자칭 평생 설탕중독자로 살아왔기 때문에 이는 상당히 큰 변화였다.

쿠거 마운틴에서는 라이프 머신과 자기 박동기를 이용한 두 가지 치료를 했다. 이 치료법은 암 환자들 사이에서 대체치료로 널리 알려져 있으나, 대다수 현대 의료체계의 의사들은 암세포를 치료하는 데 딱히 효과는 없다고 생각한다. 그럼에도 불구하고 이 기계들을 사용한 후 치료됐다는 암 환자들의 일화는 상당히 많은 편이다. 이들 기계는 다양한 주파수에서 작은 전기 충격을 내보냄으로써 환자를 치료하는데, 모든 원자가 진동하므로 특정 주파수는 특정 세포(예를 들어 암세포)를 '산산조각 내' 죽게 만든다는 이론에 바탕을 둔다. 마치 오페라 가수가 특정

음을 낼 때 유리컵이 깨지는 것과 비슷한 이치다.

도나는 치료에 참여한 사람들끼리 사회적 지지를 받는 느낌을 갖게 해주는 그룹활동에도 참여했다. 뿐만 아니라 엘리자베스와 개인 면담을 하면서 과거의 억눌린 감정을 발산해야겠다는 생각도 들었다.

열흘간의 일정이 막바지에 접어들자 보조치료사는 개인 면담을 진행하면서 이렇게 묻더군요. "당신을 슬프게 하거나…… 불행하게 만들었던 것은 무엇인가요? 어린 시절로 돌아가봅시다. 그리고 당신을 괴롭히는 것이 뭔지, 아니면 당시에 당신을 화나게 만들었던 것이 정확히 뭔지 짚어봅시다." 결국에 알게 되는 거예요. "아니, 이런! 그게 바로 지금 내 문제의 일부였구나." 그러니까 확실히 인정하게 됩니다.

치료가 끝났을 때 도나는 몸이 많이 좋아진 것을 느꼈다. 아들들은 어머니가 1마일을 온전히 걸을 수 있게 되고 뺨과 피부 전체에 건강한 혈색이 돌자 몹시 놀라워했다. 그녀는 기운과 활력을 되찾아 자리에서 일어나 아들들을 안아줄 수 있게 된 것에 기쁨을 감추지 못했다. 엘리자베스는 도나를 집으로 돌려보내며 장바구니 목록을 상세하게 적어 전해주었고, 도나는 살고자 하는 강한 의지로 채식주의 요리 강좌에 등록하기에 이르렀다.

쿠거 마운틴에서 집으로 돌아온 후 도나는 두 아들과 두 며느리, 귀여운 손자로부터 많은 사랑과 지지를 받았다. 덕분에 마음도 훨씬 활력을 찾았다. 그녀는 이제 더 건강해졌다고 느끼며 최소한 일주일에 한 번은 자식과 손자들을 만나기로 마음먹었다.

사랑하는 가족이 있기 때문에 저는 아직 떠날 준비가 되어 있지 않았어요. 손자들이 자라서 고등학교에 가는 모습도 보고 싶고 같이 공원을 산책하고 놀아주는 일도 절대 놓치고 싶지 않은 부분이었어요. 알잖아요. 할머니라는 존재가 손자들 인생에서 큰 자리를 차지하고, 손자들 역시 제 인생에서 그런 존재라는 것을 말이에요. 저는 교사로 일해왔기 때문에 아이들을 무척 사랑해요. 늘 아이들 곁에서 그들을 보살피며 살아왔지요. 그래서 이런 일들을 하고 싶어하는 건 제게는 무척 자연스럽답니다. 늘 그렇게 되면 좋겠다고 생각했지요.

그래서 도나는 손자들이 자라는 걸 보려고 할 수 있는 모든 것을 해봤다. 계속해서 매주 침도 맞고 매일 야외에서 산책도 했다. 자연요법 의사를 만나 고기와 밀가루, 단것을 끊고 유제품이 들어간 쿠거 마운틴 식단도 멀리해야 하며, 면역력을 높여주는 비타민 보조제도 두 가지를 먹어야 한다는 권고를 들었다.

도나는 암 진단을 받기 전 수년간 마음이 신체 건강에 강력한 영향을 끼친다고 생각해왔기 때문에 두려운 생각이 스멀스멀 피어오르지 않도록, 살아야 하는 이유에 대해 늘 마음을 집중해왔다. 그러기 위해서 도나는 규칙적으로 명상 수행을 계속했고, 잠들기 전 매일 밤 시각화치료 CD를 듣기 시작했다. 몸은 마음속의 생각을 따라간다고 생각했기 때문에 손자들을 위해 건강을 유지해야겠다는 생각이 최우선 순위였던 것이다.

세상을 곧 떠나게 될 거라 느낀다면, 몸은 내가 뭐라고 하는지 신경 쓸 거예요. 스스로에게 거짓말을 할 수도 있어요. 바라는 것이 있다면 뭐든 스스로에게 말할 수 있지요. 그러면 몸은 내가 말한 대로 반응한답니다! 그러니 건강하다고 자신의 몸에게 말해보세요. 전기가 흐르는 방충망을 통과해 암세포를 파괴한다고 머릿속으로 그려보세요. 매일 그렇게 하다 보면 몸은 그대로 받아들여요. 마음이 하라는 대로 따르는 거예요. 제 경우에는 세상을 떠나길 거부하는 것이었어요. 그래서 말했어요. "아냐. 난 아직 안 죽어!"

요컨대 도나는 손자들이 자라는 걸 볼 수 있도록 살아야 하는 강력한 이유에 온 정신을 집중하는 것부터 시작해 운동과 식단 변화, 시각화 훈련, 보조제 섭취 등에 이르기까지 온갖 다양한 것을 하고 있었다. 연구자인 내가 볼 때도 살아서 아직 할 일이 무척 많다는 이유로 죽을 수 없다는 그녀의 절대적인 확신은 정말 놀라웠다. 이처럼 강한 열망이 그녀로 하여금 변화된 식단을 지키고, 보조제를 계속 섭취하면서 날마다 열심히 걸을 수 있도록 힘을 불어넣어준 것이었다. 이 모든 걸 지금까지도 계속하고 있다고 한다.

신변 정리를 위해 병원에서 퇴원해 집으로 온 지 2년이 지났으나 도나는 몸 상태가 좋다고 느끼고 있었기 때문에 장루[인공항문]를 복원해 원래대로 돌아갈 수 있는지 알아보기 위해 진료 예약을 잡았다. 그러려면 우회술을 받았던 결장을 다시 나머지 부분에 연결해서 정상적인 장 운동이 일어날 수 있도록 하는 두 번째 수술이 필요하다. 도나의 담당 외과 의사는 훨씬 더 건강해져서 진료실로 걸어 들어오는 그녀를 보고 깜짝 놀랐다. 잠시나마 당혹스러웠던 면담이 끝나고, 의사는 흔쾌히 수술에 동의했으며 도나는 이후로 장루백 없이 지내고 있다.

자신의 인생을 변화시킨 암을 되돌아보면서, 도나는 스트레스와 설탕중독뿐만 아니라 늘 자기 자신보다 남을 먼저 보살폈던 것 또한 암을 일으킨 주요 원인이었다고 생각한다. 그러나 암에 걸린 뒤 그녀는 그러한 습관을 변화시키고, 여행과 외식을 하고, 그동안 배운 치료법을 남들과 공유하는 등 스스로에게 의미 있고 신나는 일들을 시작하기로 마음먹었다.

제게는 인공항문이 문제가 되진 않았어요. 여행도 했잖아요! 친구들과 함께 인공항문을 달고 애리조나까지 갔어요. 외식하는 것도 마다하지 않았지요. 이렇게 생각했죠. 좋아, 이 인공항문을 잘 보살펴줘야지. 그리고 생각했어요. 뭔가를 배울 수 있었던 꽤 재미있는 경험이었어. 이 경험을 사람들과 함께 나눌 수 있다면 그렇게 해야지. 저는 다른 사람들을 도울 수 있었기 때문에 극복할 수 있었어요. 그러니까 제 경험은 배움이라는 것에 더 가까웠던 듯해요. 암 환자에게 얘기해달라는 부탁을 받으면 저는 암이란 막연한 두려움의 대상이 아니라 형체가 있는 존재라고 말해요. 해볼 수 있는 일들이 있다고요.

도나가 중환자실에서 퇴원해 신변을 정리하라는 말을 들은 지 8년이 넘었다. 그녀의 삶에 대한 열망은 다른 사람들에게도 계속 전해지고 있으며, 그녀와 얘기할 때면 여전히 서른 살 젊은이가 말하는 것 같아서, 60대와 얘기하고 있다는 사실을 믿기가 어려울 정도다. 최근에 그녀에게 어떻게 지내고 있고 어떻게 시간을 보내고 있는지 물었더니, 자신에게 즐거움과 의미를 주는 것에 대한 긴 목록을 읊어주며 이렇게 대답했다.

> 저는 요새 손자 네 명을 돌보고 금요일 저녁마다 집에서 명상 모임을 열고, 적십자와 구세군에서 자원봉사를 하느라 바쁘게 지내요. 그냥 삶을 즐기는 거예요. 건강도 아주 좋고, 에너지도 넘쳐요. 좋은 가족과 친구들도 있어요. 삶은 하나의 모험이고, 저는 매 순간을 즐길 뿐이에요! 미처 못해본 것들이 너무 많다는 생각이 들어서 아직은 떠날 준비가 안 됐어요. 그래서 88세 정도로 미뤄놓았어요. 그 나이 때쯤이면 떠날 준비가 되어 있겠지요. 이제 67세니까 아직 20년 정도는 더 남았네요.

도나의 이야기는 죽음을 앞둔 위급한 상황에서 어떻게 건강을 되찾을 수 있었는지를 보여주는 놀라운 본보기다. 결장암 말기 환자가 2년도 안 되어 장루를 복원하고 완벽하게 나은 것은 정말 엄청난 일이다. 그녀는 투병생활을 하는 내내 살아야 한다는 강인하고도 끊임없는 열망 덕분에 여러 가지 치료법을 시도해볼 수 있는 에너지를 얻게 됐다. 결국 이 모든 것으로 인해 도나는 완전히 치유될 수 있었다.

실행 단계

오늘날 많은 사람이 그렇듯 권태감이라든가 우울증은 일시적일 수도 있고 아니면 평생을 따라다니는 동행(?)이 될 수도 있다. 아니면 이 장을 읽고 나서 삶에 창의성과 활력을 불어넣고 싶은 바람을 가질 수도 있다. "살아야 할 강력한 이유를 찾는" 열망이 크든 작든 다음 몇 가지 간단한 방법을 통해 삶을 좀 더 활기차고 의미 있게 만들 수 있다.

- 얼마나 오래 살고 싶은지 적어보자. 100세까지 산 사람들을 대상으로 한 연구에 따르면, 대다수가 늘 자신이 100세까지 살고 싶다는 생각을 마음 깊이 새기고 있었다고 한다. 자신이 생각하는 이상적인 수명을 욕실 거울에 테이프로 붙여놓고 매일 아침 하루를 시작하면서 보도록 하자. 물론 생각이 바뀐다면 얼마든지 숫자를 바꿔도 좋다.
- 자신에게 가장 어울리는 부고를 적어보자. 소름끼치게 들릴 수 있겠지만 저녁에 조용히 앉아서 촛불을 켜고 차분한 음악을 틀어놓은 채 이상적인 부고를 써보자(물론 종교적 믿음과 배치되지 않는다는 가정 하에). 현재 건강 상태와 관계없이 이 글이 정말 자신에게 가장 어울리는 부고가 되도록, 원하는 수명을 적고 죽고 싶은 방법이나 육신을 떠나고 싶은 이상적인 방법을 함께 쓴다. 살고 싶은 욕망을 불러일으키는 사람이 누구인지(예를 들어 자녀, 손자), 내가 무엇을 이룬 사람으로 기억되고 싶은지 써보자. 어쩌면 상당히 감정을 자극하는 경험이 될 수 있겠지만(반드시 화장지를 준비할 것!) 나는 이것이 죽음의 공포에 맞서고 가장 깊은 열망을 이끌어내는 강력한 방법이라는 것을 알게 됐다.
- 현재 자신이 살아가고 삶을 즐기는 이유가 무엇인지 간단하게 목록을 작성해보자. 기분이 좋을 때 해야 삶을 즐겁고 의미 있게 만들어주는 것들을 하나하나 빠짐없이 써내려갈 수 있다. 그리고 살

면서 더 있었으면 하거나 늘리고 싶은 항목이 있으면 옆에 별표를 해보자. 다음으로 그 목록 아래에 창의성과 행복, 의미를 더하기 위해 추가하고 싶은 것이 있으면 어떤 것이든 적어보자. 그리고 살면서 더 자주 이런 것들을 하려는 목표를 세우자.

• 릭 재로의 『직장생활에 반하는 궁극의 가이드: 내 일을 찾기 위한 내면의 길The Ultimate Anti-Career Guide: The Inner Path to Finding Your Work In the World』이라는 오디오 CD에 나오는 내용을 조금 변형한 것으로, 내 안의 부름을 발견하기 위한 강력한 3단계 훈련을 해보자. 나는 이런 방법이 내면의 가장 깊은 부름을 만나기 위한 가장 빠르고도 강력한 방법 가운데 하나라는 사실을 알게 됐다.

1. 스스로 엄청난 재산(예를 들어 3000억 달러가 넘는 재산이 있다고 치자)과 훌륭한 건강 상태를 갖추고 어떤 일을 계획했든 완벽한 성공이 보장되어 있다고 상상해보자. 무한한 상상력의 나래를 펼쳐보라. 그러고 나서 종이를 꺼내 살면서 할 일을 모두 적어본다(엄청난 성공이 보장되어 있다는 걸 기억하자!). 연애와 가족, 직장, 취미, 집, 여행, 지역사회 등등 무엇이든 좋다.

2. 다른 날 종이를 한 장 더 꺼내서, 현재 건강 상태와 관계없이 갑자기 뇌졸중으로 쓰러져 의사로부터 1년 6개월의 시한부 선고를 받았다고 상상해보자. 현재의 인생에서 아무것도 변하지 않을 것이라는 사실을 염두에 둔다면(예를 들어, 이 시나리오에서 복권에 당첨되는 일은 없을 것이다) 남은 1년 6개월을 어떻게 보내고 싶을까? (이런 연습을 하다 보면 아주 감정적이 될 수 있으니 꼭 화장지를 준비하자.)

3. 서로 다른 이 두 가지 시나리오에 대한 독자 여러분의 반응이

자신의 마음속 깊은 부름과 어떻게 관련되는지에 대해 설명을 원한다면 answer@RadicalRemission.com으로 이메일을 보내보자. 1번과 2번을 생각해본 후 설명을 읽으면 훨씬 더 도움이 된다.

이 장에서는 살아야 할 강력한 이유를 집중적으로 살펴봤지만, 죽음을 두려워한다고 해서 죄책감을 느낄 필요는 없다는 사실을 분명히 말하고 싶다. 슬픔과 두려움은 인간의 자연스러운 감정이며 거의 모든 사람이 인생의 어느 순간에, 특히 죽음을 눈앞에 두고 있을 때 이런 감정을 뼈저리게 느끼게 된다. 그러나 5장에서 살펴봤듯이 감정이 몸과 마음에 갇혀 있지 않고 우리 내면의 안팎을 자유롭게 흘러 다니도록 만드는 것은 건강을 지키는 데 필수다. 완전치유 생환자들은 죽음에 대한 공포를 완전히 잊었다기보다는(그래도 일부는 공포를 느끼지만) 오히려 죽음에 대한 공포만으로는 다 설명되지 않는, 삶에 대한 열망이 충만할 때가 많았다. 공통점은 가능한 한 오래 살고 싶다는 염원이지 어떻게든 죽음을 피하겠다는 것이 아닌데, 이는 중요한 차이점이다.

완전치유 생환자 대다수는 죽음을 직시하고 그 불가피함을 받아들이는 데 시간이 좀 걸렸다. 그러나 이들은 아무도, 심지어 의사조차도 언제 죽게 될지 정확히 알지는 못한다는 사실도 깨달았다. 그래서 이들은 언제 자신의 영혼이 육신을 떠나게 될지 예측 불가능한 시기에 대해 신경 쓰기보다는 살아 있을 때 하고 싶은 것들에 집중한다. 이런 식으로 살아야 할 이유에 집중하면 잠재되어 있을지 모를 죽음에 대한 공포를 잊고 즐겁게 다른 것에 몰두하게 된다.

그렇기 때문에 내가 늘 암 환자들에게 하는 첫 번째 질문 중 하나는 바로 "왜 살아남고 싶은 겁니까?"이다. 살아남고 싶냐고 묻는 것뿐만 아니라 왜냐고 묻는 것이다. 현재의 삶에서 경험해보고 싶은 것이 무엇인가? 어떤 활동이 나에게 에너지와 기쁨을 주는가? 나는 암 환자들과 독자 여러분이 스스로에게 이런 질문을 해보기를 바란다. 인생의 모든 목표를 성취할 수 없을지는 몰라도 목표를 갖는 것만으로도 몸에 활기를 북돋워주는 생명의 에너지를 끌어당길 수 있기 때문이다.

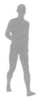

결론

건강한 이에게는 희망이 있고, 희망이 있는 이는 모든 것을 갖는다.

토머스 칼라일Thomas Carlyle

이 책에서 다룬 내용을 되돌아보면서 이제 여러분이 아주 특이한 사례들, 즉 완전치유처럼 희귀하고 예상하지 못한 일들에 대해 연구할 만한 가치가 있다고 확신하기를 바란다. 역사적으로도 이례적인 것들을 연구함으로써 페니실린, 엑스레이, 인공 심박조율기를 포함해 수없이 중요한 발견을 한 바 있다. 우리는 완전치유라는 이례적인 경우에서 특별한 치유 사례들을 조사함으로써 우리 몸의 자가치유 능력에 대한 통찰력을 얻게 된다. 4기 암 진단을 받은 사람이 항암화학요법, 방사선치료, 외과적 수술을 받지 않고 완치되었다는 사실을 아는 것만으로도 나는 언제나 우리 몸에 잠재된 치유력에 경외심을 느끼게 된다.

다면적인 회복

이 책에서는 장마다 완전치유 연구에서 도출된 9개 핵심 요소 중 하나에 초점을 맞춰 치유 사례를 다루었는데, 사실 이런 구분은 옳지 않다. 왜냐하면 이 책의 모든 주제는 치유과정에서 때때로 여덟 가지, 아홉 가지 혹은 그 이상의 요소를 포함하고 있기 때문이다. 이 책에서 다룬 암 환자들이 건강을 회복하도록 도움을 준 것은 단지 하나의 요소가 아니었다. 각각의 질병에 딱 들어맞는 한 가지 방법을 찾는 데 익숙한 서양의학 연구자들에게는 상당히 실망스러운 개념이다. 물론 놀라운 일이지만, 내가 연구한 생환자들이 암을 극복하기 위해 여덟, 아홉 가지 혹은 그 이상의 것들을 시도한 이유는 아마도 암이나 우리의 몸-마음-영혼 체계 모두 매우 다면적이기 때문일 것이다.

우리는 앞서 독소, 바이러스, 박테리아, 유전적 돌연변이, 세포 손상이 암을 일으킬 수 있다는 것을 알게 되었다. 가뜩이나 복잡한 질병을 더 다면적으로 보이게 만드는 것은, 개인의 몸-마음-영혼 체계의 상태에 따라 독소가 신체에서 빠르게 제거되거나 아니면 바이러스와 박테리아가 자리 잡고 유전자가 돌연변이를 일으키며 세포가 파괴되는지의 여부가 결정되기 때문이다. 몸-마음-영혼 체계는 육체적 행동(무엇을 먹고 마시며, 얼마나 많이 운동하고 잠을 자는가), 정신적이고 정서적인 행동(스트레스, 행복, 두려움 혹은 애정을 경험하는가), 영적 행동(더 강하게 사랑의 근원을 느끼고, 규칙적으로 생각을 비우고 몸의 긴장을 충분히 풀어주는가)의 영향을 강하게 받는다. 이러한 복잡성 때문에 이 연구에서 아홉 가지의 잠재적 치유 요소를 밝혀낸 것은 전혀 이상한 일이 아니다.

사람의 몸은 저마다 놀랍고도 복잡한 구성체로 되어 있다. 완전치유 생환자들을 통해 내가 늘 깨닫는 것은 지구상에 똑같은 사람이란 없으며 그래서 질병에 대한 처방도 다 다르다는 것이다. 어떤 사람은 식이요법에 좀 더 집중할 필요가 있는 반면, 어떤 사람은 과거의 분노를 해결하는 데 좀 더 집중할 필요가 있다. 또 자신의 치유과정에서 주도권을 잡는 데 좀 더 치중해야 하는 사람도 있고, 허브보조제를 섭취하여 몸속의 독을 제거하는 데 더 신경 써야 하는 사람도 있다. 그리고 이 모든 것에 다 중점을 두고 실행해야 하는 사람도 있다. 중요한 한 것은 각자자기 몸에 필요한 요소가 무엇인지이기 때문에 이 책에서 소개된 주요 치유 요소 아홉 가지는 우열을 가릴 수 없이 중요하다고 볼 수 있다.

역량 강화

암과 몸-마음-영혼의 체계, 완전치유 연구에서 도출된 아홉 가지 핵심 요소 모두 다면적이지만 이 책을 쓰는 목적은 단 하나, 역량 강화에 있다. 암은 현재 대단히 파괴적인 질병이다. 대부분의 사람은 암 앞에서 무력해지기 마련인데, 그것은 암이 흔히 아무런 경고도 없이 찾아오기 때문이다. 사람들은 암 진단을 받으면 의사들이 권하는 수술과 항암화학요법, 방사선치료 외에 암의 진행을 막을 방도가 거의 없다고 느낀다. 설령 이들이 간신히 치유된다 하더라도, 암이 재발하는 것은 어쩔 수 없다고 생각한다. 암 진단을 받고 죽음에 대한 공포를 감당하지 못해 무기력하게 주저앉은 암 환자들이 미국에만 1250만 명이 있다.[1] 여기에다 사랑하는 이들의 고통 앞에서 속수무책인 가족과 친구들도 수백만 명에 달한다.

이것이 내가 완전치유를 연구하기 시작한 첫 번째 이유다. 나는 이 무시무시한 질병으로부터 어떤 힘을 되찾아오고 싶었다. 수년간 깊이 있게 조사한 뒤 이 책을 통해서 여러분에게 아홉 가지 주요한 요소를 소개하게 되었는데, 지금 나는 암에 직면했을 때 좀 더 강하게 맞설 방법이 있다고 믿는다. 여러분 역시 그러기를 바란다. 아홉 가지 요소가 지닌 굉장한 점은 모두 특별하거나 접근하기 어렵거나 엄청난 비용이 들지 않는다는 것이다. 오히려 여러분이 노력하기에 달렸다. 게다가 과학적인 연구를 통해 모두 건강을 증진시키는 것으로 밝혀졌다. 다시 말해, 누구나 관심을 갖고 해볼 만한 것들이다.

- 암을 예방하려는 이들
- 현재 암 환자로서 서양의학 치료를 받고 있는 이들
- 현재 암 환자로서 서양의학 치료를 받고 있지 않은 이들
- 암 재발을 막고자 하는 이들

나와 같이 작업한 대부분의 암 환자는 자신들의 치유과정에서 가장 두려웠던 순간은 암 진단을 받았을 때이지만, 두 번째로 두려웠던 순간은 바로 회복이 되는 시기라고 했다. 왜냐하면 회복 중에 할 수 있는 것이라고는 혹시나 암이 다시 생기는 건 아닌지 지켜보는 것밖에는 없기 때문에 이것은 생각만 해도 두렵고 힘 빠지는 이야기일 수밖에 없다. 이제 암에서 회복된 상태를 유지하려는 사람들은 단지 기다리며 지켜보는 것 대신 이 책의 아홉 가지 주요 요소가 가진 힘에 접근할 수 있을 것이다.

이 요소들과 더불어 건강을 향상시키기 위해 당신이 할 수 있는 것들은 아주 많다. 그 가운데 간단히 짚고 넘어갈 만한 것이 바로 운동이다. 운동은 내가 연구를 통해 찾아낸 일흔다섯 가지 이상의 요소 중에 확

실히 들어가 있지만 열 번째 핵심 요소로 다루지 않은 이유는 대다수 환자가 치유과정 초기에 운동을 하기에는 몸이 무척 약한 상태이기 때문이다. 하지만 몇 달이 지나 몸이 회복되고 차츰 건강해지면 몸을 많이 움직이기 시작하고, 나중에는 대부분 규칙적으로 운동을 한다. 여러분이 이 책을 읽고 나서 몸을 움직이는 것이 크게 중요한 것이 아니라는 생각을 하지 않았으면 한다. 실제로 운동은 건강에 필수적이기 때문이다. 오히려 완전치유 연구가 전해줄 수 있는 메시지는, 지금 당장 운동하기에 몹시 허약하다 해도 여러분에게 적합한 치유 방법이 있고 그것을 따르다 보면 매일매일 좀 더 몸을 움직일 수 있게 된다는 것이다.

영감

완전치유 사례가 이토록 감동을 주는 이유는 그것이 사실이기 때문이다. 진행암이었던 사람들이 실제로 암에서 자유로워지는 방법을 찾아낸 것이다. 게다가 거의 모든 종류의 암에서 완전치유 사례가 등장하고 있다. 그저 흥미를 끄는 일화가 아닌 실제 일어난 사실이다.

수백 년 동안 산악인들은 세계에서 가장 높은 산을 정복하려는 불가능한 일에 도전해왔지만, 1953년에 와서야 에드먼드 힐러리와 텐징 노르가이가 에베레스트 산 정상에 오를 수 있었다. 일단 이 일이 사실로 밝혀지자 이들은 세계 각지의 산악인들에게 영감을 주는 존재가 되었고, 이후로 3500명 이상의 사람들이 그 오르기 어려운 산 정상에 도달했다.[2] 나에게는 완전치유 사례들이 이와 비슷한 경우다. 모든 사람이 에

베레스트 산을 오를 수 없듯이, 마찬가지로 모든 암 환자가 완전치유를 경험할 수 있는 것은 아니다. 하지만 우리는 진행암을 극복한 아주 어려운 목표를 이룬 사람들의 존재를 아는 것만으로도 굉장한 영감을 받을 수 있다.

완전치유 생환자들을 보며 또 한 가지 영감을 받은 것은 그들이 완전한 변화를 경험했다는 점이다. 거의 모든 생환자가 자연치유 과정을 통해 겪은 일들은 결코 후회하지 않을 특별한 것이라고 말했다. 왜냐하면 그들의 삶이 아주 놀랍고 건강하며 사랑스러운 방식으로 변화되었기 때문이다. 물론 이러한 변화를 위해 그렇게 고통을 겪지 않았더라면 좋았겠지만 그럼에도 불구하고 이들은 지금 그 경험을 가슴 깊이 소중히 간직하고 있다.

자신들의 변화에 감사하는 모습을 보면서 나는 치료와 치유 사이에 중요한 차이점을 알게 되었다. 치료가 단지 병을 없애는 것이라면 치유는 온전해진다는 것이다. 치료는 이따금 가능하지만 치유는 언제나 가능하다. 이 아홉 가지 핵심 요소에 대해 내가 가장 높이 사는 점이라면 이 요소들이 치유를 도왔고, 어떤 경우에는 완치까지도 가능하게 해줬다는 것이다. 치유는 쉽게 말해 우리 삶에 더 많은 목적과 행복, 건강에 도움이 되는 행동을 안겨주는 것을 뜻하며, 나는 이러한 것들이 우리 삶이 얼마나 남았든지 간에 지금 당장 시작할 수 있는 멋진 것이라 본다.

다음 단계

건강을 되찾고 유지해나가려면 이 책의 아홉 가지 핵심 요소 중 일부 또는 전부를 시도해보고 더불어, 완전치유 연구와 관련해서 다음과 같은 몇 가지 단계를 실천하기를 바란다.

첫째, 우리는 무엇보다 완전치유 사례들을 계속 모으고 기록할 필요가 있는데, 그럼으로써 사람들이 어떻게 역경을 이겨내고 암을 극복하는지 이해하려는 노력을 계속해나갈 수 있다. 가장 적합한 방법으로, 우리는 자신의 완전치유 사례를 연구자와 일반인들이 공유하는 중앙 온라인 데이터베이스에 아주 쉽게 올릴 수 있도록 할 것이다.

둘째, 이런 완전치유 사례들이 암 환자와 완전치유 생환자들 간에 공동체와 관계망 형성의 출발점이 되어줄 수 있다면 더할 나위 없을 것이다. 만약 여러분이 유방암 진단을 받은 날 밤, 웹사이트에 들어가 당신과 똑같은 진단을 받았고 그 암을 극복하기 위해 특별한 방법을 찾아낸 사람들의 열 가지, 스무 가지, 심지어 백 가지에 달하는 진정한 치유 이야기를 접할 수 있다면 얼마나 놀라운 일이겠는가?

나는 이 두 가지 일이 가능하리라 굳게 믿고 있기에, 아래의 사이트를 만들었다.

WWW.RADICALREMISSION.COM

이 웹사이트에서 다음과 같은 작업을 할 수 있다(무료).

- **완전치유 사례 등록하기** 당신의 치유 이야기나 친구, 가족, 환자의 이야기를 올릴 수 있다(단, 당사자의 동의를 얻어야 한다). 원한다면 필명을 사용해 글을 올릴 수 있다. 그러면 연구원들이 올라와 있는 모든 사례를 확인할 것이다.
- **완전치유 사례 찾기** 웹사이트의 검색 기능을 사용해 당신에게 적합한 완전치유 사례를 찾을 수 있다. 예를 들면 만약 당신이 삼중음성유방암 환자라면, 데이터베이스에 올라와 있는 내용 중 당신의 진단과 일치하는 모든 사례를 검색해서 원하는 만큼 읽을 수 있다.

만약 완전치유를 경험한 누군가를 알고 있다면, 그 사람이 자신의 치유 이야기를 웹사이트에 올리도록 용기를 북돋워주길 바란다. 그렇게 해준다면 우리는 그 사람의 놀라운 치유 여정에서 많은 것을 배울 수 있을 것이다.

아마도 언젠가는 과학자들이 암을 고치는 단독 치료법을 발견할 날이 올 것이다. 확실한 특효약 말이다. 그런 날이 오기를 기다리는 동안, 우리가 할 수 있는 최선의 행동은 몸—마음—영혼의 체계를 가능하면 강하게 만들어 우리 몸의 놀라운 자가치유력이 작동하도록 하는 것이다. 나는 이 책이 그렇게 할 수 있는 방향을 제시해주었기를 바란다. 그리고 만약 여러분이 현재 암을 앓고 있다면 이 책을 읽고 도움을 얻어, 언젠가 여러분의 완전치유 이야기를 들을 수 있게 되기를 희망한다.

감사의 글

글을 써본 경험이 있는 사람이라면 집필 작업이라는 게 엄청난 시간과 작업이 수반되며 책 한 권이 나오기까지 수많은 사람이 힘들여 고생한다는 것을 알 것입니다. 저는 다른 무엇보다도 이 책에서 언급한 완전 치유 생환자와 대체요법 치료사를 포함해, 연구를 위해 인터뷰에 응해준 모든 분께 큰 빚을 졌습니다. 이분들이 있어서 이 책을 구성할 수 있었고, 이 책을 내는 이유이자 방법이 되어주었습니다. 저마다 경험한 치유의 세계로 저를 이끌어주신 것에 대해 무한한 감사의 말을 전합니다. 세상은 이분들이 나눠준 이야기 덕분에 더 건강해지고 행복해질 것입니다. 다시 한번 진심으로 감사합니다.

또한 전 세계를 돌아다니며 연구할 수 있도록 도와준 모든 분께도 감사의 말씀을 전합니다. 즉 미국 암학회를 비롯해, 카린 푹스, 마이클 에드워즈, 데이비드 진 박사, 브라이언 맥마흔, 치에코 오호리, 캐서린 오시다, 블레어 슬라이, 쓰요시 콘타 박사, 댄 화이트, 하루카 쓰치야, 미무라 가족, 캐럴린 랜디스, 난 릭, 스와미 브람데브, 대니, 알레즈, 다이애나, 주앙카, 마누엘라, 클라우디아, 마누, 안드레아, 콜린, 아우로밸리 아쉬람에 있는 다른 모든 분, 빌과 바버라 터너, 스턴 가족, 데이비드와 데비 소넨버그, 마르코와 수 소넨버그, 모턴과 비비안 타이크, 네빌 호즈킨슨, 슈람 드 종 시장님, 데비 므암리마, 로드웰 봉고 박사, 피트 룬그, W. Z. 므왈 박사, 통가베지에 있는 벨라와 레이철, 부사 시반다, 오피우스 시반다, 어윈과 헨리 티옹, 데니즈와 카를로스 자우어, 데니즈와 캐서린 터커, 그리고 들렀던 여행지에서 우리를 방문해준 모든 분께 감사드립니다.

제 대리인이자 개인적인 잠바반[인도의 대서사시 『라마야나』에 등장하는 곰의 왕]인 네드 레빗 —그 누구보다 내 편이 되어주었으면 하는 분이에요— 에게 깊은 감사를 전합니다. 제 제안을 믿어주고 제가 틀을 깨고 나올 수 있도록 충고를 아끼지 않은 질리언에게도 고마움을 전합니다. 친절하게도 저를 네드에게 소개해준 케이트 노스럽에게 큰 감사를 드립니다. 뛰어난 편집자이자 이 책을 지금의 모습으로 훌륭하게 만들어준 낸시 행콕에게도 한없는 감사를 표합니다. 제 책에 보여주신 믿음과 응원에 늘 감사하고 있습니다. 자료를 수집해준 하퍼원 출판사의 엘사 딕슨, 수잔 퀴스트, 멜린다 멀린, 에이미 반랑엔 및 그 밖의 모든 분께도 감사드립니다.

로렌 미다닉, 앤드루 셰얼락, 조앤 블룸 교수님이 계시지 않았다면 제 논문은 절대 책으로 발전하지 못했을 것입니다. 기존의 틀에서 벗어난 제 연구를 지지해준 것에 무한히 감사드립니다. 그리고 그렉 메릴은 여전히 내 삶의 가장 훌륭하고 가장 좋은 멘토 중 한 분이십니다. 비록 외롭지만 내 길을 개척해나가는 것이 옳다는 것을 깨우쳐주셔서 진심으로 감사합니다. 제가 버클리대에 있는 동안 도와준 사회복지 석사과정 여학생들과 천사 같은 욜란다 베인에게 고마운 마음을 전합니다. 그리고 제가 초기 상담활동을 하던 여러 해 동안 지도해준 가렛 스미스, 리사 트로스트, 내털리 레데스마, 줄리 아가일, 위니, 캐럴, 클라우디아, 바버라 버클리, 나오미 호퍼, 폴, 미미에게도 감사드립니다.

제 작업이 순조롭게 진행되도록 매주 편지를 보내준 리사 랭과 그녀의 아버지, 그리고 초고를 일일이 검토해준 세라 레이와 그녀의 어머니에게 감사를 드립니다. 집필을 하면서 가장 힘든 시기에 매주 응원과 격려를 아끼지 않은 서식스 팀 여학생들, 스테프 카울링, 제니퍼 알하사의 앞날에 축복을 빕니다. 그리고 케이트 노스럽과 마이크 와츠, 콜린 새드맨과 로드니 이, 리사 랭킨, 제인 브로디, 사라 레스태드-롱, 엘리엇 슈레퍼, 엘린 제이컵스, 앤 폰타, 글렌 세이빈, 머리 존스, 태미 베이머, 리 포트슨, 사르토 시켈, 크리스 워크, 지닌 월스턴, 얀 아드리안, 낸시 매케이, 매슈 길버트, 데일 피그트리, 재닛 야콥센, 짐 린더만, 로버타 소르비노, 로런스 쿠즈네츠를 비롯해 연구 초기부터 충고와 지원을 아끼지 않았던 모든 분에게도 감사를 전합니다. 그리고 이 책을 위해 추천사를 써준 훌륭하신 분들에게도 진심으로 머리 숙여 감사드립니다. 이분들이 보내준 격려의 말씀은 제게는 무엇과도 바꿀 수 없는 소중한 것입니다.

제 연구는 저보다 먼저 완전치유에 대해 글을 쓴 용기 있는 저자와 연구자들로부터 영감을 받아 진행되었는데, 이렇게 먼저 길을 닦아준 칼라일 허시버그, 고故 브렌던 오리건, 메릴린 슐츠, 이온스IONS에 있는 분들, 앤드루 웨일, 디팩 초프라, 허버트 벤슨, 앤 해링턴, 버니 시겔, 딘 오니시, 크리스 카, 애니타 무르자니, 웨인 다이어, 루이즈 헤이, 레이첼 나오미 레멘, 브루스 립턴, 크리스티안 노스럽에게 항상 고마운 마음을 지니고 있습니다.

그리고 언제나 응원해주는 내 친구들, 폰타나 여학생들, 댄스 팀 여학생들, 하버드 블로킹 그룹, 에스에프와 테니스 튜스데이즈 팀, 뉴욕의 친구들, 특히 잭, 애너벨, 에릭, 킴, 레이철, 마이가, 새라, 실제 집필과 정 내내 나를 응원해준 수많은 친구를 향한 고마움을 언제나 마음 깊이 새기고 있습니다.

해마다 지치지 않는 사랑과 지지를 보내준 가족들에게 감사합니다. 어머니, 아버지, 리사, 앤디, 크리스, 캐리, 멜리사, 사라, 패트릭, 몹시 사랑스러운 조카들과 최고의 시부모님을 비롯한 식구들, 비비, 모티, 알리, 카라나, 안드레, 데이비드, 데비, 마르코, 수, 스티브, 하워드, 이들의 훌륭한 아이들이 보여준 변함없는 지지에 진심으로 감사드립니다. 제가 이 책을 쓰는 동안 씩씩하게 난소암을 견뎌낸 비비에게는 특별한 감사를 전합니다. 그리고 멀리서도 지지를 아끼지 않고 제게 즐거움을 주신 숙모, 삼촌, 사촌들에게 감사를 전합니다.

지금 뱃속에 있는, 이 책이 나올 때쯤이면 제 팔에 안겨 있을 우리 아기에게 사랑을 전하고 싶습니다. 너는 정말로 완벽한 시기에 우리에게 찾아와주었고, 우리는 너를 세상 무엇보다도 사랑하며, 책이 편집되는 오랜 시간 동안 잘 참아준 것에 정말로 고맙다는 말을 하고 싶구나.

그리고 내 영혼의 동반자, 애런 타이크에게도 감사의 말을 전합니다.

이 책을 위해 우리는 10년 동안 애쓰고 꿈꾸고 연구하고 고뇌하고 여행을 계획하고 글을 쓰고 편집하고 울고 웃었습니다. 남편이 없었더라면 불가능했을 거예요. 오직 당신 덕분에 모든 것이 가능했어요. 당신과 우리 두 사람의 결혼생활이 제게 얼마나 큰 의미인지 한마디 말로 표현할 수는 없지만 저는 당신 없이는 아무것도 아닙니다.

마지막으로 독자 여러분에게 무한한 감사를 전합니다. 저는 암 환자들과 그들의 사랑하는 사람들에게 조금이나마 도움이 되기 위해 이 책을 썼습니다. 부디 제 바람이 이루어지기를 소원합니다.

더 읽을거리

Battilega, Nancy Ann. 2008. *A Story of Grace: Holistic Healing After a Diagnosis of Breast Cancer*. CreateSpace.

Block, Keith I. 2009. *Life Over Cancer: The Block Center Program for Integrative Cancer Treatment*. New York: Bantam.

Boehmer, Tami. 2010. *From Incurable to Incredible: Cancer Survivors Who Beat the Odds*. CreateSpace.

Bond, Laura. 2013. *Mum's Not Having Chemo: Cutting-Edge Therapies, Real-Life Stories—A Road-Map to Healing from Cancer*. London: Piatkus Books.

Burch, Wanda Easter. 2003. *She Who Dreams: A Journey Into Healing Through Dreamwork*. Novato, CA: New World Library.

Carr, Kris. 2011. *Crazy Sexy Diet: Eat Your Veggies, Ignite Your Spark, and Live Like You Mean It!* Guilford, CT: skirt!

Chopra, Deepak. 1990. *Quantum Healing: Exploring the Frontiers of Mind/ Body Medicine*. New York: Bantam.

Cumming, Heather, and Karen Leffler. 2007. *John of God: The Brazilian Healer Who's Touched the Lives of Millions*. New York: Atria.

Figtree, Dale. 2011. *Beyond Cancer Treatment: Clearing and Healing the Underlying Causes: A Personal Memoir and Guide*. Santa Barbara, CA: Blue Palm Press.

Fortson, Leigh. 2011. *Embrace, Release, Heal: An Empowering Guide to Talking About, Thinking About, and Treating Cancer*. Louisville, CO: Sounds True.

Gerson, Charlotte, and Morton Walker. 2001. *The Gerson Therapy: The Proven Nutritional Program for Cancer and Other Illnesses.* New York: Kensington.

Jacobsen, Janet. 2012. *Oh No, Not Another "Growth" Opportunity! An Inspirational Cancer Journey with Humor, Heart, and Healing.* Growth-Ink.

Katz, Rebecca, and Mat Edelson. 2009. *The Cancer-Fighting Kitchen: Nourishing, Big-Flavor Recipes for Cancer Treatment and Recovery.* Berkeley, CA: Ten Speed Press.

Kushi, Michio, and Alex Jack. 2009. *The Cancer Prevention Diet, Revised and Updated Edition: The Macrobiotic Approach to Preventing and Relieving Cancer.* New York: St. Martin's Griffin.

Lipton, Bruce. 2007. *The Biology of Belief: Unleashing the Power of Consciousness, Matter, and Miracles.* Carlsbad, CA: Hay House.

Moorjani, Anita. 2012. *Dying to Be Me : My Journey from Cancer, to Near Death, to True Healing.* Carlsbad , CA: Hay House.

Plant, Jane. 2001. *Your Life in Your Hands: Understanding, Preventing, and Overcoming Breast Cancer.* New York: Thomas Dunne Books.

Quillin, Patrick. 2005. *Beating Cancer with Nutrition.* Carlsbad, CA: Nutrition Times Press.

Rankin, Lissa. 2013. *Mind Over Medicine: Scientific Proof That You Can Heal Yourself.* Carlsbad, CA: Hay House.

RavenWing, Josie. 2002. *The Book of Miracles: The Healing Work of Joao de Deus.* Bloomington, IN: AuthorHouse.

Remen, Rachel Naomi. 1997. *Kitchen Table Wisdom: Stories That Heal.* New York: Riverhead.

Sabin, Glenn. *N-of-1: How One Man's Triumph Over Terminal Cancer Is Changing the Medical Establishment.*

Servan-Schreiber, David. 2009. *Anti-Cancer: A New Way of Life.* New York: Viking.

Schickel, Sarto. 2012. *Cancer Healing Odyssey: My Wife's Remarkable Journey with Love, Medicine, and Natural Therapies.* Pennsylvania:

Paxdieta Books.

Siegel, Bernie S. 1998. *Love, Medicine and Miracles: Lessons Learned About Self-Healing from a Surgeon's Experience with Exceptional Patients.* New York: William Morrow.

Somers, Suzanne. 2010. *Knockout: Interviews with Doctors Who Are Curing Cancer — And How to Prevent Getting It in the First Place.* New York: Harmony.

Wark, Chris. Blog:www.christbeatcancer.com.

Weil, Andrew. 2000. *Spontaneous Healing: How to Discover and Embrace Your Body's Natural Ability to Maintain and Heal Itself.* New York: Ballantine Books.

주

| 서문 |

1 American Cancer Society, "Pancreatic Cancer Survival by Stage,"
   http://www.cancer.org/cancer/pancreaticcancer/detailedguide/pan-
   creatic-cancer-survival-rates, accessed September 11, 2013.

| 1장 근본적으로 식습관을 바꾸다 |

1 K. M. Adams et al., "Nutrition in Medicine: Nutrition Education for
   Medical Students and Residents," *Nutrition in Clinical Practice: Of-
   ficial Publication of the American Society for Parenteral and Enteral
   Nutrition* 25, no. 5 (October 2010): pp. 471~480.
2 O. Warburg, *The Metabolism of Tumors* (London: Constable, 1930); O.
   Warburg, "On the Origin of Cancer Cells," *Science* 123, no. 3191 (Feb-
   ruary 24, 1956): pp. 309~314.
3 R. K. Johnson et al., "Dietary Sugars Intake and Cardiovascular
   Health: A Scientific Statement from the American Heart Association,"
   Circulation 120, no. 11 (September 15, 2009): pp. 1011~1120.
4 G. E. Dunaif and T. C. Campbell, "Relative Contribution of Dietary
   Protein Level and Aflatoxin B1 Dose in Generation of Presumptive
   Preneoplastic Foci in Rat Liver," *Journal of the National Cancer In-
   stitute* 78, no. 2 (February 1987): pp. 365~369; L. D. Youngman and T.

C. Campbell, "Inhibition of Aflatoxin B1-Induced Gamma-Glutamyltranspeptidase Positive (GGT+) Hepatic Preneoplastic Foci and Tumors by Low Protein Diets: Evidence that Altered GGT+ Foci Indicate Neoplastic Potential ," *Carcinogenesis* 13, no. 9 (September 1992): pp. 1607~1613.

5   L. Q. Qin, K. He, and J. Y. Xu, "Milk Consumption and Circulating Insulin-Like Growth Factor-I Level: A Systematic Literature Review," *International Journal of Food Sciences and Nutrition* 60, supplement 7 (2009): pp. 330~340; I. Bruchim and H. Werner, "Targeting IGF-1 Signaling Pathways in Gynecologic Malignancies," *Expert Opinion on Therapeutic Targets* 17, no. 3 (March 2013): pp. 307~320; H. Werner and I. Bruchim, "IGF-1 and BRCA1 Signalling Pathways in Familial Cancer," *The Lancet Oncology* 13, no. 12 (December 2012): e537~544.

6   F. Leiber et al., "A Study on the Causes for the Elevated N-3 Fatty Acids in Cows' Milk of Alpine Origin," *Lipids* 40, no. 2 (February 2005): pp. 191~202; D. F. Hebeisen et al., "Increased Concentrations of Omega-3 Fatty Acids in Milk and Platelet Rich Plasma of Grass-Fed Cows," *International Journal for Vitamin and Nutrition Research* (*Internationale Zeitschrift für Vitamin- und Ernährungsforschung; Journal International de Vitaminologie et de Nutrition*) 63, no. 3 (1993): pp. 229~233.

7   M. de Lorgeril and P. Salen , "New Insights into the Health Effects of Dietary Saturated and Omega-6 and Omega-3 Polyunsaturated Fatty Acids," *BMC Medicine* 10 (May 2012): 50; A. P. Simopoulos, "The Importance of the Omega-6/Omega-3 Fatty Acid Ratio in Cardiovascular Disease and Other Chronic Diseases," *Experimental Biology and Medicine* p. 233, no. 6 (June 2008): pp. 674~688.

8   U.S. Department of Agriculture, *Agriculture Fact Book* 2001–2002 (Washington, DC: U.S. Government Printing Office, 2003); G. Block, "Foods Contributing to Energy Intake in the U.S.: Data from NHANES 1999–2000," *Journal of Food Composition and Analysis* 17, no. 3–4 (June–August 2004): pp. 439~447.

9   M. Salehi et al., "Meat, Fish, and Esophageal Cancer Risk: A System-

atic Review and Dose-Response Meta-Analysis," *Nutrition Reviews* 71, no. 5 (May 2013): pp. 257~267; L. N. Kolonel, "Nutrition and Prostate Cancer," Cancer Causes and Control 7, no. 1 (January 1996): pp. 83~94; G. R. Howe and J. D. Burch, "Nutrition and Pancreatic Cancer," *Cancer Causes and Control* 7, no. 1 (January 1996): pp. 69~82; M. T. Goodman et al., "Diet, Body Size, Physical Activity, and the Risk of Endometrial Cancer," *Cancer Research* 57, no. 22 (November 15, 1997): pp. 5077~5085; E. Destefani et al., "Meat Intake, Heterocyclic Amines and Risk of Colorectal Cancer," *International Journal of Oncology* 10, no. 3 (March 1997): pp. 573~580; H. Chen et al., "Dietary Patterns and Adenocarcinoma of the Esophagus and Distal Stomach," *American Journal of Clinical Nutrition* 75, no. 1 (January 2002): pp. 137~144; D. S. Chan et al., "Red and Processed Meat and Colorectal Cancer Incidence : Meta-Analysis of Prospective Studies," *PLOS ONE* 6, no . 6 (2011): e20456; L. M. Brown et al., "Dietary Factors and the Risk of Squamous Cell Esophageal Cancer Among Black and White Men in the United States," *Cancer Causes and Control* 9, no. 5 (October 1998): pp. 467~474; C . Bosetti et al., "Diet and Ovarian Cancer Risk: A Case-Control Study in Italy ," *International Journal of Cancer (Journal International du Cancer)* 93, no. 6 (September 2001): pp. 911~915; C. Bosetti et al., "Food Groups and Laryngeal Cancer Risk: A Case-Control Study from Italy and Switzerland," *International Journal of Cancer (Journal International du Cancer)* 100, no. 3 (July 2002): pp. 355~360; M. C. Alavanja et al., "Lung Cancer Risk and Red Meat Consumption Among Iowa Women," *Lung Cancer* 34, no. 1 (October 2001): pp. 37~46; W. S. Yang et al., "Meat Consumption and Risk of Lung Cancer: Evidence from Observational Studies," *Annals of Oncology* 23, no. 12 (December 2012): pp. 3163~3170.

10 J. R . Hebert, T. G. Hurley, and Y. Ma, "The Effect of Dietary Exposures on Recurrence and Mortality in Early Stage Breast Cancer," *Breast Cancer Research and Treatment* 51, no. 1 (September 1998): pp. 17~28.

11 M. J. Gunter and M. F. Leitzmann, "Obesity and Colorectal Cancer: Epidemiology, Mechanisms and Candidate Genes," *Journal of Nutritional Biochemistry* 17, no. 3 (March 2006): pp. 145~156; E. Giovannucci , "Metabolic Syndrome, Hyperinsulinemia, and Colon Cancer: A Review," *American Journal of Clinical Nutrition* 86, no. 3 (September 2007): s836−42; A. A. Siddiqui, "Metabolic Syndrome and Its Association with Colorectal Cancer: A Review," *American Journal of the Medical Sciences* 341, no. 3 (March 2011): pp. 227~231.

12 Q. Sun et al., "White Rice, Brown Rice, and Risk of Type 2 Diabetes in U.S. Men and Women," *Archives of Internal Medicine* 170, no. 11 (June 14, 2010): pp. 961~969.

13 A. Schatzkin et al., "Dietary Fiber and Whole-Grain Consumption in Relation to Colorectal Cancer in the NIH-AARP Diet and Health Study," *American Journal of Clinical Nutrition* 85, no. 5 (May 2007): pp. 1353~1360; D. R. Jacobs Jr., L. F. Andersen, and R. Blomhoff, "Whole-Grain Consumption Is Associated with a Reduced Risk of Noncardiovascular, Noncancer Death Attributed to Inflammatory Diseases in the Iowa Women's Health Study," *American Journal of Clinical Nutrition* 85, no. 6 (June 2007): pp. 1606~1614; L. Strayer et al., "Dietary Carbohydrate, Glycemic Index, and Glycemic Load and the Risk of Colorectal Cancer in the BCDDP Cohort," *Cancer Causes and Control* 18, no. 8 (October 3, 2007): pp. 853~863.

14 G. A. Burdock , "Safety Assessment of Castoreum Extract as a Food Ingredient," *International Journal of Toxicology* 26, no. 1 (January/February 2007): pp. 51~55.

15 U.S. Food and Drug Administration, "Code of Federal Regulations: Animal Foods; Labeling of Spices , Flavorings, Colorings, and Chemical Preservatives," in *Title 21-Food and Drugs, Chapter 1, Subchapter E , Part 501 , Subpart B, Section 501.22*, 21CRF501.22 ed. (Washington, DC: U.S. Food and Drug Administration: 2013).

16 Centers for Disease Control and Prevention, Leading Causes of Death, 1900~1998, http://www.cdc.gov/nchs/data/dvs/lead1900_98. pdf.

17 G. Block, B. Patterson, and A. Subar, "Fruit, Vegetables, and Cancer Prevention: A Review of the Epidemiological Evidence," *Nutrition and Cancer* 18, no. 1 (1992): pp. 1~29; H. Vainio and E. Weiderpass, "Fruit and Vegetables in Cancer Prevention," *Nutrition and Cancer* 54, no. 1 (2006): pp. 111~142.

18 J. A. Meyerhardt et al., "Association of Dietary Patterns with Cancer Recurrence and Survival in Patients with Stage III Colon Cancer," *Journal of the American Medical Association* 298, no. 7 (August 15, 2007): pp. 754~764; J. Ligibel, "Lifestyle Factors in Cancer Survivorship," *Journal of Clinical Oncology* 30, no. 30 (October 20, 2012): pp. 3697~3704; C. L. Rock and W. Demark-Wahnefried, "Can Lifestyle Modification Increase Survival in Women Diagnosed with Breast Cancer?" *Journal of Nutrition* 132, no. 11 supplement (November 2002): pp. 3504S~3507S; J. P. Pierce, "Diet and Breast Cancer Prognosis: Making Sense of the Women's Healthy Eating and Living and Women's Intervention Nutrition Study Trials," *Current Opinion in Obstetrics and Gynecology* 21, no. 1 (February 2009): pp. 86~91.

19 J. P . Pierce et al., "Greater Survival After Breast Cancer in Physically Active Women with High Vegetable-Fruit Intake Regardless of Obesity," *Journal of Clinical Oncology* 25, no. 17 (June 2007): pp. 2345~2351.

20 S. J. Jackson and K. W. Singletary, "Sulforaphane Inhibits Human MCF-7 Mammary Cancer Cell Mitotic Progression and Tubulin Polymerization," *Journal of Nutrition* 134, no. 9 (September 2004): pp. 2229~2236.

21 Q. Meng et al., "Suppression of Breast Cancer Invasion and Migration by Indole-3-Carbinol: Associated with Up-Regulation of BRCA1 and E-Cadherin/Catenin Complexes," *Journal of Molecular Medicine (Berlin)* 78, no. 3 (2000): pp. 155~165.

22 Z. Dong, "Effects of Food Factors on Signal Transduction Pathways," *BioFactors* 12, nos. 1-4 (2000): pp. 17~28.

23 F. Vinson et al., "Exposure to Pesticides and Risk of Childhood Cancer: A Meta-Analysis of Recent Epidemiological Studies," *Occupa-*

tional and Environmental Medicine 68, no. 9 (September 2011): pp. 694~702.

24 F. Vinson et al., "Exposure to Pesticides and Risk of Childhood Cancer: A Meta-Analysis of Recent Epidemiological Studies," *Occupational and Environmental Medicine* 68, no. 9 (September 2011): pp. 694~702.

25 C. Smith-Spangler et al., "Are Organic Foods Safer or Healthier than Conventional Alternatives? A Systematic Review," *Annals of Internal Medicine* 157, no. 5 (September 4, 2012): pp. 348~366.

26 C. Lee and V. D. Longo, "Fasting vs. Dietary Restriction in Cellular Protection and Cancer Treatment: From Model Organisms to Patients," *Oncogene* 30, no. 30 (July 28, 2011): pp. 3305~3316.

27 G. R. van den Brink et al., "Feed a Cold, Stapp. 182~183.

28 L. Raffaghello et al., "Starvation-Dependent Differential Stress Resistance Protects Normal but Not Cancer Cells Against High-Dose Chemotherapy," *Proceedings of the National Academy of Sciences of the United States of America* 105, no. 24 (June 17, 2008): pp. 8215~8220; C. Lee and V. D. Longo, "Fasting vs. Dietary Restriction in Cellular Protection and Cancer Treatment: From Model Organisms to Patients," *Oncogene* 30, no. 30 (July 28, 2011): pp. 3305~3316; G. R. van den Brink et al., "Feed a Cold, Starve a Fever?" *Clinical and Diagnostic Laboratory Immunology* 9, no. 1 (January 2002): pp. 182~183.

29 M. R. Ponisovskiy, "Warburg Effect Mechanism as the Target for Theoretical Substantiation of a New Potential Cancer Treatment," *Critical Reviews in Eukaryotic Gene Expression* 21, no. 1 (2011): pp. 13~28.

30 N. Krieger et al., "Breast Cancer and Serum Organochlorines: A Prospective Study Among White, Black , and Asian Women," *Journal of the National Cancer Institute* 86, no. 8 (April 20, 1994): pp. 589~599; E. B. Bassin et al., "Age-Specific Fluoride Exposure in Drinking Water and Osteosarcoma (United States)," *Cancer Causes and Control* 17, no. 4 (May 2006): pp. 421~428; O. I. Alatise and G. N. Schrauzer, "Lead Exposure: A Contributing Cause of the Current Breast Cancer Epi-

demic in Nigerian Women," *Biological Trace Element Research* 136, no. 2 (August 2010): pp. 127~139.

31 J. Lapointe et al., "Gene Expression Profiling Identifies Clinically Relevant Subtypes of Prostate Cancer," *Proceedings of the National Academy of Sciences of the United States of America* 101, no. 3 (January 20, 2004): pp. 811~816.

32 M. C. Bosland et al., "Effect of Soy Protein Isolate Supplementation on Biochemical Recurrence of Prostate Cancer After Radical Prostatectomy: A Randomized Trial," *Journal of the American Medical Association* 310, no. 2 (July 10, 2013): pp. 170~178.

| 2장 건강 관리의 주도권 잡기 |

1 L. Temoshok et al., "The Relationship of Psychosocial Factors to Prognostic Indicators in Cutaneous Malignant Melanoma," *Journal of Psychosomatic Research* 29, no. 2 (1985): pp. 139~153.

2 M. Watson et al., "Influence of Psychological Response on Breast Cancer Survival: Ten-Year Follow-Up of a Population-Based Cohort," *European Journal of Cancer* 41, no. 12 (August 2005): pp. 1710~1714.

3 P. C. Roud, "Psychosocial Variables Associated with the Exceptional Survival of Patients with Advanced Malignant Disease," *Journal of the National Medical Association* 79, no. 1 (January 1987): pp. 97~102.

4 R. Huebscher, "Spontaneous Remission of Cancer: An Example of Health Promotion," *Nurse Practitioner Forum* 3, no. 4 (December 1992): pp. 228~235.

5 J. N. Schilder et al., "Psychological Changes Preceding Spontaneous Remission of Cancer," *Clinical Case Studies* 3, no. 4 (October 2004): pp. 288~312.

6 A. J. Cunningham et al., "A Prospective, Longitudinal Study of the Relationship of Psychological Work to Duration of Survival in Patients with Metastatic Cancer," *Psycho-oncology* 9, no. 4 (July/August 2000):

pp. 323~339.

7 A. J. Cunningham and K. Watson, "How Psychological Therapy May Prolong Survival in Cancer Patients: New Evidence and a Simple Theory," *Integrative Cancer Therapies* 3, no. 3 (September 2004): pp. 214~229.

8 L. S. Katz and S. Epstein, "The Relation of Cancer-Prone Personality to Exceptional Recovery from Cancer: A Preliminary Study," *Advances in Mind-Body Medicine* 21, nos. 3–4 (Fall/Winter 2005): pp. 6~20.

9 C. Lee and V. D. Longo, "Fasting vs. Dietary Restriction in Cellular Protection and Cancer Treatment: From Model Organisms to Patients," *Oncogene* 30, no. 30 (July 28, 2011): pp. 3305~3316.

10 P. Slater and N. Mann, "Why Do the Females of Many Bird Species Sing in the Tropics?" *Journal of Avian Biology* 35, no. 4 (July 2004): pp. 289~294.

11 M. E. Falagas, E. Zarkadoulia, and P. I. Rafailidis, "The Therapeutic Effect of Balneotherapy: Evaluation of the Evidence from Randomised Controlled Trials," *International Journal of Clinical Practice* 63, no. 7 (July 2009): pp. 1068~1084; A. Fioravanti et al., "Mechanisms of Action of Spa Therapies in Rheumatic Diseases: What Scientific Evidence Is There?" *Rheumatology International* 31, no. 1 (January 2011): pp. 1~8.

| 3장 직관을 따르기 |

1 "More Colour, Less Odour: Smell, Vision and Genes," *The Economist* (*U.S.*), July 26, 2003.

2 Wanda Easter Burch, She Who Dreams (Novato, CA: New World Library, 2003), http://www.newworldlibrary.com.

3 Nancy A. Battilega, *A Story of Grace: Holistic Healing After a Diagnosis of Breast Cancer* (Centennial, CO: Nancy A. Battilega, 2008).

4 R. W. Sperry, "Cerebral Organization and Behavior: The Split Brain

Behaves in Many Respects Like Two Separate Brains, Providing New Research Possibilities," *Science* 133, no. 3466 (1961): pp. 1749~1757; A. G. Sanfey and L. J. Chang, "Of Two Minds When Making a Decision," *Scientific American* online, June 3, 2008.

5 M. Gershon, *The Second Brain: The Scientific Basis of Gut Instinct and a Groundbreaking New Understanding of Nervous Disorders of the Stomach and Intestines*, 1st ed. (New York: Harper, 1998).

6 A. Bechara et al., "Deciding Advantageously Before Knowing the Advantageous Strategy," *Science* 275, no. 5304 (February 28, 1997): pp. 1293~1295.

7 D. J. Bem, "Feeling the Future: Experimental Evidence for Anomalous Retroactive Influences on Cognition and Affect," *Journal of Personality and Social Psychology* 100, no. 3 (March 2011): pp. 407~425.

8 A. Dijksterhuis et al., "On Making the Right Choice: The Deliberation-Without-Attention Effect," *Science* 311, no. 5763 (February 17, 2006): pp. 1005~1007.

9 A. Dijksterhuis, "Think Different: The Merits of Unconscious Thought in Preference Development and Decision Making," *Journal of Personality and Social Psychology* 87, no. 5 (November 2004): pp. 586~598.

10 M. Seto et al., "Site-Specific Phonon Density of States Discerned Using Electronic States," *Physical Review Letters* 91, no. 18 (October 31, 2003): 185505.

| 4장 허브와 보조제의 활용 |

1 P. S. Moore and Y. Chang, "Why Do Viruses Cause Cancer? Highlights of the First Century of Human Tumour Virology," *Nature Reviews: Cancer* 10, no. 12 (December 2010): pp. 878~889; K. Alibek, A. Kakpenova, and Y. Baiken, "Role of Infectious Agents in the Carcinogenesis of Brain and Head and Neck Cancers," *Infectious Agents and Cancer* 8, no. 1 (February 2, 2013): p. 7.

2 C. Castillo-Duran and F. Cassorla, "Trace Minerals in Human Growth and Development," *Journal of Pediatric Endocrinology and Metabolism* 12, no. 5, supplement 2 (September/October 1999): pp. 589~601.

3 D. R. Davis, M. D. Epp. and H. D. Riordan, "Changes in USDA Food Composition Data for Forty-Three Garden Crops, 1950 to 1999," *Journal of the American College of Nutrition* 23, no. 6 (December 2004): pp. 669~682; D. R. Davis, "Declining Fruit and Vegetable Nutrient Composition: What Is the Evidence?" *HortScience* 44, no. 1 (February 2009): pp. 15~19.

4 E. Koh, S. Charoenprasert, and A. E. Mitchell, "Effect of Organic and Conventional Cropping Systems on Ascorbic Acid, Vitamin C, Flavonoids, Nitrate, and Oxalate in Twenty-Seven Varieties of Spinach (Spinacia Oleracea L.)," *Journal of Agricultural and Food Chemistry* 60, no. 12 (March 28, 2012): pp. 3144~3150; J. P. Reganold et al., "Fruit and Soil Quality of Organic and Conventional Strawberry Agroecosystems," *PLOS ONE* 5, no. 9 (2010): e12346.

5 C. Smith-Spangler et al., "Are Organic Foods Safer or Healthier than Conventional Alternatives? A Systematic Review," *Annals of Internal Medicine* 157, no. 5 (September 4, 2012): pp. 348~366.

6 A. Das, N. L. Banik, and S. K. Ray, "Retinoids Induce Differentiation and Downregulate Telomerase Activity and N-Myc to Increase Sensitivity to Flavonoids for Apoptosis in Human Malignant Neuroblastoma SH-SY5Y Cells," *International Journal of Oncology* 34, no. 3 (March 2009): pp. 757~765; T. C. Hsieh and J. M. Wu, "Targeting CWR22Rv1 Prostate Cancer Cell Proliferation and Gene Expression by Combinations of the Phytochemicals EGCG, Genistein and Quercetin," *Anticancer Research* 29, no. 10 (October 2009): pp. 4025~4032; S. Bettuzzi et al., "Chemoprevention of Human Prostate Cancer by Oral Administration of Green Tea Catechins in Volunteers with High-Grade Prostate Intraepithelial Neoplasia: A Preliminary Report from a One-Year Proof-of-Principle Study," *Cancer Research* 66, no. 2 (January 15, 2006): pp. 1234~1240; Y. Qiao et al., "Cell Growth Inhibition and

Gene Expression Regulation by (-)-Epigallocatechin-3-Gallate in Human Cervical Cancer Cells," *Archives of Pharmacal Research* 32, no. 9 (September 2009): pp. 1309~1315; B. J. Philips et al., "Induction of Apoptosis in Human Bladder Cancer Cells by Green Tea Catechins," *Biomedical Research* 30, no. 4 (August 2009): pp. 207~215.

7 C. J. Torkelson et al., "Phase 1 Clinical Trial of Trametes Versicolor in Women with Breast Cancer," *ISRN Oncology* 2012, article 251632 (2012); L. J. Standish et al., "Trametes Versicolor Mushroom Immune Therapy in Breast Cancer," *Journal of the Society for Integrative Oncology* 6, no. 3 (Summer 2008): pp. 122~128.

8 N. Mikirova et al., "Effect of High-Dose Intravenous Vitamin C on Inflammation in Cancer Patients," *Journal of Translational Medicine* 10 (September 11, 2012): p. 189.

9 S. C. Gupta, S. Patchva, and B. B. Aggarwal, "Therapeutic Roles of Curcumin: Lessons Learned from Clinical Trials," *AAPS Journal* 15, no. 1 (January 2013): pp. 195~218.

10 Z. Liu et al., "Randomised Clinical Trial: The Effects of Perioperative Probiotic Treatment on Barrier Function and Post-Operative Infectious Complications in Colorectal Cancer Surgery, a Double-Blind Study," *Alimentary Pharmacology and Therapeutics* 33, no. 1 (January 2011): pp. 50~63; L. Gianotti et al., "A Randomized Double-Blind Trial on Perioperative Administration of Probiotics in Colorectal Cancer Patients," *World Journal of Gastroenterology* 16, no. 2 (January 14, 2010): pp. 167~175.

11 J. M. Gaziano et al., "Multivitamins in the Prevention of Cancer in Men: The Physicians' Health Study II Randomized Controlled Trial," *Journal of the American Medical Association* 308, no. 18 (November 14, 2012): pp. 1871~1880.

12 R. H. Fletcher and K. M. Fairfield, "Vitamins for Chronic Disease Prevention in Adults: Clinical Applications," *Journal of the American Medical Association* 287, no. 23 (June 19, 2002): pp. 3127~3129.

1 H. Ohgaki and P. Kleihues, "Population-Based Studies on Incidence, Survival Rates, and Genetic Alterations in Astrocytic and Oligodendroglial Gliomas," *Journal of Neuropathology and Experimental Neurology* 64, no. 6 (June 2005): pp. 479~489.

2 S. Cohen, D. Tyrrell, and A. Smith, "Psychological Stress and Susceptibility to the Common Cold," *New England Journal of Medicine* 325, no. 9 (1991): pp. 606~612.

3 C. B. Pert, *Molecules of Emotion: Why You Feel the Way You Feel* (New York: Scribner, 1997).

4 M. Yu, "Somatic Mitochondrial DNA Mutations in Human Cancers," *Advances in Clinical Chemistry* 57 (2012): pp. 99~138; M. Yu, "Generation, Function and Diagnostic Value of Mitochondrial DNA Copy Number Alterations in Human Cancers," *Life Sciences* 89, nos. 3–4 (July 18, 2011): pp. 65~71; A. Schulze and A. L. Harris, "How Cancer Metabolism Is Tuned for Proliferation and Vulnerable to Disruption," *Nature* 491, no. 7424 (November 15, 2012): pp. 364~373.

5 B. A. McGregor et al., "Cognitive-Behavioral Stress Management Increases Benefit Finding and Immune Function Among Women with Early-Stage Breast Cancer," *Journal of Psychosomatic Research* 56, no. 1 (January 2004): pp. 1~8.

6 F. I. Fawzy et al., "Malignant Melanoma: Effects of an Early Structured Psychiatric Intervention, Coping, and Affective State on Recurrence and Survival Six Years Later," *Archives of General Psychiatry* 50, no. 9 (September 1993): pp. 681~689.

7 J. W. Fielding et al., "An Interim Report of a Prospective, Randomized, Controlled Study of Adjuvant Chemotherapy in Operable Gastric Cancer: British Stomach Cancer Group," *World Journal of Surgery* 7, no. 3 (May 1983): pp. 390~399.

8 S. C. Segerstrom et al., "Worry Affects the Immune Response to Phobic Fear," *Brain, Behavior, and Immunity* 13, no. 2 (June 1999): pp.

80~92.

| 6장 긍정적인 감정 늘려가기 |

1 V. N. Salimpoor et al., "Anatomically Distinct Dopamine Release During Anticipation and Experience of Peak Emotion to Music," *Nature Neuroscience* 14, no. 2 (February 2011): pp. 257~262; J. Burgdorf and J. Panksepp, "The Neurobiology of Positive Emotions," *Neuroscience and Biobehavioral Reviews* 30, no. 2 (2006): pp. 173~187; E. E. Benarroch, "Oxytocin and Vasopressin: Social Neuropeptides with Complex Neuromodulatory Functions," *Neurology* 80, no. 16 (April 16, 2013): pp. 1521~1528.

2 L. S. Berk et al., "Modulation of Neuroimmune Parameters During the Eustress of Humor-Associated Mirthful Laughter," *Alternative Therapies in Health and Medicine* 7, no. 2 (March 2001): pp. 62~72, 74~76; M. P. Bennett and C. A. Lengacher, "Humor and Laughter May Influence Health: I. History and Background," *Evidence-Based Complementary and Alternative Medicine: eCAM* 3, no. 1 (March 2006): pp. 61~63; J. Wilkins and A. J. Eisenbraun, "Humor Theories and the Physiological Benefits of Laughter," *Advances in Mind-Body Medicine* 24, no. 2 (Summer 2009): pp. 8~12; L. S. Berk et al., "Neuroendocrine and Stress Hormone Changes During Mirthful Laughter," *American Journal of the Medical Sciences* 298, no. 6 (December 1989): pp. 390~396; S. Cohen et al., "Positive Emotional Style Predicts Resistance to Illness After Experimental Exposure to Rhinovirus or Influenza A Virus," *Psychosomatic Medicine* 68, no. 6 (November/December 2006): pp. 809~815.

3 D. K. Sarkar et al., "Regulation of Cancer Progression by Beta-Endorphin Neuron," *Cancer Research* 72, no. 4 (February 15, 2012): pp. 836~840; E. Ames and W. J. Murphy, "Advantages and Clinical Applications of Natural Killer Cells in Cancer Immunotherapy," *Cancer Im-*

munology, *Immunotherapy*, published online August 30, 2013, doi: 10.1007/s00262-013-1469-8; E. Ileana, S. Champiat, and J. C. Soria, "Immune-Checkpoints: The New Anti-Cancer Immunotherapies" (article in French), *Bulletin du Cancer* 100, no. 6 (June 2013): pp. 601~610.

4   Y. Sakai et al., "A Trial of Improvement of Immunity in Cancer Patients by Laughter Therapy," *Japan-Hospitals: The Journal of the Japan Hospital Association* 32 (July 2013): pp. 53~59.

5   S. M. Lamers et al., "The Impact of Emotional Well-Being on Long-Term Recovery and Survival in Physical Illness: A Meta-Analysis," *Journal of Behavioral Medicine* 35, no. 5 (October 2012): pp. 538~547; Y. Chida and A. Steptoe, "Positive Psychological Well-Being and Mortality: A Quantitative Review of Prospective Observational Studies," *Psychosomatic Medicine* 70, no. 7 (September 2008): pp. 741~756.

6   D. K. Sarkar et al., "Regulation of Cancer Progression by Beta-Endorphin Neuron," *Cancer Research* 72, no. 4 (February 15, 2012): pp. 836~840.

7   D. Ornish et al., "Intensive Lifestyle Changes May Affect the Progression of Prostate Cancer," *Journal of Urology* 174, no. 3 (September 2005): pp. 1065~1069, discussion pp. 1069~1070.

8   D. Ornish et al., "Changes in Prostate Gene Expression in Men Undergoing an Intensive Nutrition and Lifestyle Intervention," *Proceedings of the National Academy of Sciences* 105, no. 24 (June 17, 2008): pp. 8369~8374.

9   R. C. Kessler et al., "Prevalence, Severity, and Comorbidity of Twelve-Month DSM-IV Disorders in the National Comorbidity Survey Replication," *Archives of General Psychiatry* 62, no. 6 (June 2005): pp. 617~627.

| 7장 사회적 지지를 받아들이기 |

1   W. W. Ishak, M. Kahloon, and H. Fakhry, "Oxytocin Role in Enhanc-

ing Well-Being: A Literature Review," *Journal of Affective Disorders* 130, nos. 1-2 (April 2011): pp. 1~9.

2 A. Steptoe, S. Dockray, and J. Wardle, "Positive Affect and Psychobiological Processes Relevant to Health," *Journal of Personality* 77, no. 6 (December 2009): pp. 1747~1776.

3 L. F. Berkman and S. L. Syme, "Social Networks, Host Resistance, and Mortality: A Nine-Year Follow-Up Study of Alameda County Residents," *American Journal of Epidemiology* 109, no. 2 (February 1979): pp. 186~204; T. A. Glass et al., "Population-Based Study of Social and Productive Activities as Predictors of Survival Among Elderly Americans," *British Medical Journal* 319, no. 7208 (August 21, 1999): pp. 478~483; L. C. Giles et al., "Effect of Social Networks on Ten Year Survival in Very Old Australians: The Australian Longitudinal Study of Aging," *Journal of Epidemiology and Community Health* 59, no. 7 (July 2005): pp. 574~579; J. S. House, C. Robbins, and H. L. Metzner, "The Association of Social Relationships and Activities with Mortality: Prospective Evidence from the Tecumseh Community Health Study," *American Journal of Epidemiology* 116, no. 1 (July 1982): pp. 123~140.

4 P. Reynolds et al., "The Relationship Between Social Ties and Survival Among Black and White Breast Cancer Patients: National Cancer Institute Black/White Cancer Survival Study Group," *Cancer Epidemiology, Biomarkers, and Prevention: A Publication of the American Association for Cancer Research, Cosponsored by the American Society of Preventive Oncology* 3, no. 3 (April/May 1994): pp. 253~259.

5 L. F. Berkman and S. L. Syme, "Social Networks, Host Resistance, and Mortality: A Nine-Year Follow-Up Study of Alameda County Residents," *American Journal of Epidemiology* 109, no. 2 (February 1979): pp. 186~204; T. A. Glass et al., "Population-Based Study of Social and Productive Activities as Predictors of Survival Among Elderly Americans," *British Medical Journal* 319, no. 7208 (August 21, 1999): pp. 478~483; S. Wolf and J. G. Bruhn, *The Power of Clan: The Influence of Human Relationships on Heart Disease* (Piscataway, NJ:

Transaction Publishers, 1998); C. J. Holahan et al., "Late-Life Alcohol Consumption and Twenty-Year Mortality," *Alcoholism, Clinical and Experimental Research* 34, no. 11 (November 2010): pp. 1961~1971.

6   P. Reynolds et al., "The Relationship Between Social Ties and Survival Among Black and White Breast Cancer Patients: National Cancer Institute Black/White Cancer Survival Study Group," *Cancer Epidemiology, Biomarkers, and Prevention: A Publication of the American Association for Cancer Research, Cosponsored by the American Society of Preventive Oncology* 3, no. 3 (April/May 1994): pp. 253~259; A. F. Chou et al., "Social Support and Survival in Young Women with Breast Carcinoma," *Psycho-oncology* 21, no. 2 (February 2012): pp. 125~133; C. H. Kroenke et al., "Social Networks, Social Support, and Survival After Breast Cancer Diagnosis," *Journal of Clinical Oncology* 24, no. 7 (March 1, 2006): pp. 1105~1111; N. Waxler-Morrison et al., "Effects of Social Relationships on Survival for Women with Breast Cancer: A Prospective Study," *Social Science and Medicine* 33, no. 2 (1991): pp. 177~183; K. L. Weihs et al., "Dependable Social Relationships Predict Overall Survival in Stages II and III Breast Carcinoma Patients," *Journal of Psychosomatic Research* 59, no. 5 (November 2005): pp. 299~306; J. Holt-Lunstad, T. B. Smith, and J. B. Layton, "Social Relationships and Mortality Risk: A Meta-Analytic Review," *PLOS Medicine* 7, no. 7 (July 27, 2010): e1000316; A. Krongrad et al., "Marriage and Mortality in Prostate Cancer," *Journal of Urology* 156, no. 5 (November 1996): pp. 1696~1770; P. N. Butow, A. S. Coates, and S. M. Dunn, "Psychosocial Predictors of Survival in Metastatic Melanoma," *Journal of Clinical Oncology* 17, no. 7 (July 1999): pp. 2256~2263.

7   A. F. Chou et al., "Social Support and Survival in Young Women with Breast Carcinoma," *Psycho-oncology* 21, no. 2 (February 2012): pp. 125~133.

8   M. Pinquart and P. R. Duberstein, "Associations of Social Networks with Cancer Mortality: A Meta-Analysis," *Critical Reviews in Oncology/Hematology* 75, no. 2 (August 2010): pp. 122~137.

9 B. N. Uchino, J. T. Cacioppo, and J. K. Kiecolt-Glaser, "The Relation-ship Between Social Support and Physiological Processes: A Review with Emphasis on Underlying Mechanisms and Implications for Health," *Psychological Bulletin* 119, no. 3 (May 1996): pp. 488~531; B. N. Uchino, "Social Support and Health: A Review of Physiological Processes Potentially Underlying Links to Disease Outcomes," *Journal of Behavioral Medicine* 29, no. 4 (August 2006): pp. 377~387.

10 S. Dockray and A. Steptoe, "Positive Affect and Psychobiological Pro-cesses," *Neuroscience and Biobehavioral Reviews* 35, no. 1 (September 2010): pp. 69~75; R. Ader, ed., *Psychoneuroimmunology*, 4th ed. (Bur-lington, MA: Elsevier Academic Press, 2011).

11 L. C. Giles et al., "Effect of Social Networks on Ten Year Survival in Very Old Australians: The Australian Longitudinal Study of Aging," *Journal of Epidemiology and Community Health* 59, no. 7 (July 2005): pp. 574~579; J. S. House, C. Robbins , and H. L. Metzner, "The Asso-ciation of Social Relationships and Activities with Mortality: Prospec-tive Evidence from the Tecumseh Community Health Study," *American Journal of Epidemiology* 116, no. 1 (July 1982): pp. 123~140.

12 A. Steptoe et al., "Social Isolation, Loneliness, and All-Cause Mortal-ity in Older Men and Women," *Proceedings of the National Academy of Sciences of the United States of America* 110, no. 15 (April 9, 2013): pp. 5797~5801.

13 C. H. Kroenke et al., "Social Networks, Social Support, and Survival After Breast Cancer Diagnosis ," *Journal of Clinical Oncology* 24, no. 7 (March 1, 2006): pp. 1105~1111.

14 J. T. Cacioppo et al., "Lonely Traits and Concomitant Physiological Processes: The MacArthur Social Neuroscience Studies," *International Journal of Psychophysiology* 35, nos. 2-3 (March 2000): pp. 143~154.

15 B. N. Uchino, J. T. Cacioppo, and J. K. Kiecolt-Glaser, "The Relation-ship Between Social Support and Physiological Processes: A Review with Emphasis on Underlying Mechanisms and Implications for Health," *Psychological Bulletin* 119, no. 3 (May 1996): pp. 488~531; J.

K. Kiecolt-Glaser et al., "Psychosocial Modifiers of Immunocompetence in Medical Students," *Psychosomatic Medicine* 46, no. 1 (January/February 1984): pp. 7~14; J. K. Kiecolt-Glaser et al., "Urinary Cortisol Levels, Cellular Immunocompetency, and Loneliness in Psychiatric Inpatients," *Psychosomatic Medicine* 46, no. 1 (January/February 1984): pp. 15~23; S. D. Pressman et al., "Loneliness, Social Network Size, and Immune Response to Influenza Vaccination in College Freshmen," *Health Psychology* 24, no. 3 (May 2005): pp. 297~306.

16 S. Dockray and A. Steptoe, "Positive Affect and Psychobiological Processes," *Neuroscience and Biobehavioral Reviews* 35, no. 1 (September 2010): pp. 69~75; R. Ader, ed., *Psychoneuroimmunology*, 4th ed. (Burlington, MA: Elsevier Academic Press, 2011).

17 E. E. Benarroch, "Oxytocin and Vasopressin: Social Neuropeptides with Complex Neuromodulatory Functions," *Neurology* 80, no. 16 (April 16, 2013): pp. 1521~1528.

18 E. Friedmann and S. A. Thomas, "Pet Ownership, Social Support, and One-Year Survival After Acute Myocardial Infarction in the Cardiac Arrhythmia Suppression Trial (CAST)," *American Journal of Cardiology* 76, no. 17 (December 15, 1995): pp. 1213~1217; J. McNicholas et al., "Pet Ownership and Human Health: A Brief Review of Evidence and Issues," *British Medical Journal* 331, no. 7527 (November 26, 2005): pp. 1252~1254; R. W. Steele, "Should Immunocompromised Patients Have Pets?" *Ochsner Journal* 8, no. 3 (Fall 2008): pp. 134~139; M. Müllersdorf et al., "Aspects of Health, Physical/Leisure Activities, Work and Socio-Demographics Associated with Pet Ownership in Sweden," *Scandinavian Journal of Public Health* 38, no. 1 (February 2010): pp. 53~63; A. I. Qureshi et al., "Cat Ownership and the Risk of Fatal Cardiovascular Diseases: Results from the Second National Health and Nutrition Examination Study Mortality Follow-Up Study," *Journal of Vascular and Interventional Neurology* 2, no. 1 (January 2009): pp. 132~135.

19 R. M. Nerem, M. J. Levesque, and J. F. Cornhill, "Social Environment as a Factor in Diet-Induced Atherosclerosis," *Science* 208, no. 4451

(June 27, 1980): pp. 1475~1476.

20 K. M. Grewen et al., "Effects of Partner Support on Resting Oxytocin, Cortisol, Norepinephrine, and Blood Pressure Before and After Warm Partner Contact," *Psychosomatic Medicine* 67, no. 4 (July/August 2005): pp. 531~538.

| 8장 영적 교감의 심화 |

1 National Sleep Foundation, "Sleep Aids and Insomnia," http://www.sleepfoundation.org/article/sleep-related-problems/sleep-aids-and-insomnia, accessed September 28, 2013; Anxiety and Depression Association of America, "Facts and Statistics," http://www.adaa.org/about-adaa/press-room/facts-statistics, accessed September 28, 2013.

2 G. A. Tooley et al., "Acute Increases in Night-time Plasma Melatonin Levels Following a Period of Meditation," *Biological Psychology* 53, no. 1 (May 2000): pp. 69~78.

3 F. D. Ganz, "Sleep and Immune Function," *Critical Care Nurse* 32, no. 2 (April 2012): pp. e19~25.

4 L. Tamarkin et al., "Decreased Nocturnal Plasma Melatonin Peak in Patients with Estrogen Receptor Positive Breast Cancer," *Science* 216, no. 4549 (May 28, 1982): pp. 1003~1005; S. Davis and D. K. Mirick, "Circadian Disruption, Shift Work and the Risk of Cancer: A Summary of the Evidence and Studies in Seattle," *Cancer Causes and Control* 17, no. 4 (May 2006): pp. 539~545.

5 B. K. Hölzel et al., "Mindfulness Practice Leads to Increases in Regional Brain Gray Matter Density," *Psychiatry Research* 191, no. 1 (January 30, 2011): pp. 36~43.

6 D. N. Khansari, A. J. Murgo, and R . E. Faith, "Effects of Stress on the Immune System," *Immunology Today* 11, no. 5 (May 1990): pp. 170~175; S. B. Pruett , "Stress and the Immune System," *Pathophysiology* 9, no. 3 (May 2003): pp. 133~153; S. C. Segerstrom and G. E.

Miller, "Psychological Stress and the Human Immune System: A Meta-Analytic Study of Thirty Years of Inquiry," *Psychological Bulletin* 130, no. 4 (July 2004): pp. 601~630.

7 R. J. Davidson et al., "Alterations in Brain and Immune Function Produced by Mindfulness Meditation," *Psychosomatic Medicine* 65, no. 4 (July/August 2003): pp. 564~570.

8 T. L. Jacobs et al., "Intensive Meditation Training, Immune Cell Telomerase Activity, and Psychological Mediators," *Psychoneuroendocrinology* 36, no. 5 (June 2011): pp. 664~681.

9 J. A. Dusek et al., "Genomic Counter-Stress Changes Induced by the Relaxation Response," *PLOS ONE* 3, no. 7 (2008): p. e2576.

| 제9장 살아야 하는 강력한 이유 찾기 |

1 S. Greer, T. Morris, and K. W. Pettingale, "Psychological Response to Breast Cancer: Effect on Outcome," *The Lancet* 2, no. 8146 (October 13, 1979): pp. 785~787.

2 R. H. Osborne et al., "Immune Function and Adjustment Style: Do They Predict Survival in Breast Cancer?" *Psycho-oncology* 13, no. 3 (March 2004): pp. 199~210; P. N. Butow, A. S. Coates, and S. M. Dunn, "Psychosocial Predictors of Survival in Metastatic Melanoma," *Journal of Clinical Oncology* 17, no. 7 (July 1999): pp. 2256~2263; P. N. Butow, A. S. Coates, and S. M. Dunn, "Psychosocial Predictors of Survival: Metastatic Breast Cancer," *Annals of Oncology: Official Journal of the European Society for Medical Oncology* 11, no. 4 (April 2000): pp. 469~474.

3 M. S. Vos et al., "Denial and Physical Outcomes in Lung Cancer Patients: A Longitudinal Study," *Lung Cancer* 67, no. 2 (February 2010): pp. 237~243.

4 M. Watson et al., "Influence of Psychological Response on Survival in Breast Cancer: A Population-Based Cohort Study," *The Lancet*

354, no. 9187 (October 16, 1999): pp. 1331~1336; M. Pinquart and P. R. Duberstein, "Depression and Cancer Mortality: A Meta-Analysis," *Psychological Medicine* 40, no. 11 (November 2010): pp. 1797~1810; W. F. Pirl et al., "Depression and Survival in Metastatic Non-Small-Cell Lung Cancer: Effects of Early Palliative Care," *Journal of Clinical Oncology* 30, no. 12 (April 20, 2012): pp. 1310~1315; H. Faller and M. Schmidt, "Prognostic Value of Depressive Coping and Depression in Survival of Lung Cancer Patients," *Psycho-oncology* 13, no. 5 (May 2004): pp. 359~363; J. S. Goodwin, D. D. Zhang, and G. V. Ostir, "Effect of Depression on Diagnosis, Treatment, and Survival of Older Women with Breast Cancer," *Journal of the American Geriatrics Society* 52, no. 1 (January 2004): pp. 106~111.

5　H. Yu et al., "Depression and Survival in Chinese Patients with Gastric Cancer: A Prospective Study," *Asian Pacific Journal of Cancer Prevention* 13, no. 1 (2012): 391–94; M. Johansson, A. Rydén, and C. Finizia, "Mental Adjustment to Cancer and Its Relation to Anxiety, Depression, HRQL, and Survival in Patients with Laryngeal Cancer: A Longitudinal Study," *BMC Cancer* 11 (June 30, 2011): p. 283; K. E. Lazure et al., "Association Between Depression and Survival or Disease Recurrence in Patients with Head and Neck Cancer Enrolled in a Depression Prevention Trial," *Head and Neck* 31, no. 7 (July 2009): pp. 888~892.

6　M. Petticrew, R. Bell, and D. Hunter, "Influence of Psychological Coping on Survival and Recurrence in People with Cancer: Systematic Review," *British Medical Journal* 325, no. 7372 (November 9, 2002): p. 1066.

7　A. J. Cunningham and K. Watson, "How Psychological Therapy May Prolong Survival in Cancer Patients: New Evidence and a Simple Theory," *Integrative Cancer Therapies* 3, no. 3 (September 2004): pp. 214~229; R. Huebscher, "Spontaneous Remission of Cancer: An Example of Health Promotion," *Nurse Practitioner Forum* 3, no. 4 (December 1992): pp. 228~235.

8 M. Watson et al., "Influence of Psychological Response on Breast Cancer Survival: Ten-Year Follow-Up of a Population-Based Cohort," *European Journal of Cancer* 41, no. 12 (August 2005): pp. 1710~1714.

9 J. Giese-Davis et al., "Decrease in Depression Symptoms Is Associated with Longer Survival in Patients with Metastatic Breast Cancer: A Secondary Analysis," *Journal of Clinical Oncology* 29, no. 4 (February 1, 2011): pp. 413~420.

10 H. Karppinen et al., "Will-to-Live and Survival in a Ten-Year Follow-Up Among Older People ," *Age and Ageing* 41, no. 6 (November 2012): pp. 789~794.

| 결론 |

1 N. Howlader et al., *SEER Cancer Statistics Review*, 1975‒2009. (Bethesda, MD: National Cancer Institute.) Based on November 2011 SEER data submission.

2 Bryan Walsh, "Sixty Years After Man First Climbed Everest, the Mountain Is a Mess," *Time Science and Space* online, May 29, 2013, http://science.time.com/2013/05/29/60-years-after-man-first-climbed-everest-the-mountain-is-a-mess/.

2013년 통계청이 내놓은 우리나라 사망 원인 통계를 살펴보면, 암으로 인한 사망자 수는 총 7만5334명으로 전체 사망자의 28.3퍼센트에 달하며, 사망 원인 1위를 차지했다. 굳이 통계적인 수치를 살펴보지 않더라도 가족이나 친지, 친구 혹은 주변에 암 투병 중이거나 암 진단을 받았던 경험이 있는 지인들이 있을 것이다.

현대 의학이 아무리 발전하고 암에 대한 획기적인 연구들이 이루어진다 하더라도 암 투병이라는 것이 신체적, 정신적, 경제적으로 매우 지치는 과정이라는 것을 잘 알기 때문에 여전히 우리에게 암은 무섭고 공포스러운 질병이다. 암 관련 정보가 넘쳐나는 상황이라 암 치료법, 자연 치유, 대체 치유와 같은 이야기는 많이 들어봤을 것이다. 하지만 자세히 조사해보지 않거나 나한테 막상 닥치지 않으면 활용하기 어려운 정보들이기도 하다. 그렇기 때문에 어찌 보면 가장 손쉽게 접하게 되는 식품 관련 발암물질 기사에 민감하게 반응하는 것은 당연한 일일 것이다. 더욱이 현대 의학에서 이뤄지는 항암화학요법과 방사선치료, 수술 등을 제외하면 그 외의 대체치료법들은 '무엇이 좋다' '어떤 것이 효과가 있다 더라'는 식의 단편적인 정보에 머물곤 한다. 그래서 좀 더 정확하고 많은 정보를 알아보기 위해서는 또 다른 자료를 찾아보는 수고를 더해야 한다.

그런데 이제는 그럴 필요가 없다. 이 책은 우리가 어렴풋이 알고 있던 암 치료에 대해 총체적인 시야를 갖도록 이끌어준다. 저자는 현대 의학의 도움 없이, 혹은 현대 의학의 방법으로 치료를 시도했으나 실패한 뒤 치유된 경우를 일컬어 완전치유radical remission라 정의하고 이러한 사례들을 분석하여 암 치유의 성공 요인들을 도출했다. 여기서 특기할 만한 점은 저자가 자연치유라는 말을 사용하지 않고 완전치유라는 용어를 사용했다는 것이다. 좀 더 적극적인 의미를 지닌 용어를 선택함으로써 암 치유가 수동적으로 혹은 우연에 의해 일어나는 것이 아니라 암을 겪는 당사자의 신체적, 정신적, 영적 노력으로 이루어진 결과라는 점을 강조하고 있다.

완전치유 생환자와 대체요법 치료사들을 인터뷰한 결과를 바탕으로 귀납적으로 이끌어낸 결과는 식단, 허브 및 보조제를 활용하는 것뿐만 아니라 감정을 다스리고 사랑과 지지를 경험하며 영적인 교감을 하는 것에 이르기까지 우리의 몸―마음―영적 체계의 전반적인 내용을 다루고 있다. 더욱이 생환자들의 생생한 경험과 과학적인 연구를 근거로 설명하고 있기 때문에 한 권의 책에 이토록 풍부한 내용이 담길 수 있다는 사실이 놀라울 따름이다.

저자가 10년 동안 연구하고 노력한 결과물인 이 책은 암 환자들과 그 가족이 함께 읽으며 힘들고 지난한 암 치유의 여정 속에서 언제든 기댈 수 있는 든든한 친구로 삼을 만한 보배 같은 책이라고 감히 단언하겠다. 또한 암 환자뿐 아니라 건강한 삶을 원하는 사람에게도 다정한 동반자이자 친절한 지침서가 되어줄 것이다. 무엇보다 생환자들의 이야기를 통해 우리 몸이 가진 치유 능력을 확인함으로써 내 안의 치유능력과도 마주하고 싶은 생각이 꿈틀거림을 느낄 수 있을 것이다.

나는 이 책을 번역하는 내내, 인간에 대한 저자의 따뜻하면서도 예리하고 폭넓은 시선에 놀랐고 균형 잡힌 관점으로 담담하게 완전치유 생환자들의 이야기를 담아내려는 노력에 감명을 받았다. 또한 예외를 그냥 넘기지 않고 끈질기게 붙잡고 늘어진 저자의 노고 덕분에 놀라운 회복의 사례들이 그저 기적이라는 말에 가려지지 않고 하나의 사실로 빛을 발하게 된 것에 독자의 한 사람으로서 가슴 깊이 감사를 전하고 싶다.

찾아보기

3B기 간 세포암 242
CHOP-R 142~145
C형 성격 69
PET(양전자 방사 단층 촬영법) 26, 108

| ㄱ |
가공식품 25~26, 31~32, 34, 42, 44, 94, 137, 157
가쓰나리, 니시하라 133~135
간 해독 137, 156
간암 229, 241, 243, 248, 251
감마나이프 방사선치료 278
감사 47, 78, 83, 87, 132, 153, 187, 189, 198, 205, 216, 224~225, 238, 243, 251, 273, 277, 335
감정 해소 151, 168
강황 140, 148, 157
건강식 215, 255, 318
결장조루술 315
경락 114~116, 119
고당분 음식 32
곡물 32~34, 46, 86, 148, 215
공동체 87~88, 232, 235, 240, 252, 308
과일 25~26, 31, 33, 35~36, 38, 42, 45, 47, 56~58, 86, 112, 139~140, 147~148, 157
과학적 근거 139
광천수 52, 77, 83, 85

구름버섯 140
글루코스 26~28, 32, 35, 38, 50, 108, 167
금식 38~40, 44~45, 56~57, 77, 217
긍정적인 감정 151, 196~200, 203~204, 207~208, 223, 262
기공 68~69, 199
기氣 118, 165, 182, 189, 238, 258, 261, 305, 310, 316
기도 76, 165, 175, 230, 234, 238, 259~260, 268~269, 272, 293, 299~300
긴장 63, 86, 174, 303, 331
꿈 72, 75, 95, 97~99, 106, 111, 125, 153, 179, 284, 310

| ㄴ |
난소암 62, 100, 197, 272, 342
내면의 부름 308
녹차 140, 148
농약 29, 31, 37~38, 46, 48, 57, 132~133, 139~140
뇌종양 162, 259, 272, 283, 285, 287, 291, 293, 295

| ㄷ |
다면적인 회복 330
당분 25~28, 32~33, 42, 50~52, 54~58, 112,

117, 157, 167, 213, 243
대장암 136
대중매체 224
데이터베이스 91, 116, 336~337
독성물질 94
독소 37~39, 41, 86, 95, 100, 132, 156, 161, 202, 270, 299, 331
돈덴, 예시 216~221
두경부암 204
두려움 47, 68, 109, 115, 120~121, 142, 150 ~152, 160, 169~174, 176, 193, 198, 204, 206, 210, 213, 242, 322, 326, 331

| ㄹ |
라이프 베슬 치료 246, 248~249, 251
레이븐윙, 조시 309~310
레이어트릴 131
리신 148, 198~199
림프부종 44
림프절로 전이된 암 30
림프형질세포 림프종 171

| ㅁ |
마늘 35, 156~157
마오리족 235~236
마일스, 패멀라 238
막힘 현상 120, 162
만성 림프구성 백혈병(CLL) 306
말단소체복원효소 271
매트릭스 에너지학 118
맥마흔, 브라이언 65
메이스, 캐럴라인 110
멜라토닌 157, 270
면역력 47, 53, 55, 65, 71, 131~132, 147~ 148, 153, 156, 169, 200~201, 206, 224, 236, 312, 320
면역체계 강화 129, 272
명상 53, 68, 84, 95, 97, 124, 150~151,

184~189, 192, 198~199, 234, 239, 259~260, 266~272, 285~288, 291~294, 296, 298, 300, 303, 314, 316, 320, 323
명상에 기반한 스트레스 완화 프로그램(MBSR) 192
목표의식 101
몸을 지배하는 마음 306
무랄리 201~202
물리적인 변화 111
미네랄 35, 41, 46, 135~136, 138~140
미량 무기물 41, 132, 139~140, 156
미토콘드리아 손상 100, 134, 167~168
민들레 뿌리 156

| ㅂ |
바르부르크, 오토 27, 167~168
바이러스 37, 40~41, 77, 82, 85, 100, 118, 120, 129, 132~134, 156, 166, 202, 271, 331
박테리아 감염 38
발효 식품 157
방사선치료 30, 36, 43, 49, 55, 67, 74~75, 99, 108, 130~131, 138~139, 162, 164, 179, 202, 204, 207, 213, 216, 244, 261, 278~279, 304, 330, 332
백혈병, 만성 림프구성 백혈병(CLL) 306
버섯 보조제 140
베이머, 태미 308, 341
변연계 103, 124
보디토크 96
부고 324
부름 215, 308~309, 325~326
부인 177, 310~312
불안 103, 143, 181, 268, 270
브람데브, 스와미 265
브로프맨, 마이클 173~174
비성의 주변 영역 림프종 144~145, 149
비타민 B17 131
비타민 C 101, 132, 140, 148, 156, 182~183
비피더스 인자 134~135

비호지킨 림프종 36, 141, 144
비호지킨 말트 림프종(MALT) 234

| ㅅ |
사랑 32, 42, 56, 72, 81~83, 85, 88~90,
122, 142, 170, 175~177, 182, 196~201,
203~205, 213, 226, 228~233, 235~236,
238, 240, 244, 250~256, 259, 262~264,
276, 280, 282~284, 291~292, 294, 300,
304, 306, 319~320, 331~332, 335
사별 반응 148
사회적 지지 197, 229, 232, 234, 239, 245,
262, 319
산소 공급 200, 233, 299
산책 53, 113, 179, 295, 298, 320
살고자 하는 강한 의지 319
살아야 할 이유 215, 313, 326
생환자 25~27, 29~30, 32, 34~35, 37~38,
41, 44, 46, 53, 58, 60~62, 66, 68~71,
95~96, 98, 100~101, 105~106, 111, 125,
129~130, 132~133, 135~136, 138, 141,
154, 156, 161~162, 164, 169, 172~173, 193,
196~197, 203~207, 223, 229, 233~234, 237,
259, 261, 263~264, 266, 270, 302~303,
305, 312~314, 326, 331, 335~336
서로 돕는 관계 247
세포 소멸 167
세포예정사 167
소렌슨, 카렌 96
소화기관 77, 134, 155
소화효소 148, 153, 155
손상된 세포 134, 202
수동적 60~61, 135
숙면 270
숯 77, 130~131
스머더, 존 136
스테비아 52
스트레스 46, 48, 53~54, 56, 65, 82, 103,
117, 134~136, 138~139, 152, 160, 164~169,

173, 178, 192, 196~197, 199~200, 202,
206, 224~225, 234, 236, 238, 245,
271~272, 312, 322, 331
스트레스 관리 과정 169, 192
스트레스원 173
시계풀 285~286
식단 바꾸기 48
식단 변화 41, 46, 53, 55, 62, 111, 137, 139,
160, 245, 321
식습관 30, 33, 44, 147, 156, 205, 245
신 119, 179, 182, 186~189, 205, 214~215,
237, 258, 265, 269, 284, 289, 294
신경펩티드 166~167
신념 체계 96, 128
신장암 71, 74, 76, 120
신체 에너지 118~119
신체 운동 용법 115
신체 접촉 88, 118, 236~239
신체 활동 35
실천 사항 303
심상 유도 298
심상요법 124, 298, 308
심호흡 53, 83, 86, 135, 200, 298~299
십자화과의 채소 35
쑥뜸 130~131
쓰네오, 고바야시 167~168

| ㅇ |
아마유 51
아우라 79, 84, 88, 114
아출레타, 렌치 110
아홉 가지 핵심 요소 229, 332, 335~336
안구운동 민감 소실 및 재처리요법(EMDR) 192
알칼리성 식단 112
알칼리성 식단 112
암 환자 지지 모임 233
암세포를 죽이기 128
애니 애플시드 프로젝트 139
애완동물 228, 239

야외 산책 298
양자물리학 118
억눌린 감정 163~164, 167, 169, 174, 183, 192, 196, 199, 213, 249, 319
에너지 수술 288, 292
에너지 의학 96, 114~115, 165
에너지 장 119, 285, 288
에너지치료사 90, 101, 116, 118~119, 180, 192, 309
에테르체 118~119
에피갈로카테킨 갈레이트(EGCG) 140
엔도르핀 200~201, 233, 238, 312
여포성 림프종 142~145
영성 122, 152, 177, 183~184, 250, 258~260, 267~268, 270, 299~300
영성 단체 299
영적 교감 259~260, 300
영적인 에너지 263
영혼 36~37, 61, 82, 89, 91, 98, 100~101, 121, 128, 160, 163~164, 173, 190, 221~222, 243, 258, 260, 264~265, 267, 285, 289, 292, 294, 296~297, 307, 326, 331~332, 337
영혼과의 소통 294, 296
오닐, 데릭 96
오락거리 224
오메가-6 지방 29, 31
옥시토신 200, 233, 239, 312
온라인 91, 192, 254, 299
완전치유 생환자 26~27, 29~30, 32, 34~35, 37~38, 41, 44, 46, 53, 58, 60~62, 66, 68~71, 95~96, 105~106, 129~130, 132, 136, 138, 141, 154, 169, 172, 197, 203~207, 223, 229, 233~235, 237, 259, 261, 263~264, 266, 270, 302~303, 305, 312~314, 326, 331, 335~336
왕, 조지 138
외로움 235~236
요가 53, 56, 79, 83~84, 95, 109, 165, 204, 259~261, 265, 268, 272
용서 126, 165, 192, 291

우울증 191, 223, 311~313, 323
우유 24, 29, 41, 46, 57
운영 시스템 102
웹사이트 336~337
위암 40, 131, 133
위염균 박테리아 40, 133
유기농 음식 25, 37~38, 42, 46, 85, 101
유머 175, 207, 210, 212, 224
유방암 생환자 35
유전자 37, 203, 252, 271~272, 299, 331
유전자 발현 271, 299
유전자변형식품(GMOs) 37
유제품 26, 28~33, 42, 45, 52, 57~58, 90, 112, 202, 320
육감 95, 103~104
육류 24~26, 31~34, 42, 57~58, 90, 112
이든, 도나 114~116
이완 63, 86, 124, 169, 174, 238, 259, 303
인공향신료 33~34
인유두종 바이러스(HPV) 40, 271
인지행동치료(CBT) 191
인터넷 42, 91, 143~144, 281
일기 쓰기 124, 191
일체감 266

| ㅈ |

자가면역질환 133
자궁경부암 67, 237, 271
자궁암 133, 164, 207, 261
자기 박동기 318
자얀티 수녀 260, 267
자연살해세포(NK) 83, 140, 169, 173, 200, 233
자우어, 카를로스 205
장내 세균 134
재로, 릭 325
재조합형 소 성장호르몬(rBGH) 29
저항 67~68, 198, 201, 277
적극적 62~63, 70~71, 91, 146, 370
전립선암 26~27, 42, 44, 48~51, 56, 202~

203, 263
전립선특이항원검사 27~28, 49~52, 54~55
전통 중국 한의학 114~116, 131, 249
전향적 연구 70~71
전화하기 125, 225
정수된 물 25, 41~42, 46, 52, 57
정제된 식품 33, 57
정화 36, 38~39, 56, 79, 84, 112, 165, 181
종교 38, 176~177, 190, 258~261, 265, 284,
296, 300, 324
주도권 62, 64, 66~71, 89~91, 153, 250, 331
주스 28, 36, 40~41, 45~46, 52, 57, 132,
147~148, 152~153
주파수 114, 118, 246, 248, 318
죽음에 대한 두려움 120~121, 169, 171
중국 한약재 139
중심체온 134~135, 168
직관 87, 94~106, 109~113, 116~117, 122~
126, 164, 204, 213, 229, 244~245
직업 65, 177, 269, 308
진균성 감염 107

| ㅊ |

차크라 79, 85, 114, 119, 165, 181, 183
창의력 308
채소와 과일 25~26, 31, 35, 42, 45
책임감 있는 동반자 91
천주의 성 요한 281~282, 295
최면 192, 281
췌장암 95, 106, 108, 111, 122
침술 11, 53, 114, 116, 151, 246, 318
침술사 90, 173, 198, 215, 316

| ㅋ |

카세인 29
카스토레움 34
카후나 치료사 63, 231, 303
카힐리 킹, 서지 63, 303

칸디다균의 과성장 137
칼레타, 대니라 101
커즌스, 노먼 209~210, 222
커피 86, 148, 160, 215
코미디치유재단 212
코티솔 수치 236, 239
콩클린, 패티 170~171
쿠거 마운틴 치료센터 316~317
쿤달리니 각성 83

| ㅌ |

탐, 톰 263
태극권 68, 272
통렌 수행 263
투쟁-도주 반응 172, 199, 312
티베트 218, 221~222

| ㅍ |

파즈지에르스키, 엘리자베스 316, 318~319
퍼브메드 91
폐 전이암 178, 181
폐암 37, 110, 120, 160, 174, 178, 181, 183,
311
포옹 88, 237, 239
폭포수 요법 173
프라나 66, 118, 258
프로바이오틱 148, 153, 155, 157
프리바이오틱 135, 148, 155
플랜트, 제인 30~31
핀드혼 재단 87~89
핍지교종 162

| ㅎ |

항균제 155
항기생충제 155
항문암 304
항바이러스제 134, 156

항박테리아제 156
항복 170~171
항생물질 29, 100, 134
항생제 31~32, 107, 133, 155, 157
항암화학요법 30, 36, 38~39, 43, 48~49,
62, 74~75, 89, 98, 108, 128, 130~131,
136, 138, 142~143, 147~148, 162, 164,
171~172, 178~179, 181~182, 198, 200,
202, 204, 212~213, 216, 219~220, 222,
237, 263, 277~279, 304, 315~316, 330, 370
해독 33, 36~40, 57, 62, 86, 111~112, 132,
135~137, 148, 155~157, 244, 316
행복 70, 72, 84, 91~92, 122, 164~165, 167,
177, 179, 186~187, 191, 193, 196~201,
203~208, 211, 213, 217, 222~223, 225~226,
235, 259, 293~294, 299, 305, 309, 312, 325,
331, 335
허브와 보조제 128, 139, 141
현대의학 24, 39, 61, 64, 98, 131, 189, 190,

222, 263, 269, 308
호르몬 29, 31, 49~51, 156, 165, 167,
199~201, 213, 228, 233, 238~239,
254~255, 270, 299, 305, 312
호르몬 치료 49~50
홍차버섯 차 156~157, 183
화학물질 29, 37, 46, 95, 107, 132~133,
136, 150, 157, 166
활기 113, 181, 215, 310, 324, 327
회복 25, 39, 62, 64~65, 70, 74, 95, 97,
100, 109, 112, 125, 132, 135, 138, 152,
154, 157, 163, 168, 174, 202~203, 212,
218, 220~221, 255, 278, 288, 304~305,
315, 330~331, 333~334, 341
효모균 148~149
후성유전학 271
휴식-충전 반응 312
흑색종 169, 229

왜
불치병은
호전되는가

1판 1쇄   2016년 5월 30일
개정판 1쇄   2021년 12월 15일

지은이   켈리 터너
옮긴이   박상곤
펴낸이   강성민
편집장   이은혜
마케팅   정민호 김도윤
홍보   김희숙 함유지 이소정 이미희

펴낸곳   (주)글항아리 | 출판등록 2009년 1월 19일 제406-2009-000002호
주소   10881 경기도 파주시 회동길 210
전자우편   bookpot@hanmail.net
전화번호   031-955-2696(마케팅)   031-955-2682(편집부)
팩스   031-955-2557

ISBN   978-89-6735-986-7 03510

geulhangari.com